सकाळ प्रकाशन

मधुमेह
बिनसाखरेची थिअरी

प्रा. डॉ. मिलिंद वाटवे
डॉ. प्रमोद स. पाटील
डॉ. अश्विनी केसकर–सरदेशमुख

या पुस्तकाच्या तीन लेखकांची शैक्षणिक पार्श्वभूमी वेगवेगळी असून, यातील दोघे मूलभूत जीवशास्त्रातील आणि एक वैद्यकशास्त्रातील उच्च पदवीधारक आहेत.

या तिघांमधील समान दुवा म्हणजे हे तिघेही निसर्गाचे अभ्यासक आहेत. अरण्ये, माळराने, पाणथळ जागा यांसारखे अधिवास आणि तिथल्या वनस्पती, प्राणी, पक्षी, जलचर जिवांचा अनेक वर्षे त्यांच्यासमवेत घालवून त्यांनी अभ्यास केला आहे. त्यांची उत्क्रांती, परिसराशी संबंध, वर्तणूक, परिसराशी जुळवून घेण्यासाठी झालेले बदल, त्यातील लवचीकपणा, जगण्याचा संघर्ष, उत्क्रांतीची तत्त्वे आणि तत्त्वज्ञान यांचा अनुभवासहित विचार केला आहे. त्यावर प्रबंध, अनेक शोधनिबंध प्रसिद्ध केले आहेत, अनेक छोटे-मोठे नवीन, स्वतंत्र आणि स्वतःचे असे सिद्धान्त विज्ञानाच्या व्यासपीठावर मांडले आहेत.

दृष्टिकोनात विविधता आली तर सत्याचे आधी न दिसलेले वेगळे पैलू समोर येतात, हा वेगवेगळ्या क्षेत्रांतील व्यक्तींनी एकत्र विचार करण्याचा मोठाच फायदा असतो.

प्रा. डॉ. मिलिंद वाटवे

(M.Sc., University of Pune, Ph.D., Indian Institute of Science, Bangalore)

विज्ञानशिक्षक, संशोधक आणि विज्ञानलेखक म्हणून ४० वर्षांहून अधिक काळ कार्यरत. प्राथमिक शाळेपासून, Ph.D. आणि Post Doctoral पर्यंतच्या विद्यार्थ्यांना शिकवण्याचा आणि मार्गदर्शन करण्याचा अनुभव. आबासाहेब गरवारे महाविद्यालय, पुणे, इंडियन इन्स्टिट्यूट ऑफ सायन्स, बंगळुरु, आणि इंडियन इन्स्टिट्यूट ऑफ सायन्स एज्युकेशन ॲण्ड रिसर्च (ISER), पुणे या संस्थांमध्ये शिक्षण, संशोधन आणि विज्ञानप्रसाराचे काम. गेली काही वर्षे स्वतंत्र संशोधक म्हणून आदिवासी, शेतकरी, विद्यार्थी आणि इतर सामान्य लोकांना बरोबर घेऊन संशोधनाचे काम. विज्ञानलेखन, विज्ञानकथा, ललित लेखन, अनुभव लेखन याबरोबरच मराठी आणि उर्दू कवितासंग्रह आणि संगीतरचना प्रसिद्ध.

डॉ. प्रमोद स. पाटील

(MBBS, MD (Physiology))

दीनानाथ मंगेशकर रुग्णालयात BILD व्यायाम-उपचार केंद्राचे प्रमुख. सांध्यांशी / मणक्यांशी संबंधित विविध दुखण्यांवर व्यायाम-उपचार, वयानुसार शारीरिक तंदुरुस्ती मूल्यमापन, मधुमेह, उच्च रक्तदाब, हाडांची ठिसूळता तसेच स्नायूंची कमजोरी यांच्याशी निगडित व्यायाम-उपचार या क्षेत्राचा विशेष अभ्यास, अनुभव, संशोधन आणि नवीन संकल्पनांच्या विकासाचे काम. निसर्ग आणि वन्यजीव संरक्षणविषयक कामाचाही अनुभव.

डॉ. अश्विनी केसकर–सरदेशमुख

(B.Sc. (Microbiology), M.Sc. (Biodiversity), Ph.D.)

मूलभूत जीवशास्त्र अभ्यासक. प्रयोगशाळा आणि डोंगरदऱ्या यांमधील कामाचा सारखाच अनुभव आणि आवड. पश्चिम घाटातील मासे, त्यांच्या जाती, उत्क्रांती, विविधता यांवर रेणूंच्या पातळीवर अभ्ॼस. जीवशास्त्र शिकवण्याची आवड, मूलभूत विज्ञान तसेच अभियांत्रिकीच्या विद्यार्थ्यांना जीवशास्त्र आणि जीवतंत्रज्ञान विषय शिकवण्याचा अनुभव.

मान्यवरांचे अभिप्राय

हे पुस्तक एक विज्ञान-विचार म्हणून महत्त्वाचे योगदान ठरावे. मधुमेह या आजाराविषयी अत्यंत मूलभूत वैकल्पिक विचार या पुस्तकात त्यांनी मांडला आहे. एक डॉक्टर या नात्याने मला त्यांचे हे विचार दखलपात्र वाटतात. मधुमेहाविषयीचा सध्याचा वैद्यकीय विचार रक्तशर्करेच्या पातळीवरच कुंठित झाला आहे. त्याला छेद देऊन एक संपूर्ण स्वतंत्र वैज्ञानिक आयाम देण्याचा प्रयत्न त्यांनी केला आहे. त्यासाठी हे पुस्तक वैद्यकीय व्यावसायिकांसाठी आणि संशोधकांसाठीही दिशादर्शक ठरेल. वैज्ञानिक विचार म्हणजे काय, आणि त्याचा शास्त्रीय जगात प्रसार करण्यात कसे आणि किती अडथळे येतात, याचे शास्त्रीय आणि तरीही रोचक वर्णन त्यांनी केले आहे. विज्ञान-विचार आणि त्याद्वारे सत्यशोधन करण्याची आस बाळगणाऱ्या सर्वांनी आवर्जून वाचावे असे हे पुस्तक आहे.

डॉ. संजीव मंगरुळकर
MD. (Medicine)
Former Head, Department of Medicine,
Deenanath Mangeshkar Hospital, Pune

हे आरोग्यावरील निव्वळ माहितीप्रचुर लिखाण नाही. उलट, आजार, त्यांची कारणमीमांसा आणि उपचार कसे उत्क्रांत होत जातात, हे इथे अगदी रंजक भाषेत मांडले आहे. विषय आणि भाषा या दोन्हींवरील लेखकाची मांड पक्की आहे, त्यामुळे क्लिष्ट वैज्ञानिक विषयही सहज, सोप्या, लालित्यपूर्ण पद्धतीने सादर होतो. इथे मधुमेहासाठी वर्तनसत्त्वांचे उपचार सुचवले आहेत. ते आधुनिक वैद्यकीला मान्यच आहेत. अधिक नेमका आणि सबळ पुरावा मिळाल्यास हे उपचार मुख्योपचार म्हणून मिरवले जातील आणि हे एक द्रष्टे पुस्तक ठरेल.

डॉ. शंतनू अभ्यंकर
MD (Obstetrics and Gynecology)
Leading Marathi Science Writer

रक्तातील साखर नियंत्रित ठेवणे एवढा एकमेव निकष मधुमेहाच्या उपचारांना लागू असू नये, असे मला ही आवर्जून वाटते. मधुमेह का होतो, यासंबंधी आज तरी समाधानकारक स्पष्टीकरण नाही. परंतु बदललेली जीवनशैली, वाढते शहरीकरण हे मधुमेहाच्या मुळाशी आहे यात शंकाच नाही. याचा अर्थ नको तेवढे मुबलक खाण्याचे पदार्थ, कमी-कमी होत जाणारे शारीरिक श्रम, वर्तनसत्त्वांचा अभाव म्हणजे धोके किंवा असुरक्षितता किंवा चपळाईचा अभाव या तीन प्रमुख गोष्टी आधुनिक जीवनशैलीमध्ये नक्की दिसून येतात. आता पूर्णपणे जुन्या काळात जाणे शक्य नसले तरी व्यायामाद्वारे व आहाराद्वारे यात संतुलन साधता येईल, यात काही शंकाच नाही. त्यामुळे नुसत्या रक्तातील साखरेवर फोकस करण्यापेक्षा साखरेच्या पलीकडे जाऊन आहारावर व विशिष्ट वेगळ्या प्रकारच्या व्यायामांवर लक्ष केंद्रित करणे सर्व मधुमेहींना अतिशय फायद्याचे जाईल, असे मलाही आवर्जून वाटते. यानिमित्ताने सध्याच्या काळात स्वतःचे आरोग्य आउटसोर्स किंवा भाडोत्री पद्धतीने वैद्यकीय व्यवसायाच्या किंवा औषधांच्या हवाली करायचे या निंदनीय प्रथेचाही निषेध केला पाहिजे. कारण नुसत्या गोळ्या खाऊन मधुमेह पूर्णपणे बरा होणार नाही व त्यातील अवयव निकामी होण्याची यंत्रणा आतून छोट्या प्रमाणात चालूच राहील. म्हणून स्वतःचे आरोग्य स्वतःच्या हातात घेऊन त्यासाठी काहीतरी धडपड केल्याशिवाय उत्तम तब्येतीची गुरुकिल्ली आपल्याला कधीच मिळणार नाही. तरी, वाचकांनी या आगळ्यावेगळ्या विचाराबद्दल अंतर्मुख होऊन स्वतःमध्ये बदल घडवावा व हा नवीन विचार प्रत्यक्षातच तपासून बघावा.

डॉ. धनंजय केळकर
MS (General Surgery), FRCS
Medical Director, Deenanath Mangeshkar Hospital, Pune

This book is not only about diabetes but about complete rethinking of current dogma in health and medical science. Root cause perspectives mentioned in the book can help us understand lifestyle disorders in a radically different style. I sincerely hope that modern day doctors take this thought forward to an innovative therapeutic and scientific application level.

डॉ. राजीव शारंगपाणी
MS (General Surgery), Diploma Sport Medicine (Germany), Pioneering Sports Medicine Specialist in India, Author

मधुमेह बिनसाखरेची थिअरी

डॉ. मिलिंद वाटवे

डॉ. प्रमोद पाटील

डॉ. अश्विनी केसकर-सरदेशमुख

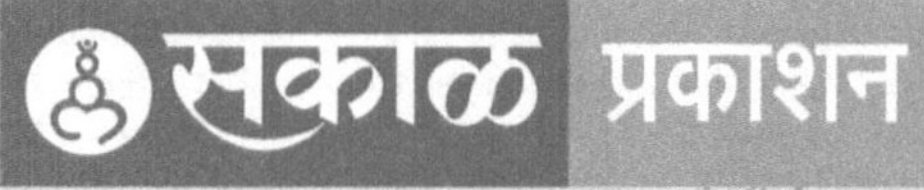

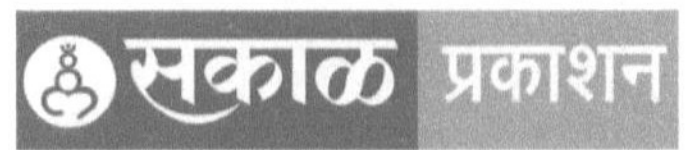

Madhumeha : Bin Sakharechi Theory

© Dr. Milind Watve, 2022

मधुमेह : बिन साखरेची थिअरी

डॉ. मिलिंद वाटवे, २०२२

प्रथम आवृत्ती	:	एप्रिल २०२२
मुखपृष्ठ	:	मयूर कुलकर्णी
मुद्रितशोधन व मांडणी	:	अश्विनी महाजन
प्रकाशक	:	सकाळ मीडिया प्रा. लि.
		५९५, बुधवार पेठ, पुणे ४११ ००२
मुद्रणस्थळ	:	
ISBN	:	978-81-953-649-47
संपर्क	:	०२०-२४४० ५६७८ / ८८८८८ ४९०५०
		sakalprakashan@esakal.com

तिळा उघड!

अजब खजिना भरलेल्या गुहेचं दार उघडण्याचा एखादा अनपेक्षित मार्ग असू शकतो. पहार, सुरुंग, ताकद यांनी न होणारं काम एखाद्या सोप्या मंत्रानं होऊ शकतं. असं केवळ कल्पित कथेमध्येच घडतं असं नाही. कधीकधी विज्ञानातही घडू शकतं. यासाठी कल्पनाशक्ती, वेगळे मार्ग शोधण्याची वृत्ती तर आवश्यक आहेच; पण विज्ञानाला तेवढी पुरेशी नाही. वेगळी कल्पना, वेगळे मार्ग तर्कशुद्धही असले पाहिजेत आणि वेगवेगळ्या प्रयोगांच्या चाचण्यांच्या परीक्षेला उतरलेही पाहिजेत. यातूनच विज्ञानाची प्रगती होते.

अनेकदा विज्ञानातही काही काळ काही चुकीच्या कल्पना प्रचलित राहतात. नवीन पुरावे मिळत जातील तसतसे प्रचलित कल्पनांना आव्हान देण्याची आवश्यकता असते. सूर्य पृथ्वीभोवती फिरतो इथपासून सूर्याभोवती पृथ्वी फिरते या संकल्पनेकडे जाण्याचा प्रवास नेहमीच अवघड असतो. पण प्रचलित कल्पनांना आव्हान देण्याची आवश्यकता नेहमीच असते. कधीकधी एखाद्या क्षेत्रात साचलेपणा येतो, प्रगती थांबते किंवा दिशाहीन होते. वैज्ञानिक स्वतःच आव्हानांचं महत्त्व विसरतात. अशा परिस्थितीची लक्षणं काय असतात याचा विज्ञानाच्या इतिहासकारांनी विचार आणि वर्णन केलं आहे. मधुमेहाच्या क्षेत्रात आज अशी परिस्थिती निर्माण झाल्याची स्पष्ट लक्षणं दिसत आहेत. जेव्हा वैज्ञानिकच आव्हानाचं महत्त्व विसरतात तेव्हा सामान्य माणसानं हे आव्हान उभं करण्याची आवश्यकता असते. यातूनच विज्ञानाची खरी प्रगती होते, गुहेचं दार उघडण्याचा मार्ग दिसू लागतो.

खरं तर जीवशास्त्राच्या आणि आरोग्यशास्त्राच्या सर्व गुहांची दारं उघडण्याचे सर्व मंत्र निसर्गशास्त्रात आहेत. कारण माणसाच्या शरीराची रचना आणि कार्य हे पाषाणयुगात जाणवलेल्या परिसरातील आव्हानांना तोंड देण्यासाठी बनलेलं आहे.

जोवर माणूस आणि त्याच्या मूळ परिसराचे संबंध बारकाव्यानिशी अभ्यासले जात नाहीत तोवर माणसाच्या आरोग्याची सखोल समज येईल हे संभवत नाही. दुर्दैवाने वैद्यकशास्त्राच्या शिक्षणात माणसाची उत्क्रांती आणि परिसर या संबंधांविषयी फारसं काही शिकवलं जात नाही. आज वैद्यकशास्त्राला याची जाणीव होत आहे. Evolutionary Medicine नावाची नवी ज्ञानशाखा म्हणा किंवा नवी चळवळ म्हणा उभी राहते आहे. ही कुठली वेगळी 'पॅथी' नाही; तर वैद्यकशास्त्राचा वैज्ञानिक पाया अधिक भक्कम करण्याची चळवळ आहे.

वैद्यकशास्त्राची घडण काहीशी 'आधी कळस मग पाया' अशी झाली आहे. वैद्यकशास्त्राची खूप प्रगती झाल्यानंतर, अनेक औषधे-उपचार निर्माण करून झाल्यानंतर आपण त्याच्यामागच्या पायाभूत विज्ञानाचा शोध घ्यायला सुरुवात केली आहे. पण चांगल्या गोष्टीला उशीर झाला म्हणून ती त्याज्य ठरत नाही. उत्क्रांती समजल्यामुळे माणसाचं शरीर अधिक चांगलं समजेल, आणि त्यामुळे रोग आणि आरोग्य अधिक चांगलं उमगेल. या प्रवासात काही प्रचलित वैद्यकीय संकल्पनांना अधिक चांगला पुरावा आणि पाठबळ मिळेल; तर काही त्याज्य ठरतील त्या टाकून द्याव्या लागतील. नव्या कल्पना आणि त्यांच्या पुराव्यांचा चिकित्सकपणे विचार करावा लागेल.

उत्क्रांतीच्या पायावर आधारलेल्या वैद्यकशास्त्राचं एक प्रकरण म्हणजे मधुमेहाचा नवा विचार, जो या पुस्तकाचा विषय आहे. यात जुन्या थिअरीला खोडून काढणारा पुरावा आणि त्याचा पुनर्विचार करण्याची आवश्यकता एकीकडे मांडली आहे; तर दुसरीकडे नवीन थिअरी विस्तारपूर्वक मांडली आहे. यातून मधुमेहासारखा आजार बरा करण्याचा मार्ग दिसू शकेल अशी शक्यता नक्कीच निर्माण झाली आहे. नवीन थिअरीमागचं तर्कशास्त्र, उपलब्ध पुरावा तर यात आहेच. पण जुन्या थिअरीच्या बाबतीत आपण जी चूक केली, ती म्हणजे पुरेशा चिकित्सेविनाच ती स्वीकारली, तशीच चूक पुन्हा होऊ नये म्हणून यापुढं काय प्रकारच्या चाचण्या, काय प्रकारची चिकित्सा वापरली पाहिजे त्याचंही विवेचन आहे. चिकित्सक बुद्धीचा कधीच त्याग न करणं, हेच तर चांगल्या विज्ञानाचं लक्षण असतं. वाचकांनी नवीन विचार पाहतानाही आपली स्वतःची चिकित्सक बुद्धी बाजूला ठेवू नये, हीच लेखकांची अपेक्षा आहे.

प्रा. डॉ. मिलिंद वाटवे,
डॉ. प्रमोद स. पाटील,
डॉ. अश्विनी केसकर-सरदेशमुख

अनुक्रमणिका

१

तसंच पुन्हा घडतंय?

> *इतिहासापासून कुणी कधी काही शिकत नाही,*
> *हेच आपण इतिहासापासून शिकतो.*
> *- जॉर्ज बर्नार्ड शॉ*
>
> *जे इतिहासापासून शिकत नाहीत ते त्याची पुनरावृत्ती करतात.*
> *- विन्स्टन चर्चिल*

आणि जे इतिहासापासून शिकतात त्यांचं काय?

आपण इतिहासापासून काही शिकायचं की नाही, याचा निर्णय आपण पुस्तकाच्या शेवटी घेऊ या. मधुमेह आणि त्यासारख्या इतर अनेक आधुनिक शहरी आजारांविषयी बोलण्यापूर्वी आपण वैद्यकशास्त्राच्या इतिहासात फेरफटका मारणं का आवश्यक आहे, याचं उत्तर तुम्हांला लवकरच मिळेल.

आहारामध्ये जीवनसत्त्वं का आवश्यक असतात आणि त्यांच्या कमतरतेमुळे काय होतं, हे आज आपण शाळेच्या पुस्तकातच शिकतो आणि ते सगळ्यांना चांगलं माहीत असतं. पण समाजात जुन्या काळी खूप घातक ठरलेले अनेक आजार जीवनसत्त्वांच्या कमतरतेमुळे होतात, हे शोध कधी आणि कसे लागले हे पाहिलं तर आज समाजाला वाढत्या प्रमाणावर छळणाऱ्या मधुमेहासारख्या रोगांना आवरायला वैद्यकशास्त्र का कमी पडते आहे, याची खरी कारणं समजायला मदत होईल.

गोष्ट सुरू होते, जेम्स लिंड (James Lind) या स्कॉटिश शल्यचिकित्सकापासून[१].
जेम्सनं आपली वैद्यकीय कारकिर्द १७३१पासून सुरू केली. १७३९पासून तो
ब्रिटिश आरमारासाठी भूमध्य समुद्र, पश्चिम आफ्रिका आणि मग वेस्ट इंडीज
अशा भागांमध्ये काम करू लागला. मग १७४७मध्ये तो एचएमएस सॉलिसबरी या
ताफ्याचा मुख्य सर्जन झाला. त्याच्या कारकिर्दीच्या याच टप्प्यावर त्याच्या हातून
वैद्यकीय इतिहासातला एक महत्त्वाचा धडा लिहिला गेला.

स्कर्वी हा खलाश्यांना नाकी नऊ आणणारा, दर वर्षी शेकडो खलाश्यांच्या
मृत्यूला कारणीभूत ठरणारा रोग. याची सुरुवात हिरड्यांमधून रक्त येण्यानं
व्हायची. पण अल्पकाळात सगळ्या शरीराला दुबळं करून तगड्यातल्या तगड्या
खलाश्याला आडवं करण्याची ताकद या रोगात होती. मृत्युदर खूपच होता.

डॉक्टर लिंडने आपल्या बोटीवरल्या खलाश्यांवर एक प्रयोग केला.
प्रयोगासाठी स्कर्वी (Scurvy)ची लक्षणं दिसू लागलेल्या बारा खलाश्यांना निवडलं.
त्यांच्या सहा जोड्या केल्या. त्या सहांपैकी पाच जोड्यांवर पाच वेगवेगळ्या
प्रकारचे उपचार केले. सहावी जोडी कुठल्याही उपचारांशिवाय तशीच ठेवली. एका
जोडीला लिंबं आणि मोसंबी दिली होती. बाकी चार जोड्यांना त्या काळी स्कर्वीवर
इलाज मानले जाणारे इतर उपचार केले होते. थोड्या दिवसांतच लिंबं आणि संत्री
घेतलेले खलाशी अगदी खडखडीत बरे झाले. इतर उपचार घेणारे आणि कुठलाच
उपचार न घेणारे यांच्या तब्येतीत जराही सुधारणा दिसली नाही.

जेम्स लिंडचा प्रयोग

जेम्स लिंडच्या प्रयोगांनी क्रांती घडवली असं म्हणण्याची तीन कारणं आहेत.

- स्कर्वीच्या कारणांचा शोध घेण्याची योग्य दिशा सापडली होती.
- स्कर्वीच्या पलीकडे जाऊन आहारामधील काही विवक्षित द्रव्यांच्या
  कमतरतेमुळे विशिष्ट रोग होऊ शकतात, या तत्त्वाचा शोध लागण्याची ही
  सुरुवात होती.
- सर्वात महत्त्वाचं म्हणजे, वैद्यकीय विज्ञानात प्रयोग करून निष्कर्ष काढण्याच्या
  पद्धतीचा पाया घातला गेला होता.

लिंडच्या प्रयोगात एका गटात फक्त दोन माणसं होती. आजच्या हिशेबात
हा आकडा फारच कमी आहे. पण हे सोडलं तर ज्याच्यावर उपचार केलेला नाही
असा एक संदर्भ गट असावा, एक किंवा अधिक उपचार गट असावेत, त्यांचा
तुलनात्मक अभ्यास केला जावा, ही जी पद्धत लिंडने घातली ती आजही तशीच

आहे. आपल्याला आज हे अगदी किरकोळ कॉमन सेन्सचं तर्कशास्त्र वाटेल. पण तेव्हा ही संकल्पनाच अस्तित्वात नव्हती. या संकल्पनेचा जन्म या छोट्याशा प्रयोगानं झाला.

ज्या प्रयोगानं तीन क्रांतिकारी शोध लागले, तो शोध विज्ञानक्षेत्रानं लगेच डोक्यावर घेतला असेल असं आपल्याला वाटेल. आपली अशीही दुसरी अपेक्षा असेल की, संत्री खाल्ल्यानं बरं वाटतं हे प्रयोगानिशी

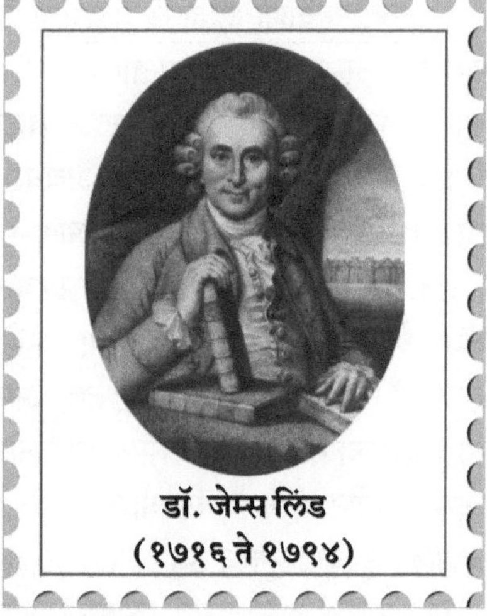

डॉ. जेम्स लिंड
(१७१६ ते १७९४)

सिद्ध झाल्यावर लागलीच खलाश्यांनी या उपचाराचा मोठ्या प्रमाणावर स्वीकार केला असेल आणि स्कर्व्हीची थोड्याच काळात हकालपट्टी झाली असेल. पण विज्ञानाच्या इतिहासातला सर्वांत मोठा धडा इथंच लिहिला गेला.

इ.स. १७५३मध्ये लिंडने स्कर्व्हीवर एक पुस्तक प्रकाशित केलं. त्यात आपली मीमांसा, आपले प्रयोग आणि त्यानंतरही खलाश्यांवर दिसून आलेले जादूसारखे परिणाम लिहून काढले. पण, त्यानंतरही सुमारे ४० वर्षं या पुस्तकाकडे संपूर्ण जगानं संपूर्ण दुर्लक्ष केलं. खलाशी तसेच मरत राहिले. १७५४मध्ये ब्रिटिश खलाश्यांना नियमितपणे फळांचा रस देण्यात यावा, असा प्रस्ताव मांडण्यातही आला होता. पण खलाश्यांच्या आरोग्याचा विचार करण्यासाठी नियुक्त केलेल्या समितीनं हा प्रस्ताव पूर्णपणे धुडकावून लावला.

याचं कारण लिंडचा हा शोध त्या काळच्या वैद्यकीय थिअरीमध्ये म्हणा किंवा श्रद्धांमध्ये म्हणा बसत नव्हता. हा प्रस्ताव धुडकावण्यासाठी जे कारण दिलं गेलं ते म्हणजे— या म्हणण्याला पुरेसा पुरावा दिला गेला नाही. वस्तुतः स्कर्व्हीबाबत इतर प्रचलित समजुतींना काहीच पुरावा नव्हता आणि या एकाच तत्त्वाला प्रयोगाचा पाया होता. पण वैद्यकीय शास्त्रामध्ये प्रयोगापेक्षा आणि पुराव्यांपेक्षा श्रद्धांना जास्त महत्त्व दिलं जातं आणि ही परंपरा आजही खंडित झालेली नाही, हे आपण नंतर पाहणारच आहोत.

जेव्हा एखाद्या क्षेत्रातले दुद्धाचार्य एखाद्या चुकीच्या विश्वासाला कवटाळून बसलेले असतात तेव्हा एखाद्या कमी प्रतिष्ठेच्या माणसाला सर्वांच्या विरोधी भूमिका घेताना पुरेसा आत्मविश्वास बाळगणंसुद्धा अवघड असतं. मग उघडपणे वेगळी भूमिका मांडणं त्याहून अवघड! स्वतःच्या प्रयोगांबद्दल लिंडला पूर्ण विश्वास असला, तरी आपलं म्हणणं मांडताना त्यानं सौम्य भूमिका घेतल्याचं दिसतं. स्कर्वीविषयीच्या प्रचलित समजुती चुकीच्या आहेत, अशी उघड भूमिका त्यानं घेतल्याचं दिसत नाही. नवीन भूमिका मांडण्यापूर्वी जुन्या आणि चुकीच्या समजुती खोडून काढायला पाहिजेत, असं त्याला वाटलं नाही, की तसं करायला तो धजावला नाही, हे कळायला मार्ग नाही. पण जुन्याला खोडून न काढता त्यानं आपलं नवीन म्हणणं मांडण्याचा प्रयत्न केलेला दिसतो. स्कर्वींच्या उपचारासाठी प्रचलित उपचार सुरूच ठेवून त्यात संत्र्या-मोसंबीच्या रसाची भर घालावी, एवढंच त्यानं सुचवलं असं दिसतं. त्यामुळे कुठंतरी त्याचं स्वतःचं म्हणणं दुय्यम ठरलं असावं. लोकांनी त्याचं म्हणणं न ऐकण्याचं हे एक कारण असू शकेल, अशी शंका घेता येते. पण फक्त एवढंच एक कारण नसणार!

जेम्स लिंडच्या पुस्तकाच्या प्रकाशनानंतर ४० वर्षांनी काहीतरी चांगलं घडलं. ते म्हणजे, १७९४च्या वलंदेजांच्या एका आरमारी ताफ्यावर लिंबाच्या रसाचा साठा करून तो खलाश्यांना नियमितपणे देण्यात आला. हा ताफा २३ आठवडे समुद्रात राहून शेवटी भारताच्या भूमीवर उतरला. या २३ आठवड्यांत एकालाही स्कर्वी झाला नाही. एवढ्या मोठ्या काळासाठी स्कर्वीपासून खलाश्यांचा १०० टक्के बचाव ही घटना अभूतपूर्वच होती.

असं होऊनही वैद्यकीय शास्त्रानं लगेच त्याची दाखल घेतली नाही; अशिक्षित-अर्धशिक्षित खलाश्यांनी मात्र घेतली. सर्वच देशांच्या खलाश्यांनी ही उपाययोजना अमलात आणायला सुरुवात केली; आणि काही वर्षांच्या आत स्कर्वी जवळजवळ हद्दपार होऊन गेला. त्यानंतर कुठं वैद्यकीय शास्त्राला थोडी-थोडी जाग येऊ लागली. ब्रिटिश नौदलानं कालांतरानं हा एक औपचारिक उपचार म्हणून लागू केला. याविषयीच्या अधिकृत फर्मानानं खलाश्यांना फारसा फरक पडला नसावा. कारण त्यांनी त्याचा स्वीकार त्यांच्या पातळीवर आधीच केला होता.

हे उदाहरण यासाठी महत्त्वाचं आहे, की विज्ञान नेहमीच तज्ज्ञांकडून सामान्य माणसांकडे वाहत नाही; तर कधीकधी सामान्य माणसांकडून तज्ज्ञांकडे वाहतं. अशी काही इतर उदाहरणं ही विज्ञानाच्या इतिहासात आहेत. दुर्दैवाची गोष्ट एवढीच

की, आपल्या संशोधनाला इतर वैज्ञानिकांनी नाही; तर अशिक्षित खलाश्यांनी यशस्वी करून दाखवल्याचं पाहायला जेम्स लिंड हयात नव्हता.

लिंडच्या कामाचं महत्त्व स्कर्व्हीच्या पलीकडे जाऊनही पाहायला पाहिजे. लिंडच्या नकळत त्यानं वैद्यकविज्ञानात एक नवी विचारधारा आणली आणि एक नवी विचारधारा प्रस्थापित केली. 'विचारधारा' आणि 'विचारधरा' हे शब्द विज्ञानासाठी खूप अर्थवाही आहेत. प्रचलित कल्पनांचे बांध फोडून वाहणारी ती 'विचारधारा' आणि नवीन संकल्पनांचा मनोरा ज्या पायावर उभा करायचा त्या पायासाठी भक्कम भूमी उपलब्ध करून देणारी ती 'विचारधरा', ज्याला इंग्लिशमध्ये paradigm म्हणतात ती! विध्वंसक आणि विधायक भूमिका विज्ञानाला बहुतेक वेळा एकत्रच घ्याव्या लागतात. पुराव्यानिशी चुकीच्या ठरलेल्या जुन्या संकल्पनांना फोडून न टाकताच नवीन संकल्पना रुजवण्याचा प्रयत्न यशस्वी ठरण्याची शक्यता कमी असते. परंतु जुन्या कल्पनांना विरोध करणं समाजाच्या इतर क्षेत्रांइतकेच विज्ञानातही कठीण असतं. विज्ञानाच्या इतिहासात प्रचलित कल्पनांना विरोध करताना प्राणास मुकावं लागल्याच्याही घटना आहेत.

स्वच्छतेचं महत्त्व : डॉ. इग्नाझ सेमल्विअस

Ignaz Semmelweis हा एकोणिसाव्या शतकातील हंगेरियन डॉक्टर[१]. रोग जिवाणूंमुळे होतात, असा शोध लागण्याआधीपासून त्यानं स्वच्छता, आणि आज ज्याला आपण 'सॅनिटायझेशन' म्हणजे निर्जंतुकीकरण म्हणतो, त्याचं महत्त्व सांगायला सुरुवात केली होती. वैद्यकीय व्यावसायिकांनी स्वच्छता न पाळल्यामुळे पेशंट मरतात आणि त्याची जबाबदारी डॉक्टरांची आहे, असं त्याचं म्हणणं. पण 'जंतू' नावाचं असं काही असतं याचंच अज्ञान असलेल्या डॉक्टरांच्या समाजानं त्याला विरोधच केला. इतका, की शेवटी त्याला वेडा ठरवण्यात आलं. वेड्यांच्या इस्पितळात त्याचा मारहाणीमुळे मृत्यू झाला[२].

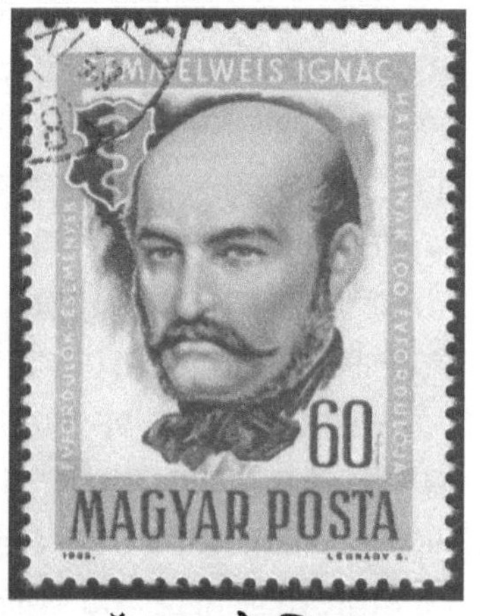

डॉ. इग्नाझ सेमल्विअस
(१८१८ ते १८६५)

जेम्स लिंडने प्रतिष्ठितांवर अशी प्रत्यक्ष टीका केली नाही. त्यामुळे कदाचित त्याला व्यक्तिगत विरोधाला तोंड द्यावं लागलं नसावं. पण कुणावर प्रत्यक्ष टीका न करण्याचा दुष्परिणाम असा, की तो म्हणतो आहे त्यात क्रांतिकारक काही आहे, असं कुणालाच वाटलं नाही.

कालांतरानं का होईना, लिंडच्या कामाचं महत्त्व विज्ञानाला समजलं. विज्ञानाचं मोठेपण हे की, त्याच्या राज्यात 'देर है अंधेर नहीं!' संत्र्यामध्ये स्कर्व्हीला बरं करण्याची ताकद का आहे? तर, त्यात 'क' नावाचं जीवनसत्त्व (Vitamin C) आहे. ते जीवनसत्त्व वेगळं करून त्याचं रसायनशास्त्र सिद्ध करायला आणि शरीरस्वास्थ्यामध्ये त्याचा वाटा दाखवून द्यायला खूपच मोठा काळ गेला. लिंडला स्वतःला जीवनसत्त्वं काय असतात, त्याची माहिती नव्हती. तरीसुद्धा काळाच्या पुढे जाऊन त्यानं केलेला विचार आणि प्रयोग अलौकिक म्हटले पाहिजेत. जीवशास्त्रात कारण आणि परिणाम याचा संबंध दाखवण्यासाठी कसे प्रयोग केले गेले पाहिजेत, याचा त्यानं पायाच घालून दिला. आजही वैद्यकीय प्रयोगांची बहुतेक सगळी इमारत याच पायावर उभी आहे.

रोग ही संकल्पना, रोगाला काही कारणमीमांसा असते आणि ती शोधता येते हा विचार जुना आहे. अनेक संस्कृतींमध्ये अनेक पद्धतींनी रोगांचं वर्णन, वर्गीकरण आणि कारणमीमांसा करण्याचा प्रयत्न केला गेला आहे.

उदाहरणार्थ, प्राचीन ग्रीक ग्रंथांमधून आरोग्यमीमांसेची एक पद्धत आहे. त्यात शरीरात चार प्रकारचे अर्क असतात, असं मानलं गेलं आहे – काळं पित्त, पिवळं पित्त, कफ आणि रक्त. आयुर्वेदामध्ये कफ, वात आणि पित्त अशी तीन तत्त्वं मानली गेली आहेत. त्यांचं संतुलन म्हणजे आरोग्य; आणि त्यांच्या असंतुलनामुळे रोग होतात. मग काही रोग पित्ताचा प्रकोप झाल्यामुळे, तर काही कफाचा, काही वाताचा प्रकोप झाल्यामुळे होतात. म्हणजे या ना त्या प्रकारची कारणमीमांसा वैद्यकशास्त्राच्या वेगवेगळ्या परंपरांमध्ये केली गेलीच आहे.

नवीन प्रकारची कारणमीमांसा म्हणजे नवीन विचारधरा. लिंडने त्याआधी नसलेली एक विचारधरा प्रस्थापित केली. पण सर्व संभाव्य विचारधरा वैद्यकशास्त्रात आल्याच आहेत, आणि नवीन काही आता येणार नाहीत, असं नाही. कुठलीही नवी विचारधरा येण्यापूर्वी कुठं कुणाला माहीत असतं, की असं काही होणार आहे म्हणून? पण नवीन विचारधरेचा जन्म होण्याच्या वेळेस कुठल्या घटना घडतात

आणि तशा का घडतात, हे आपल्याला इतिहासातून शिकता येतं; आणि लिंडचा इतिहास त्यासाठी महत्त्वाचा आहे.

चाळीस वर्षं का लागली?

एखाद्या महत्त्वाच्या शोधाची दखल अनेक वर्षांपर्यंत कुणीच घेत नाही, याचं स्कर्व्ही-लिंड हे काही एकमेव उदाहरण नाही. एखादा शोध लागला; पण कित्येक वर्षं त्याचं महत्त्व कुणाला कळलंच नाही, असं कितीतरी वेळा घडलं आहे. मेंडेल (Mendel)ने ओळखलेले अनुवंशशास्त्राचे नियम किंवा अलेक्झांडर फ्लेमिंग (Alexander Fleming)चा पेनिसिलिनचा शोध सुमारे डझनभर वर्षं पडून राहिले. मग एकदम त्याकडे लोकांचं लक्ष गेलं. डार्विन (Darwin)च्या आधी ४० वर्षं लॅमार्क (Lamarck)ने उत्क्रांतीचा उद्घोष केला होता; पण त्यावर कुणीच काही बोललं नाही. त्याच्या बाजूनंही नाही आणि विरुद्धही नाही. डार्विन सुदैवी, की त्याच्यावर खूप टीका झाली. त्यामुळे त्याचं म्हणणं लोकांपर्यंत पोहोचलं तरी! कृत्रिम बुद्धिमत्ता किंवा फुरिअर सीरीज (Fourier Series) या संकल्पना मांडल्या जाणं आणि त्या प्रत्यक्ष वापरात येणं यामध्येही मोठा काळ गेलेला दिसतो. असं विज्ञानाच्या क्षेत्रात वारंवार का होत असेल?

अनेक कारणं सांगता येतील.

एक म्हणजे, मांडली जाणारी संकल्पना काळाच्या पुढे असू शकेल. तत्कालीन विज्ञान आणि तंत्रज्ञान या संकल्पनेचा वापर करू शकण्याइतकं प्रगल्भ झालेलं नसेल. ही गोष्ट कृत्रिम बुद्धिमत्तेच्या किंवा फुरिअर सीरीजच्या बाबतीत खरी असल्याचं दिसतं. जेव्हा कृत्रिम बुद्धिमत्तेची संकल्पना मांडली गेली तेव्हा संगणक अजून खूपच बाल्यावस्थेत होते. त्यांची पुरेशी प्रगती झाल्याखेरीज कृत्रिम बुद्धिमत्ता ही कल्पना प्रयोग करण्याच्या कक्षेत येऊ शकत नव्हती. पेनिसिलिनसारख्या औषधाची गरज दुसरं महायुद्ध सुरू झाल्यामुळे जेव्हा जखमी लोकांवर मोठ्या प्रमाणावर उपचार करण्याची वेळ आली तेव्हा भासू लागली. मगच त्यावरच्या पुढच्या संशोधनाला वेग आला. म्हणजे पुरेशी गरज आणि पुरेशी तंत्रज्ञानाची पार्श्वभूमी असल्यानंतरच काळापुढची संशोधनं प्रत्यक्ष वापरात येऊ लागतात.

परंतु ही गोष्ट लिंडच्या स्कर्व्हीवरच्या संशोधनाला मुळीच लागू होत नाही. कारण एकतर खलाश्यांना ही समस्या कायमच भेडसावत होती आणि लिंडने सुचवलेल्या उपायाला कुठल्या उच्च तंत्रज्ञानाचीही गरज नव्हती. मग अमलात आणायला सोपा आणि नितांत गरज असलेला शोध असूनही त्याकडे दुर्लक्ष का झालं?

संशोधकाचे त्याच्या क्षेत्रात कुणाकुणाशी लागेबांधे आहेत यावर त्याच्या शोधाकडे त्या क्षेत्रातील इतर कुणी लक्ष देणार की नाही, हे बऱ्याच प्रमाणात अवलंबून असतं. मेंडेलच्या बाबतीत ही गोष्ट महत्त्वाची असलेली दिसते[३]. कालांतरानं अनुवंशशास्त्राचा किंवा जनुकविज्ञानाचा जनक समजल्या गेलेल्या या माणसानं १८६६मध्ये सर्वप्रथम आपले प्रयोग प्रसिद्ध केले. पण त्याच्या आयुष्यात त्यांचं महत्त्व कुणाला कळलं नाही. याचं एक कारण असं, की तो एक धर्मगुरू आणि शाळाशिक्षक होता. जीवशास्त्रज्ञ म्हणून त्याला कुणी ओळखत नव्हतं. तो कुठल्या विद्यापीठाच्या अथवा संशोधकांच्या गटात सहभागी नव्हता. मेंडेलने घेतलेल्या काही राजकीय भूमिकांमुळेही तो काहीसा एकटा पडला होता, असंही म्हटलं जातं.

त्याहून महत्त्वाची एक गोष्ट आहे, या काळात डार्विनच्या उत्क्रांतिवादाला विज्ञानात अधिकाधिक मान्यता मिळत होती. उत्क्रांती विज्ञान त्या काळात एका दृष्टीनं अगदी प्राथमिक अवस्थेत होतं. आनुवंशिक गुणधर्म कसे काम करतात ते अजिबातच माहीत नव्हतं. पण नैसर्गिक निवडीचं महत्त्व चांगल्या पद्धतीनं मांडलं आणि मान्य केलं गेलं होतं. कुठल्याही थिअरीच्या जनकापेक्षा त्याचे अनुयायी अधिक कर्मठ असतात. त्यामुळे काही काळ तरी जीवशास्त्रात मांडलेल्या कुठल्याही संकल्पनेला डार्विनवादाची विरोधी थिअरी मानलं जात होतं. वास्तविक पुढे मेंडेलची थिअरी डार्विनवादाचा मुख्य आधारस्तंभ बनली. पण सुरुवातीला तरी दोन्हीतला संबंध न समजलेल्या डार्विनवाद्यांना मेंडेलचं म्हणणं फारसं आवडण्यासारखं नव्हतं.

एखादी गोष्ट आपल्याला सोयीची वाटत नाही; पण त्याचा तर्कशुद्ध प्रतिवादही करता येत नाही, अशा वेळी लोक त्याकडे दुर्लक्ष करणं योग्य समजतात. ही गोष्ट विज्ञानाच्या इतिहासात वारंवार दिसते, विशेषतः जीवशास्त्र आणि त्यातूनही वैद्यक! भौतिक विज्ञानात जेव्हा एखादं कोडं निर्माण होतं किंवा अस्तित्वात असलेल्या थिअरीला आव्हान दिलं जातं तेव्हा वैज्ञानिक त्यावर वाद घालतात. पण वैद्यकीय शास्त्रामधली संस्कृती वेगळी आहे. इथं जेव्हा प्रस्थापित थिअरीला आव्हान निर्माण होतं तेव्हा प्रस्थापिताचे समर्थक शक्यतो त्या आव्हानाकडे दुर्लक्ष करून, 'ते नाहीच' अशी स्वतःची समजूत करून घेतात आणि वाद टाळतात.

लिंडच्या किंवा मेंडेलच्या कामाकडे बराच काळ दुर्लक्ष होण्याचं आणखी एक कारण आपल्याला माकडांच्या अभ्यासात सापडतं. चिंपांझींच्या किंवा जपानी माकडांच्या अभ्यासात एक गोष्ट पुढे आली आहे की, हे प्राणी अनेकदा बुद्धीची चमक दाखवून काही नवीन गोष्ट किंवा साधं; पण नवीन तंत्रज्ञान निर्माण करू शकतात. म्हणजे, काय केलं तर वारुळातून वाळव्यांना बाहेर काढता येतं किंवा अति थंडीच्या दिवसात कुठं ऊब मिळते यासारखे साधे; पण त्यांच्या दृष्टीनं महत्त्वाचे शोध. जेव्हा एखादा नवीन शोध त्या टोळीमधल्या वरिष्ठ माकडाला लागतो तेव्हा बाकीची टोळी त्याचं पटकन अनुकरण करते. पण, जेव्हा एखाद्या कमी प्रतिष्ठेच्या, कनिष्ठ माकडाला नवा शोध लागतो तेव्हा टोळीतले इतर त्या शोधाकडे दुर्लक्ष करतात.

ही गोष्ट रानातली माकडं आणि एप (Ape) यांना जेवढी लागू आहे तितकीच विज्ञानात करिअर करणाऱ्या माकडवंशी प्राण्यांनाही लागू आहे. जेम्स लिंडला किंवा मेंडेलला त्या वेळच्या संशोधक समाजामध्ये काही विशेष प्रतिष्ठा नव्हती. त्यामुळे त्यांच्यासारख्यांकडून काही क्रांतिकारक शोध येतील अशी कुणाला अपेक्षाही नव्हती. मग उगाच त्यांनी लिहिलेलं वाचण्यात वेळ वाया कशाला घालवायचा?

अलीकडच्या काळात वैज्ञानिकांमधल्या या सामाजिक उतरंडीवर आणि त्यामुळे विज्ञानाच्या प्रगतीवर होत असलेल्या परिणामाबाबत संशोधनही झालं आहे. या संशोधकांनी असं दाखवून दिलं आहे, की विज्ञानाच्या एखाद्या क्षेत्रावर एखाद्या प्रभावी व्यक्तीचं वर्चस्व असतं. त्यांच्या कारकिर्दीच्या काळात त्यांच्या विचारधारेला विरोध करणारे फारसे पुढे येऊ शकत नाहीत. बऱ्याचदा आपलं म्हणणं प्रसिद्धही करू शकत नाहीत. या प्रभावी व्यक्तीच्या मृत्यूनंतर अल्पकाळातच वेगळ्या विचारधारांना चालना मिळते. यावर एक वाक्प्रचारही रूढ झाला आहे. तो म्हणजे, Science progresses one funeral at a time[४].

मॅक्स प्लँक (Max Planck) हा नावाजलेला शास्त्रज्ञ तर असं म्हणाला होता की, जुन्या समजुतींना बाजूला सारून नवं तत्त्व रूढ करायचं असेल तर प्रस्थापित शास्त्रज्ञांना नवी तत्त्वं पटवून देऊन ते साध्य होत नाही; तर जुन्या विचारांचे लोक कधीतरी मरतात आणि नवीन पिढीचे संशोधक नवीन विचार घेऊन पुढे येतात. यातूनच ते साध्य होतं. प्रस्थापित शास्त्रज्ञ आपल्यापेक्षा कमी प्रतिष्ठेच्या संशोधकांचं ऐकून नवीन विचार स्वीकारतील ही गोष्ट अशक्य नसली, तरी दुर्मीळ मात्र आहे.

जेम्स लिंडविषयी लिहिताना ट्रोहलर (Tröhlar) हा लेखक लिहितो, [१]

As a naval surgeon, Lind's status was lower than, say, that of an Oxonian scholar with an FRCP, pronouncing with authority from the detachment of his study, or of a friend of Sir James Pringle, the Kings physician, whose views were in open contrast with Lind's. Pringle, by the way was loyal to the Hanoverians, whereas it has been suggested that Lind, as a Scot, may have had Jacobite sympathies.

लिंडकडे दुर्लक्ष होण्याची कारणं इथंच संपत नाहीत. आणखी एक कारण जटिल आणि सोपेपणाच्या कल्पनांशी निगडित आहे. स्कर्व्ही हा रोग नक्की काय आहे, हे माहीत नसून त्याविषयी अत्यंत किचकट आणि काहीशा अमूर्त अशा थिअरी प्रचलित होत्या. तगड्यातल्या तगड्या खलाश्यांना बघता-बघता लोळवणारा हा रोग नक्कीच खूप गुंतागुंतीचा असणार, अशी समजूत होती. एवढ्या गुंतागुंतीच्या दुखण्यावरचा उपाय संत्री खाण्याइतका सोपा असणं कसं शक्य आहे! जटिल आणि ताकदवान दुखण्यावरचा उपाय तितकाच जटिल, अवघड, खर्चिक असायला हवा. संत्री आणि लिंबं हा काय उपाय असू शकतो का! बरं, उपाय साधा तर साधा; उपायामागं काही जटिल जडजंबाल थिअरी तरी असावी! लिंडने अशी कुठलीच थिअरीही मांडली नव्हती. 'क' जीवनसत्त्वाचा शोध खूप नंतरचा. ती थिअरी त्या वेळी नव्हती. आहारातील काही घटक माणसाला आवश्यक असतात आणि मिळाले नाहीत तर आजारपण येऊ शकतं, ही वास्तविक एक नवी आणि प्रभावी विचारधरा होती. पण ती फारच साधी असल्यामुळे लोकांना दिपवून टाकत नव्हती.

थोडक्यात, अनेक कारणांमुळे एका महत्त्वाच्या शोधाकडे ४० वर्षं जगाचं दुर्लक्ष झालं. त्या काळचे प्रस्थापित शास्त्रज्ञ चुकीच्या थिअरीलाच कवटाळून बसले. कुठल्याही नवीन कल्पनांचा त्यांनी आंधळेपणानं स्वीकार करायला पाहिजे होता असं नाही. लिंडच्या प्रयोगांवर जसाच्या तसा विश्वास नसता ठेवला तरी चाललं असतं; पण किमान त्याला आव्हान द्यायला हवं होतं. ते प्रयोग परत करून स्वत: पडताळून पाहून मगच विश्वास ठेवायचा होता. पण, कुणीही असं केलं

नाही आणि खलाश्यांच्या जवळजवळ दोन पिढ्यांना वेदना सोसत मरावं लागलं. या सहस्रावधी लोकांच्या वेदनांचा गुन्हेगार कोण? तर, नव्या प्रयोगांकडे, नव्या शक्यतांकडे बघायला तयारच नसलेले प्रस्थापित शास्त्रज्ञ!

त्या वेळचे गुन्हेगार तर आता नाहीत. त्यामुळे त्यांना शिक्षा करण्याचा प्रश्नच उद्भवत नाही. पण, आज परत कुणी तोच गुन्हा करत असेल, तर त्यांचं काय करायचं? किमान आता तरी असं अख्ख्या पिढीचं नुकसान होऊ नये म्हणून आताच्या वैज्ञानिकांनी काय करायला पाहिजे? ज्या कारणांनी महत्त्वाच्या शोधांकडे दुर्लक्ष होऊ शकतं ती कारणं विज्ञानाच्या पटलावरून पुसण्याचा प्रयत्न करता आला, इतिहासातून असं काही शिकता आलं तर फार बरं....

बेरीबेरी आणि पेलाग्रा होण्यामागील कारणांचा इतिहास

सुमारे १६० वर्षांनंतर याच इतिहासाचं पुढचं पान लिहिलं गेलं. यात दोन वेगळी जीवनसत्त्वं होती, दोन्ही 'ब' जीवनसत्त्वाच्या गटातली. विसाव्या शतकाच्या सुरुवातीला ही जीवनसत्त्वं माहीत नव्हती. पण जे रोग या जीवनसत्त्वांअभावी होतात, हे आज आपल्याला माहीत आहे, ते रोग त्या वेळी समाजात खूप होते. मधल्या शंभर-दीडशे वर्षांत पुलाखालून बरंच पाणी वाहून गेलं होतं. वैद्यकशास्त्राच्या इतिहासात 'जर्म थिअरी' म्हणजे जंतुदोषांमुळे आजार होतात, ही विचारधरा स्थिरावली आणि विकसित झाली होती. लुई पाश्चर (Louis Pasteur), रॉबर्ट कॉक (Robert Koch) यांच्यासारख्या शास्त्रज्ञांनी अनेक रोगांचे जंतू शोधून दाखवले होते. त्यामुळे जंतू हेच या पिढीचे हीरो म्हणा, व्हिलन म्हणा; जे काही ते होते. इतक्या रोगांचे जंतू शोधण्यात यश मिळालं होतं, की कुठलाही नवीन रोग घ्या आणि त्यातून नवे जंतू बाहेर काढा, हा विज्ञानातील अत्यंत लाभदायी छंद झाला होता.

त्याचा वैद्यकशास्त्राला आणि समाजाला फायदा तर खूपच झाला यात काही शंका नाही. अनेक रोगांचं मूळ कारण कळलं, जंतुदोष कसे उद्भवतात हे समजल्यामुळे स्वच्छतेच्या आणि निर्जंतुकीकरणाच्या संकल्पना आणि पद्धती निर्माण झाल्या. शल्यचिकित्सक आणि सुईणी पुरेशी स्वच्छता पाळू लागल्यामुळे सेप्टिक होण्याचं प्रमाण खूपच कमी झालं. पण कुठल्याही संकल्पनेचा अतिरेक होणं काही प्रमाणात तरी अपरिहार्य असतं, तसंही झालं. जे रोग जंतूंमुळे होत नव्हते तेसुद्धा कुठल्यातरी जंतूंमुळेच होत असणार, अशी खात्री बाळगून त्या काळचे सूक्ष्मजीवशास्त्रज्ञ नसलेले जंतूच शोधत बसले.

बेरीबेरी (Beriberi) आणि पेलाग्रा (Pellagra) बरीच वर्षं याच चक्रात अडकून पडले. ज्यांनी-ज्यांनी या रोगांचं मूळ शोधण्याचा प्रयत्न केला त्यांनी त्यातून हे ना ते जंतू बाहेर काढले. बरं, ही गोष्ट अजिबात अवघड नव्हती. कारण माणसाच्या शरीरावर अनेक प्रकारचे जंतू असतातच. त्यातून पेलाग्रासारख्या रोगांमध्ये त्वचेवर मोठ्या प्रमाणावर पुरळ येतात. त्यामध्ये मागाहून काही दुय्यम जंतुदोष उद्भवू शकतो. त्यामुळे जंतूंमुळे न होणाऱ्या रोगांमधूनही जंतू बाहेर काढून दाखवणं सहज शक्य आहे.

रॉबर्ट कॉकनं मात्र एक मोठाच शहाणपणाचा विचार केला होता. जंतू तर सगळीकडेच असतात हे लक्षात घेऊन अमुक रोग अमुक जंतूंमुळेच होतो, असं नक्की कधी म्हणायचं याची एक शिस्त घालून दिली होती. एखाद्या विशिष्ट जातीच्या सूक्ष्मजीवाला या रोगाचं कारण मानायचं असेल तर कॉकच्या या शिस्तीप्रमाणे चार पायऱ्यांच्या प्रयोगाचा पुरावा असणं आवश्यक समजलं जातं.[५]

१. हे विशिष्ट सूक्ष्मजीव प्रत्येक रोग्यामध्ये सापडले पाहिजेत आणि निरोगी माणसात / प्राण्यात नसले पाहिजेत.

२. हे जिवाणू रोग्याच्या शरीरातून काढून प्रयोगशाळेत वाढवता आले पाहिजेत.

३. काचशेतीत वाढवलेले हे जीव एखाद्या निरोगी प्राण्यामध्ये सोडले तर त्यानं तोच रोग निर्माण झाला पाहिजे.

४. या प्रायोगिक रोगामधून पुन्हा तेच सूक्ष्मजीव काढून दाखवता आले पाहिजेत.

या चारही पायऱ्या पार केल्यावरच हे जंतू या रोगाला कारणीभूत आहेत, असं सिद्ध होतं. सूक्ष्मजीवशास्त्रात ही शिस्त फार महत्त्वाची आहे. विज्ञानाला पुरावा लागतो. पण नक्की कशाला पुरावा म्हणायचं याबद्दलची सुस्पष्टता प्रत्येक क्षेत्रात नसते. ज्या क्षेत्रात ती नसते त्या क्षेत्रात महागोंधळाची परिस्थिती असते.

ख्रिश्चन आइकमन (Christiaan Eijkman) या शास्त्रज्ञानं बेरीबेरीचं कारण शोधण्याची जबाबदारी घेतली. वास्तविक, आइकमन हा मूळचा सूक्ष्मजीवशास्त्रज्ञच होता; रॉबर्ट कॉकच्याच परंपरेतला. आपल्याला कुठल्यातरी नवीन जिवाणूंचा शोध घ्यायचा आहे, अशा हेतूनंच तो यात उतरला. पण आधीच्या सूक्ष्मजीवशास्त्रज्ञांना

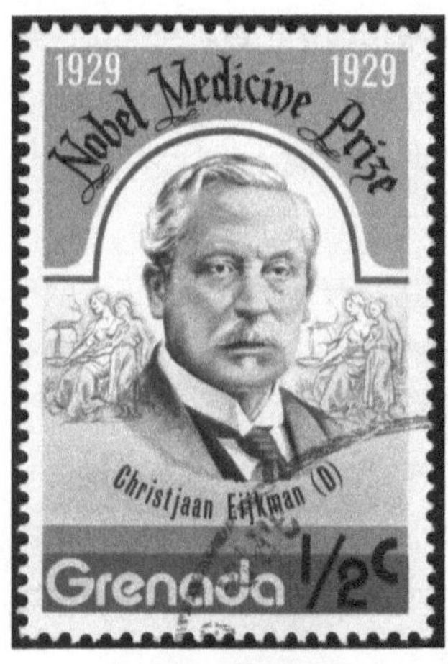

ख्रिश्चन आइकमन
(१८५८ ते १९३०)

न दिसलेल्या गोष्टी त्याला पाहता आल्या. याचं कारण आपण ज्या पायावर हा शोध घेत आहोत तो पायाच इथं चुकीचा किंवा गैरलागू असू शकतो, ही शक्यता स्वीकारायला त्याचं मन तयार होतं. ही तयारी नसल्यामुळे बेरीबेरीच्या खऱ्या कारणाच्या शोधाला मोठाच अडथळा निर्माण झाला होता. खरं कारण सापडायला दोन दशकांचा वेळ लागला. कारण त्यातला बहुतेक वेळ लोक चुकीच्या दिशेनं विचार करत होते, आणि काही सापडलं नाही तरी काहीतरी सापडल्याचे दावे करत होते.[६]

दिशा चुकणं हा काही गुन्हा नाही. अज्ञाताचा शोध घेताना दिशा चुकली तर आश्चर्य नाही; पण चुकीची दिशा बरोबरच आहे, असा हेका चालवणं शोधात अडथळेच निर्माण करतं. सगळ्यांनी वेगवेगळे जंतू काढून दाखवले. पण कॉकच्या शिस्तीत कारणमीमांसा बसवणं कुणालाच जमलं नाही. तरी बहुतेकांनी हेका सोडला नाही. जंतू हेच रोगाचं कारण असू शकतं; यावर त्यांचा इतका दृढ विश्वास होता, की त्यापेक्षा वेगळी काही कारणमीमांसा असू शकते याचा ते विचारच करू शकत नव्हते.

यामध्ये विज्ञानाच्या इतिहासातील एक मोठं तत्त्व दिसून येतं. जेव्हा संशोधक एका विचारधरेवर पाय रोवून उभे असतात तेव्हा ते नकळत स्वतःभोवती भिंती घालून घेतात. परिणामी, त्यापलीकडली वेगळी भूमी ते पाहूच शकत नाहीत. मग या भूमीवर जी कारणमीमांसा उभी राहूच शकत नाही तीसुद्धा ते त्याच विचारधरेवर उभी करण्याचे प्रयत्न करत राहतात. त्यासाठी दुबळ्या पुराव्यांचे, अतार्किकाचे, विरोधाभासाचे किंवा बेशिस्तीचे टेकू देण्याचे प्रयत्न करत राहतात. गैरसोयीच्या असलेल्या विरोधी पुराव्यांकडे लक्षपूर्वक दुर्लक्ष करतात; पण नव्या विचारांना सामोरं जात नाहीत.

आइकमनचं मन आपल्या चुका स्वीकारायला आणि आपल्या आतापर्यंतच्या विचारांच्या पलीकडे पाहायला तयार झालं म्हणूनच त्याला नवी दिशा सापडू शकली. जंतूमध्ये जी रोगाची कारणं सापडत नव्हती ती आहारात सापडली.

आहारातल्या काही घटकांच्या कमतरतेमुळे बेरीबेरीसारखे रोग होऊ शकतात; ही योग्य विचारपद्धत त्याला सापडली. वास्तविक, १५० वर्षं आधी जेम्स लिंड तेच म्हणाला होता; पण मध्यंतरी आलेल्या जर्म थिअरीच्या वादळात लिंडचं म्हणणं पुसून गेलं होतं. त्याचा नव्यानं शोध लावावा लागला.

एवढंच नव्हे, तर बेरीबेरीवरसुद्धा खलाशांना घेऊन लिंडच्या प्रयोगांसारखे प्रयोग केले गेले होते. त्याचीही विज्ञानानं दखल घेतली नव्हती. आइकमनला आपल्या आधी हे प्रयोग केले गेल्याचं माहीत नव्हतं. याचं कारण हे प्रयोग जपानी आरमारानं केले होते आणि ते लिहूनही ठेवले होते; पण ते होतं जपानी भाषेत. युरोपमधील वैज्ञानिकांना जगात इतरत्रही प्रयोगशील विज्ञान असू शकतं याची फारशी कल्पना तेव्हा तर नव्हतीच; अजूनही पुरेशी नाही. त्यामुळे आइकमनला परत पहिल्या पाढ्यापासून सुरुवात करावी लागली.[६]

जवळपास त्याच वेळी पेलाग्रा या रोगावर जोसेफ गोल्डबर्ग (Joseph Goldberg) यांं संशोधन केलं.[७] याचीही कथा अशीच. सूक्ष्मजीवांच्या मागं लागून लोक थकले होते, आणि रोगकारक जंतू सापडतही नव्हते. पण गोल्डबर्गच्या नजरेस आलं, की पेलाग्राचा प्रादुर्भाव ज्या समाजामध्ये, ज्या वस्तीमध्ये खूप आहे तिथल्या लोकांचा आहार खूपच एकांगी आहे. चौरस आहार घेणाऱ्यांमध्ये पेलाग्रा दिसत नाही. यातूनही हेच तत्त्व पुढे आलं, की आहारातल्या काही घटकांच्या कमतरतेमुळे हा रोग होतो आणि आहारात सुधारणा केली तर तो बराही होतो.

या वेळेपर्यंत जीवरसायनशास्त्राचा पाया घातला गेला होता. त्यामुळे आहारातील कमतरतेमुळे रोग होऊ शकतात हा विचार एकदा रुजल्यावर पुढच्या शास्त्रज्ञांना नक्की कुठल्या आहार-घटकाची कमतरता आहे, ती कशी, जीवनसत्त्वं म्हणजे काय, कुठल्या जीवनसत्त्वाअभावी कोणती लक्षणं दिसतात, असे अनेक शोध भराभरा लागत गेले. विसाव्या शतकाच्या मध्यापर्यंत चांगला आहार अनेक प्रकारच्या रोगांना दूर ठेवतो, हे तत्त्व सर्वमान्य झालं.

काही अत्यावश्यक आहार-घटक

आहारशास्त्रावरची कुठलीही पुस्तकं घेऊन पाहा. काही आहार-घटक शरीराला अत्यावश्यक आहेत, असं म्हटलेलं असतं. यात पुरेशा ऊर्जेखेरीज लोह, कॅल्शिअमसारखी मूलद्रव्यं, काही अमिनो आम्लं आणि जीवनसत्त्वं यांचा समावेश आहे. पण जे आपल्याला अत्यावश्यक आहे ते सगळ्याच जिवांना आहारातून घ्यावं लागतं, असं नाही. कारण ते त्यांना स्वतःलाच बनवता येतं.

जिवाणूंमध्ये अशा काही जाती आहेत, की त्यांना थोड्या मूलतत्त्वांखेरीज काहीच सेंद्रिय लागत नाही. वनस्पतींनाही कुठली जीवनसत्त्वं बाहेरून घ्यावी लागत नाहीत. पुरेसा प्रकाश, पाणी आणि काही असेंद्रिय घटक मिळाले की आपल्या जीवनाला लागणारे सगळ्या प्रकारचे रेणू त्या स्वतःच तयार करतात. मग माणसासारखे प्राणी या बाबतीत परावलंबी का?

जीवशास्त्रात कुठल्याही 'का' प्रश्नाचं उत्तर शोधायचं असेल तर उत्क्रांतीमध्ये शोधावं लागतं. आपण आज जे आहोत ते उत्क्रांतीमुळे आहोत. आता असे का आहोत, हे शोधण्यासाठी उत्क्रांतीमध्ये असं काय घडलं, की आपण असे झालो, असंच त्या प्रश्नाचं स्वरूप होऊन जातं. आपल्याला लागणारे सर्व रेणू स्वतःच बनवायचे तर त्यासाठी लागणारी सगळी यंत्रणा आपल्या शरीरात, आपल्या पेशींमध्ये कुठंतरी असली पाहिजे. प्रत्येक यंत्रणेची काही किंमत मोजावी लागते. एखादी गोष्ट नेहमी बाहेरून आयती मिळत असेल तर या यंत्रणेवर उगीच कशाला खर्च करायचा? ज्यांच्या जीनोममधून ही यंत्रणा डिलिट झाली त्यांचा खर्च वाचला. बरं, बाहेरून नेहमीच ही गोष्ट आयती मिळत असल्यामुळे ही यंत्रणा नसली तर अडत काहीच नाही. अशा परिस्थितीत उत्क्रांत झालेल्या सजीवांमधून ही यंत्रणा नाहीशी झाली असणार. पण आता हे सजीव अशा परिस्थितीत वाढवले, की जिथं हे रेणू बाहेरून मिळत नाहीत, तर त्यांना या रेणूंची कमतरता नक्की भासेल.

म्हणजे जीवनसत्त्वांची कमतरता हा आपण ज्या परिसरात उत्क्रांत झालो तो, आणि आज ज्यात जगतो आहोत त्या परिसरातील विसंवादाचा प्रश्न आहे. हा विसंवाद हे अनेक प्रकारे अनेक रोगांचं कारण आहे; आणि हे तत्त्व आरोग्य म्हणजे काय, हे समजून घेताना अनेक वेळा वेगवेगळ्या संदर्भात उपयोगी पडणार आहे.

आहाराचं महत्त्व आणि मर्यादाही

बहुतेक जीवनसत्त्वांचा आणि त्यांच्या त्रुटींमुळे आरोग्यावर होणाऱ्या परिणामांचा शोध गेल्या शंभर वर्षांमधला असला तरी आहाराचं महत्त्व माणसाला खूपच आधीपासून समजलं आहे. माणूस जे खातो त्यानंच बनतो, 'स वा एष पुरुषोन्नरसमयः' असं 'तैत्तिरीय उपनिषद' म्हणतं. खाण्यातील पथ्य आणि कुपथ्य यावर आयुर्वेदाचा खूपच भर आहे. या गोष्टीला जीवनसत्त्वं आणि इतर आहार-घटकांची त्रुटी कसे रोग निर्माण करते यावरच्या संशोधनानं खूपच पुष्टी मिळाली. मग जर्म थिअरी आल्यानंतर जे झालं तेच परत होऊ लागलं. ज्या रोगांचं नक्की कारण अजून नीट समजलेलं नाही, ते सगळे चुकीच्या आहारामुळेच होत असणार,

असं गृहीत धरलं जाऊ लागलं. आहार ही एक नवी विचारधरा निर्माण झाली. ती महत्त्वाची तर आहेच; पण जर्म थिअरीसारखाच त्याचाही नको तिथं उपयोग होत नाही ना, याकडे काळजीपूर्वक लक्ष द्यायला हवं.

रोगप्रक्रियांमधल्या अशा विचारधरांचा विचार केला तर सहाच प्रमुख विचारधरा आहेत :

१. मोडतोड किंवा जखम

२. विष किंवा अशुद्धी

३. जनुकीय वैगुण्य

४. जंतुदोष

५. आहार

६. वाढ-विकासादरम्यान निर्माण झालेलं वैगुण्य

कोणत्याही रोगाची कोणतीही कारणमीमांसा आज या सहांपैकी एका विचारधरेवर उभारलेली असते. विज्ञान-संशोधनामुळे या सहा विचारधरांमध्ये आणखी बारकाव्यांची भर पडली आणि पडते आहे. पण सहा हा आकडा गेली कित्येक दशकं बदललेला नाही. याचा अर्थ सातवी विचारधरा निर्माण होणारच नाही असा नाही. नवी विचारधरा निर्माण होताना काय-काय होतं हे आपल्याला विज्ञानाच्या इतिहासानं शिकवलं आहे. त्याचा वापर केला तर सातवी विचारधरा निर्माण होण्याची खरंच आवश्यकता असेल तेव्हा तिच्या जन्माच्या प्रसूतिवेदना कमी करण्याचा प्रयत्न करता येईल. आज अशी वेळ आली आहे का, आणि ते कसं ओळखायचं हेही इतिहासापासूनच शिकता येणार आहे.

थोडक्यात

१. वैद्यकशास्त्र एखाद्या रोगामागचं संपूर्ण विज्ञान समजून घेण्यासाठी थांबत नाही. या क्षेत्रातील लोकांना उपचार करण्याची घाई असते. त्यासाठी समजली नसली तरी एखादी थिअरी ते निर्माण करतात, त्याविषयी श्रद्धा निर्माण करतात आणि मोठ्या प्रमाणावर लोकांना बरं करणं सुरू करतात. त्यांच्या उपचारांचा प्रत्यक्ष उपयोग होतोच असं नाही. किंवा झालाच तर थोडा मानसिक परिणाम होतो. पण काहीतरी जडजंबाल थिअरीचा आधार देऊन हा उपचार पूर्णपणे वैज्ञानिक असल्याचा आभास निर्माण करतात. लिंडच्या आधीचा स्कर्वी किंवा आइकमनच्या आधीचा बेरीबेरी यात हेच दिसून येतं.

२. एखादा तर्कशुद्ध आणि पुराव्यांनिशी दाखवला गेलेला पर्यायी विचार एखाद्या वेगळ्या क्षेत्रातील माणसाकडून किंवा त्या क्षेत्रामधील कमी दर्जाच्या माणसाकडून मांडला गेला तर तो जाणून घेण्याचा प्रयत्नही न करता तो नाकारला जातो. त्यासाठी त्याची शहानिशा करणं, तपासून पाहणं, प्रयोग स्वत: पुन्हा करून पाहणं, वादविवाद वा टीका करणं असे मार्ग अवलंबले जात नाहीत. तर, त्याच्याकडे पूर्ण दुर्लक्ष करण्याचा, असा पर्यायी विचार नव्हताच आणि नाहीच, असला तर आम्ही कधीच ऐकला नाही, असं भासवण्याचा प्रयत्न केला जातो.

३. ज्या रोगाचं निश्चित कारण कळलेलं नाही किंवा जो बरा करता येत नाही, त्या रोगाविषयी एक जडजंबाल असं चित्र तयार केलं जातं. त्यावर काही सोपा उपाय असेल तर एवढ्या जटिल समस्येवर एवढा सोपा उपाय कसा असू शकेल, अशी त्याची तर उडवली जाते.

४. एखाद्या रोगाचं मूळ समजण्यासाठी नवीन विचारधरेची गरज असेल तरी त्या भानगडीत न पडता; आहे त्या विचारभिंतींमध्येच त्याचा अर्थ लावण्याचा प्रयत्न होतो. यासाठी कितीही अतार्किक भूमिका घ्यावी लागली, पुराव्यांचा विपर्यास करावा लागला, तरी नवीन विचारांना प्राणपणानं विरोध केला जातो. जेव्हा जर्म थिअरी आणि बेरीबेरीसारखी परिस्थिती उद्भवते, म्हणजे, जुन्या विचारधरेवर हा रोग समजून घेणं खरं तर शक्य नसतं; पण तरीही, लोक तसे दावे करत राहतात. प्रत्येकानं केलेला दावा वेगळा असतो, त्यात कुणाचा पायपोस कुणाच्या पायात नसतो आणि सज्जड पुरावा तर कुणाकडेच नसतो! तेव्हा वेळ असते कदाचित एखाद्या नवीन विचारधरेचा पाया रोवला जाण्याची! आज आहाराच्या बाबतीत अशी अवस्था तर नाही? लठ्ठपणा, मधुमेह यासारखे आजार चुकीच्या आहारामुळे होतात, असं सगळे म्हणतात. पण चुकीचा आहार म्हणजे नक्की कोणता? कुणी म्हणतो साय-लोणी खाऊ नका, कुणी म्हणतो साखर खाऊ नका, कुणी म्हणतो काहीही खा; पण जास्त खाऊ नका, कुणी म्हणतो शाकाहारी राहा, कुणी म्हणतो दर तीन तासांनी खा, कुणी म्हणतो दिवसातून दोनदाच खा, उपवास करा, उपवास करू नका... ही गोष्ट बेरीबेरीला प्रत्येक जण वेगळ्या जंतूंना जबाबदार धरत होता; पण प्रत्यक्षात कुठल्याच जंतूंचा काही संबंध नव्हता तशी तर नाही?^८

५.	सर्वांत महत्त्वाचं म्हणजे खूप त्रासदायक आणि गुंतागुंतीच्या आजारावरसुद्धा एखादा अत्यंत सोपा आणि प्रभावी उपचार असू शकतो. पण, असा उपाय नवीन विचारधरेवरच जन्माला येऊ शकतो.

आज काळ बदलला नाही का? विज्ञान बदललं नाही का? त्या काळातील विज्ञान खूपच प्राथमिक दर्जाचं होतं. आज आपण माहितीयुगात आहोत, जीनोम युगात आहोत, माणसाच्या डीएनएचा अणून्अणू माहीत आहे. तरीही, आजचा वैज्ञानिकही तितक्याच अडाणीपणानं आणि आडमुठेपणानं वागत असेल का? त्या काळच्या इतिहासाचे धडे आजच्या विज्ञानाला जसेच्या तसे लागू होतील का? तसं करण्याचा प्रयत्न तरी योग्य आहे का?

प्रश्न अगदी योग्य आहेत. त्यांची उत्तरं शोधण्यासाठी आरोग्याच्या क्षेत्रातील आजचं संशोधन कसं सुरू आहे, आणि ते त्या काळापेक्षा कुठल्या बाबतीत वेगळं आहे, कुठल्या बाबतीत त्या काळासारखंच आहे, ते पाहायला हवं.

तर चला, गेल्या शतकांमधल्या घडून गेलेल्या इतिहासाकडून आज आपल्या डोळ्यांसमोर घडत असलेल्या विज्ञानाच्या वर्तमान इतिहासाकडे! आता विषय स्कर्व्ही आणि बेरीबेरी नाही; तर विषय आहे मधुमेह, लठ्ठपणा आणि त्याच्याशी संधान असलेले, आज जागतिक प्रमाणावर वैद्यकशास्त्राला पुरून उरलेले आणि चक्रवाढ व्याजानं वाढतच चाललेले अनेक रोग!

∎∎∎

लठ्ठपणाची लुकडी समज

माणूस मर्त्य आहे, ही वस्तुस्थिती काही वैद्यकशास्त्रानं बदललेली नाही. पण गेल्या शंभर वर्षांत मृत्यूची कारणं मात्र खूपच बदलली आहेत. शंभर वर्षांपूर्वी साथीच्या रोगांनी किंवा जुनाट जंतुदोषांनी माणसं पटापटा मरत होती. प्रतिजैविके आल्यानंतर ही परिस्थिती खूपच बदलली. एकूण आयुर्मान वाढलं; पण त्याचबरोबर पूर्वी क्वचित आढळणाऱ्या रोगांचं प्रमाण एकदम वाढलं. हृदयरोग, रक्तदाब, मधुमेह, हाडांचा ठिसूळपणा, कर्करोग, पार्किंसन्स, अल्झायमर यांसारखे आजार एकाएकी वाढताना दिसू लागले. हे सगळे आजार उतारवयात दिसणारे असल्यामुळे केवळ आयुर्मान वाढल्यामुळे ते दिसत आहेत, असं एक मत आहे. हे काही प्रमाणात खरं आहे. तरीही, ज्या प्रमाणात या रोगांचं प्रमाण वाढत आहे ते पाहता एवढं स्पष्टीकरण पुरेसं नाही. ज्या वयात या गोष्टी दिसायला सुरुवात होते ते वयही हळूहळू कमीच होताना दिसत आहे. म्हणजे या रोगांचा प्रादुर्भाव वाढत आहे यात काही शंकाच नाही. असं होण्याचं कारण काय? याचं उत्तर शोधण्याची वैद्यकीय क्षेत्रानं खटपट चालवली आहे.

मधुमेह, रक्तदाब व लठ्ठपणा

मधुमेह, रक्तदाब यांसारख्या अवस्थांचा लठ्ठपणाशी सहसंबंध दिसतो, हे निरीक्षण तसं जुनं आहे. १९५०-६०च्या दशकात हे एक निरीक्षण म्हणून सर्वांना मान्य होतं आणि त्याचा अर्थ लावण्याचे प्रयत्न सुरू होते. यात जेम्स नील (James Neel) याचा १९६२मध्ये प्रसिद्ध झालेला निबंध खूप प्रसिद्ध आहे[१]. नीलच्या काळात मधुमेह आनुवंशिक आहे आणि मेंडेलच्या गणिताप्रमाणेच एका पिढीतून

दुसऱ्या पिढीत उतरतो, अशी ठाम समजूत होती. ती पुढे चुकीची ठरली. मात्र, या समजुतीवर आधारित काही प्रश्न नीलने उभे केले, त्यांचं महत्त्व अजूनही अबाधित आहे.

नील असं म्हणतो की, एखाद्या रोगाला कारणीभूत असलेले जनुक एवढ्या मोठ्या प्रमाणात मानवजातीत कसे असू शकतात? नैसर्गिक निवडीच्या तत्त्वांनुसार वाईट जनुक एव्हाना नामशेष किंवा अत्यंत दुर्मीळ असे व्हायला हवेत. ज्याअर्थी समाजात मधुमेही इतके दुर्मीळ नाहीत, त्याअर्थी या जनुकांचं माणसाच्या जीवनात काहीतरी उपयुक्त कार्य असलं पाहिजे.

नीलने अशी मांडणी केली की, मधुमेह ज्या जनुकांमुळे होतो त्याच जनुकांमुळे चरबी साठवली जात असली पाहिजे. ज्या काळात माणसाच्या पूर्वजांना अधूनमधून दुष्काळांना सामोरं जावं लागत होतं, त्या काळात या जनुकांचा बराच फायदा होत असला पाहिजे. पुढे नीलची आनुवंशिकतेविषयीची अनेक गृहीतं चुकीची सिद्ध झाली तरी नीलच्या या कल्पनेचा मधुमेहाच्या थिअरीवरील प्रभाव अजूनही संपलेला नाही. पण नीलची मूळची मांडणी पाहिली तर तो लठ्ठपणामुळे मधुमेह होतो, असं म्हणत नाही; तर मधुमेहाला आणि लठ्ठपणाला काही सारखेच घटक कारणीभूत आहेत, असं म्हणत आहे.

आहारातील चरबी : लिपिड हायपॉथिसिस

या क्षेत्रातील लोकांच्या विचारांमधला कारणाच्या दिशेचा बाण लवकरच फिरला. १९७०-८०च्या दशकापासून लठ्ठपणालाच मधुमेह आणि इतर सर्व आधुनिक शहरी आजारांचं कारण मानलं जाऊ लागलं. आणि लठ्ठपणाचं कारण काय; तर आहारातील चरबी! या विचारधारेला 'लिपिड हायपॉथिसिस' असं म्हटलं जातं. आज अध्र्याहून अधिक शतक लोटल्यावरही याचे कट्टर अनुयायी आहेत. या विचारांची लाट मात्र बऱ्याच प्रमाणात ओसरलेली दिसते. या लिपिड हायपॉथिसिसकडे बघण्यापूर्वी या क्षेत्रातल्या विचारांच्या इतिहासाची थोडी आणखी पार्श्वभूमी पाहिली पाहिजे.

मधुमेहाचा इतिहास खूप जुना आहे. प्राचीन भारतीय आणि अरेबिक वाङ्मयात मधुमेह आणि त्याच्या लक्षणांचं वर्णन आहे. मधुमेह्याच्या मूत्राला मुंग्या लागतात, असं निरीक्षण आहे. फार काय; मधुमेह्याचं मूत्र गोड लागतं, असंही म्हटलं आहे. आता त्याची चव कुणी घेऊन पाहिली कोण जाणे! पण मूत्रात साखर असणं हे मधुमेहाचं सर्वात पहिलं निदान-लक्षण नोंदलं गेलं आहे. रक्तातील साखर वाढलेली असते हे बरंच नंतर समजलं.

मधुमेह टाईप-१, २ आणि ...

मधुमेहाचे मुख्यतः दोन प्रकार ओळखले जातात :

टाईप-१ (Type 1) आणि टाईप-२ (Type 2).

याखेरीज टाईप ३, ४ आणि ५ असल्याचेही दावे केले गेले आहेत. पण सर्वमान्य आणि वादातीत प्रकार म्हणजे टाईप-१ आणि २. त्यांपैकी टाईप-१चा अभ्यास आधी झाला आणि इन्सुलिनच्या अभावामुळे टाईप-१च्या मधुमेहींमध्ये ग्लुकोज नियंत्रण होत नाही, हे स्पष्ट झालं.

इन्सुलिन नसण्याचं प्रमुख कारण इन्सुलिन तयार करणाऱ्या स्वादुपिंडामधील बीटा पेशींचा विनाश! हा विनाश बहुतेक वेळा आपलीच रोगप्रतिकारशक्ती आपल्याच पेशींवर उलटल्यामुळे होतो. इन्सुलिनचा अभावच असल्यामुळे या प्रकारच्या मधुमेहींना बाहेरून इन्सुलिन घेण्याखेरीज पर्याय नाही. शंभर वर्षांपूर्वी इन्सुलिनचा शोध लागला तेव्हा मुख्यतः टाईप-१च्या मधुमेहावर संशोधन सुरू होतं.

गेल्या शंभर एक वर्षांत चित्र बरंच बदललं आहे. आता सुमारे ९० टक्के मधुमेही टाईप-२चे असतात. यांच्यात बीटा पेशींचा नाश झालेला नसतो. त्यामुळे इन्सुलिन तयार करण्याची यंत्रणा शरीरात असते. सुरुवातीला तर इन्सुलिन नेहमीपेक्षा जास्तच तयार होत असतं. तरीही, ग्लुकोज का वाढतं, याचं स्पष्टीकरण देण्यासाठी इन्सुलिन-विरोध ही संकल्पना तयार केली गेली.

इन्सुलिन-विरोध म्हणजे शरीरात इन्सुलिन तर आहे; पण ते नेहमीसारखं काम करू शकत नाही अशी अवस्था. गेली पन्नास वर्षं इन्सुलिन-विरोध हे टाईप-२च्या मधुमेहाचं मूळ कारण मानलं गेलं आहे. अलीकडच्या अनेक प्रयोगांनी मात्र या समजाला मोठं आव्हान दिलं आहे. यातून टाईप-२ विषयीची कल्पना मुळातूनच परत तपासून पाहण्याची आवश्यकता निर्माण झाली आहे.

या पुस्तकात आपण ज्या मधुमेहाविषयी चर्चा करत आहोत तो टाईप-२ चा आहे. टाईप-१ विषयी जेव्हा-जेव्हा बोलू तेव्हा टाईप-१ असा स्पष्ट उल्लेख करू. नुसतेच 'मधुमेह' म्हटले तर तो टाईप-२ च समजावा.

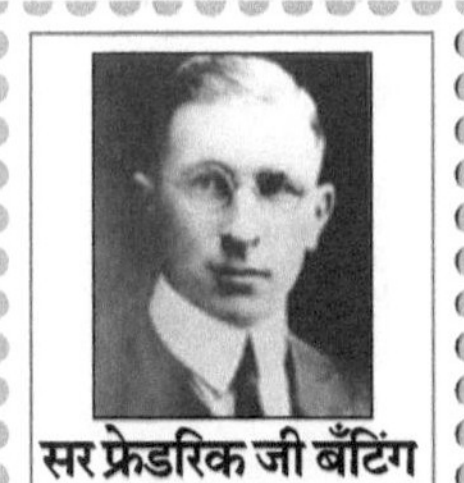

सर फ्रेडरिक जी बँटिंग
१८९१-१९४१

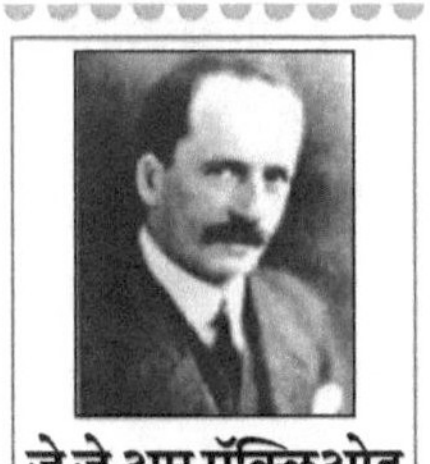

जे जे आर मॅक्लिओड
१८७६-१९३५

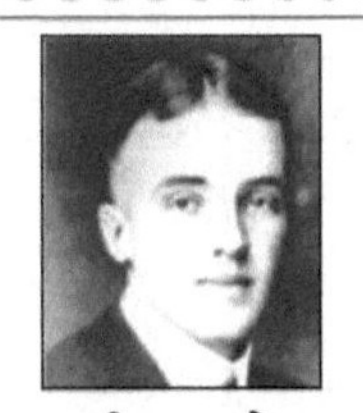

चार्ल्स एच बेस्ट
१८९९-१९७८

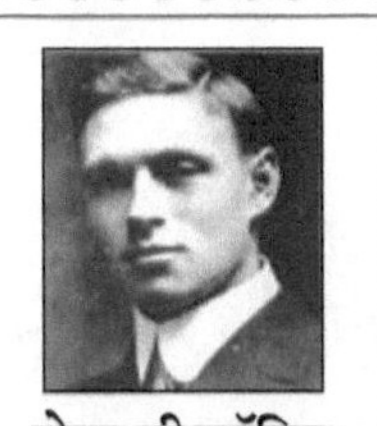

जेम्स बी कॉलिप
१८९२-१९६५

क्लॉड बर्नार्ड (Claude Bernard) या फ्रेंच शास्त्रज्ञानं एकोणिसाव्या शतकाच्या मध्यावर असं दाखवलं की, मेंदूच्या विशिष्ट भागाला इजा झाली तर रक्तातल्या साखरेवरचं नियंत्रण जातं[२] म्हणजे साखरेच्या नियंत्रणात मेंदूचा नक्की वाटा असणार!

पुढं विसाव्या शतकाच्या सुरुवातीला स्वादुपिंडात निर्माण होणाऱ्या इन्सुलिनचा शोध लागला. मधुमेहीला इन्सुलिन दिल्यावर रक्तातील साखर ज्या वेगानं खाली येऊ शकते ते पाहून सगळेच थक्क झाले. मधुमेहावरचं इन्सुलिनचं यश इतकं डोळे दीपवणारं होतं, की लोक बाकी सगळं विसरले. साखर नियंत्रण करणं म्हणजे इन्सुलिनच; दुसरं काही नाही, असं समीकरण होऊन गेलं. इथं हे सांगणं आवश्यक आहे की, त्या काळात जास्त प्रमाणात आढळणारा मधुमेह आज ज्याला आपण टाईप-१ म्हणतो तो होता. या प्रकारात इन्सुलिन शरीरात तयारच होत नाही. ही इन्सुलिनची कमतरता बाहेरून इन्सुलिन टोचून भरून काढली की त्याचा तत्काळ आणि दीर्घ काळही फायदा दिसतो.

दोन-तीन दशकं इन्सुलिनशी मधुचंद्राचा हा काळ गेल्यावर लोकांच्या हे लक्षात येऊ लागलं की, सगळ्याच मधुमेहींच्या शरीरात इन्सुलिनची कमतरता नसते. काहींमध्ये ते नेहमीसारखंच किंवा नेहमीपेक्षा जास्तच असतं. तरीही, रक्तातील साखर वाढलेली असते. असं का होतं? याचं स्पष्टीकरण देण्यासाठी एका नवीन संकल्पनेला जन्म देण्यात आला – ती म्हणजे इन्सुलिन-विरोध.[३]

इन्सुलिन नेहमीप्रमाणे किंवा जास्त असूनही याचा उपयोग होताना दिसत नाही, याचा अर्थ शरीर इन्सुलिनला विरोध करत आहे. जसं, ढग येतात आणि

पाऊस पडतो हे सामान्य निरीक्षण झालं. पण, ढग तर भरून आलेले दिसतात, पाऊस मात्र पडत नाही, असं असेल तर ढगांना पाऊस पाडायला विरोध करणारी काहीतरी शक्ती किंवा प्रक्रिया असणार असा तर्क करून त्याला 'ढगविरोध' असं नाव देणं, असंच या मागचं तर्कशास्त्र आहे. अशाच तर्कशास्त्रानं इन्सुलिन-विरोध ही संकल्पना रुजली. हा इन्सुलिन-विरोध हीच ज्याला आपण आज मधुमेह टाईप-२ म्हणतो, त्याची मूलभूत प्रक्रिया समजली जाते.

हा इन्सुलिन-विरोध लठ्ठपणामुळे किंवा स्निग्ध पदार्थांच्या अतिरेकामुळे येतो, असं मधुमेहाबद्दलच्या मुख्य विचारप्रवाहाचं म्हणणं होतं.

सेव्हन कंट्रीज स्टडी : अन्सेल कीज

आता या पार्श्वभूमीवर आपण लिपिड हायपॉथिसिस (Lipid Hypothesis)कडे परत येऊ. १९५६मध्ये 'सेव्हन कंट्रीज स्टडी' या नावाचा एक मोठा अभ्यास सुरू झाला, जो पुढे अनेक दशकं चालला.[४] याच्या मुख्य प्रवर्तकाचा, अन्सेल कीज (Ancel Keys) या शास्त्रज्ञाचा दावा असा की, ज्यांच्या खाण्यामध्ये स्निग्ध पदार्थ जास्त असतात त्यांच्यात हृदयविकाराचं प्रमाण जास्त दिसतं. या सात देशांच्या अभ्यासात आहारातील स्निग्ध पदार्थ आणि हृदयरोगांमध्ये संख्याशास्त्रीय सहसंबंध दिसून आला. या अभ्यासाचा प्रभाव खूपच मोठा होता. पुढे मधुमेह आणि संबंधित अनेक विकारांना हाच सहसंबंध जोडला गेला.

त्यानंतर जवळजवळ पंचवीस वर्षांनी या अभ्यासावर बरीच टीका झाली.[५] टीकाकारांच्या म्हणण्याप्रमाणे, अन्सेल कीज याने तेच सात देश निवडले, ज्यांच्यात त्याला अपेक्षित असलेला सहसंबंध दिसत होता. आणखी देशांमधील डेटाचा वापर करणे शक्य असूनही त्यानं तो केला नाही. इतर अभ्यासांपैकी काहींमध्ये यासारखे सहसंबंध दिसले, तर काहींमध्ये दिसले नाहीत. अलीकडचे काही अभ्यास तर असं दाखवतात की, लोणी-तूप खाल्ल्याचा आरोग्याला तोटा नाही, तर फायदाच होतो. लिपिड हायपॉथिसिसच्या विरोधकांनी असेही आरोप केले की, स्निग्ध पदार्थांना वाईट ठरवण्याचा हा घाट साखर व्यवसायानं कुटिलपणे रचलेला डाव होता. कारण त्यांच्या मते साखर हा खरा खलनायक आहे. ही गोष्ट पुढे आली असती तर साखर व्यवसायावर परिणाम झाला असता. त्यामुळे स्निग्ध पदार्थांच्या सेवनाला खलनायक ठरवून त्यांनी आपले व्यावसायिक हित राखले.

कारणं काहीही असोत; तीस वर्षांहून अधिक काळ स्निग्ध पदार्थांना खलनायक ठरवले गेल्यानंतर आता या नाटकाचा खलनायक बदलला आहे.

आताच्या मुख्य विचारप्रवाहात साखर खाणं आरोग्याला हानिकारक मानलं जातं.[६] एके काळी चांगला आहारसल्ला म्हणजे 'साय-लोणी-तूप खाऊ नका,' असा असे. मुद्दाम साय काढून टाकलेल्या दुधाला मोठीच मागणी असे. आताच्या चांगल्या आहारसल्ल्यामध्ये 'स्निग्ध पदार्थांचं सेवन करा; पण साखर कमी खा,' असं सांगितलं जातं. पण, कमी म्हणजे नक्की किती कमी? जागतिक आरोग्य संघटने (WHO)ने सांगितलं, आहाराच्या १० टक्के; तर अमेरिकेतील 'नॅशनल ॲकॅडमी ऑफ मेडिसिन' (पूर्वीची Institute of Medicine, IOM)ने २५ टक्के सांगितलं. हा फरक काही छोटा नाही. या मर्यादा कशावरून ठरवल्या, त्याला काही वैज्ञानिक आधार नाही, अशी टीका काही संशोधकांनी केलीच आहे. म्हणजे आरोग्यविषयक काम करणाऱ्या मोठ्या संस्थांमध्ये याविषयी एकमत नाही, कारण त्यामागचा विज्ञानाचा पायाच कच्चा आहे.

साखरेला खलनायक मानणाऱ्यांच्या मते, लिपिड हायपॉथिसिसला पुराव्यांचा भक्कम पाठिंबा नव्हता. अर्ध्या-कच्च्या पुराव्याच्या जोरावर त्यांनी जागतिक पातळीवर मोठे आरोग्यसल्ले दिले. लोकांनी बऱ्याच प्रमाणात हे सल्ले ऐकलेही! पण, त्याचा परिणाम दिसला नाही. उदाहरणार्थ, अमेरिकेत वीस वर्षांत स्निग्ध पदार्थ खाण्याचं प्रमाण कमी-कमी होत जाताना दिसलं. पण याच वीस वर्षांत लठ्ठपणा, मधुमेह, आणि हृदयरोगाचं प्रमाण कमी न होता वाढतच गेलं. आपण बारकाईनं पाहिलं तर या टीकेमध्ये तथ्य दिसतं. लिपिड हायपॉथिसिसमागचा पुरावा खरंच तकलादू होता. हे लिपिड हायपॉथिसिस खूप लोकप्रिय असतानाही काही शास्त्रज्ञांनी असं म्हटलंही होतं. त्या वेळेस त्यांच्याकडे कुणी लक्ष दिलं नाही. आता त्यांच्या म्हणण्याला महत्त्व येत आहे.

गंमत अशी की, हेच सगळं साखरेच्या थिअरीलाही लागू होतं. या थिअरीमागचा पुरावाही लिपिड हायपॉथिसिसच्याच दर्जाचा असलेला दिसतो. त्यावर टीका करणारे शास्त्रज्ञही आज आहेतच.[७] त्यामुळे लिपिड हायपॉथिसिस ज्या मार्गानं गेलं त्याच मार्गानं साखरेची थिअरी जाणार नाही, अशी खात्री देण्यासारखी परिस्थिती नाही. साखरेच्या थिअरीवाल्यांनी जी कारणमीमांसा दिली आहे ती तर्कशुद्ध असल्याचं दिसत नाही. लिपिड हायपॉथिसिसवाल्यांना स्निग्ध पदार्थ का वाईट, हे सांगताना फार किल्ला लढवण्याची गरज नव्हती. जास्त चरबीयुक्त पदार्थ खाल्ले तर जास्त चरबी साठेल, असं साधं तर्कशास्त्र, साधी मांडणी! चरबीयुक्त पदार्थ खाल्ल्यानं

चरबी वाढत नाही, तेवढी साखर खाल्ल्यानं चरबी वाढते, असं म्हणायचं असेल तर त्याला स्पष्टीकरण हवंच.

साखरवाल्यांनी इथं मांडलेलं म्हणणं असं, की साखर खाल्ल्यानंतर जास्त इन्सुलिन तयार होतं. हे इन्सुलिन जास्त चरबी तयार करायला प्रवृत्त करतं. म्हणून जास्त साखर खाल्ल्यानं जास्त चरबी वाढते. यातल्या दोन्ही गोष्टी स्वतंत्रपणे पाहिल्या तर बरोबर आहेत. रक्तात साखर वाढली तर इन्सुलिन जास्त सोडलं जातं, हे ज्ञात आहे. इन्सुलिनच्या प्रभावाखाली जास्त चरबी तयार केली जाते, हेही ज्ञात आहे. लठ्ठ आणि मधुमेहपूर्व अवस्थेत शरीरात इन्सुलिनचं प्रमाण जास्त असतं, हेही माहीत आहे. त्यामुळे ही थिअरी एकदम पटण्यासारखी आहे.

बारकावे पाहिले तर... लठ्ठ माणसांमध्ये उपाशीपोटी मोजलेलं इन्सुलिनचं प्रमाणही जास्त असतं. साखर खाल्ल्यानं जास्त इन्सुलिन वाढतं, असं मानलं तरी इन्सुलिन तयार झाल्यानंतर फार काळ शरीरात राहत नाही. केवळ पाच ते सहा मिनिटांत निम्म्यावर येतं. त्यामुळे रात्रभर न खाता सकाळी मोजलेलं इन्सुलिन अधिक असेल तर त्याची कारणमीमांसा खाण्यातील कुठल्याही घटकावरून करता येत नाही.

साखर-इन्सुलिन थिअरीवाले हेही विसरतात, की इन्सुलिन जसं साखरेमुळे वाढतं तसंच ते अमिनो आम्लांमुळेही वाढतं. मग या तत्त्वानुसार प्रथिनं खाऊनही साखर खाल्ल्यासारखाच परिणाम दिसायला पाहिजे. म्हणजे, प्रथिनं खाऊनही लठ्ठपणा यायला पाहिजे. मग फक्त साखरेलाच खलनायक का बरं मानावं?

थोडक्यात, साखर आरोग्याला घातक आहे हे निश्चितपणे दाखवून देणारा कुठलाही पुरावा आज तरी आपल्या हातात नाही. अपुऱ्या पुराव्यानंच स्निग्ध पदार्थांना ३० वर्षांहून अधिक काळ व्हिलन ठरवलं गेलं आणि असं दिसतं की, पुढची ३० (?) वर्षं अशाच तऱ्हेनं साखरेला व्हिलन ठरवलं जाईल. त्यानंतर कदाचित प्रथिनांची पाळी येईल, असं वाटतंय! गंमत म्हणजे प्रथिनांनी इन्सुलिन-विरोध वाढतो, असा पुरावा आजही आहे; पण तो डॉल्फिनमधल्या प्रयोगांमधून आलेला.८ उंदरांमधला प्रयोग पुरावा म्हणून चालतो, तर डॉल्फिनमधला का चालू नये?

बरं, प्रथिनांनी इन्सुलिन-विरोध का वाढावा, याची थिअरीही पटकन देता येण्यासारखी आहे. आत्ताच सांगून ठेवली तर ती कदाचित तीस वर्षांनंतर उपयोगी पडेल! खाण्यात प्रथिनंच जास्त असली तर पोटातून रक्तात अमिनो आम्लंच

येतील. ही शरीराला वापरता येतात; पण मेंदूला अमिनो आम्लं ऊर्जा म्हणून वापरता येत नाहीत. त्याला ग्लुकोजचीच गरज असते. ग्लुकोज खाण्यामधून मिळत नसेल तर ते यकृताला तयार करावं लागेल. सामान्यतः यकृतानं ग्लुकोज तयार करण्याच्या प्रक्रियेला इन्सुलिनमुळे खीळ बसते. पण आता मेंदूला ग्लुकोजची गरज असेल तर इन्सुलिनचं न ऐकता ग्लुकोज तयार करत राहण्याची आज्ञा मेंदूकडून यकृताला दिली जाईल. तशी आज्ञा देण्याची यंत्रणा असते, हेही विज्ञानाला ज्ञात आहे. मेंदूनं हे केलं तर त्यालाच इन्सुलिन-विरोध म्हणतात, हेसुद्धा तर्कशुद्धच आहे.

पण विज्ञान नुसत्या तर्कशुद्ध वाटणाऱ्या स्पष्टीकरणांनी पुढे जात नसतं; तर प्रयोग, डेटा, गणित यांच्या आधारावर चालत असतं. या कसोट्यांवर आहार-घटक आणि लठ्ठपणा किंवा इन्सुलिन-विरोधाच्या कुठल्याच थिअरी यात बसत नाहीत. म्हणजे स्निग्ध पदार्थांच्या सेवनामुळे लठ्ठपणा येतो, याचा पुरावा जेवढा कच्चा आहे तेवढाच कच्चा साखरेमुळे किंवा प्रथिनांमुळे लठ्ठपणा येतो, अशा विधानांचाही आहे.

असं म्हणण्याचं आणखी एक कारण आहे. जगाच्या पाठीवर माणूस काय-काय खाऊन जगत आला आहे, हे पाहिलं तर थक्क व्हायला होतं. एस्किमो लोकांना मासे आणि सील यांच्याखेरीज काही अन्न, विशेषतः वनस्पतिज अन्न उपलब्धच नाही. कलहारी वाळवंटातील कुंग जमातीचे लोक एक प्रकारच्या तेलबिया वर्षभर साठवून खाऊन जगतात. त्यांच्या ६० टक्के कॅलरीज तेलामधून येतात. मसाई लोक गायी पाळतात. पण दुधापेक्षा गायीचं रक्त आणि चरबी हे त्यांचं आवडतं अन्न; आणि ते भरपूर असतं त्यामुळे बाकी अन्नपदार्थ नावालाच! त्यांची ७० टक्के ऊर्जा चरबीतून मिळते. पश्चिम आफ्रिकेतील काही जमाती ८५ टक्के पिष्टमय पदार्थ खाऊन जगतात.[९]

हे सगळं त्यांचं पारंपरिक अन्न असून याच अन्नावर त्यांच्या पिढ्यान्पिढ्या जगल्या आहेत. या जमातींचाही वैद्यकीय अभ्यास झाला आहे. त्यांच्यात लठ्ठपणा, हृदयरोग आणि इन्सुलिन-विरोध जवळपास नाहीच सापडत. आता कल्पना करा की, अन्सेल कीज यांनी फक्त सात प्रगत देशांचा समावेश अभ्यासात करण्याऐवजी या सगळ्या जमातींवरचा डेटा वापरला असता तर...

आहार आणि आजार सहसंबंध शोधण्याच्या अभ्यासांच्या मर्यादा

आहार आणि मधुमेह, रक्तदाब, हृदयरोग यांचा संबंध दाखवणाऱ्या सर्वच अभ्यासांमध्ये हा समान दोष आहे, की त्यांनं एखाद्याच समाजातल्या, एखाद्याच वयोगटातल्या, एखाद्याच घटकाचा अभ्यास करून तो नियम संपूर्णपणे

मानवजातीला लागू असण्याचा दावा केला आहे. जगात वेगवेगळ्या ठिकाणी, वेगवेगळ्या परिस्थितीत केल्यामुळे असेल कदाचित; पण अभ्यासांच्या दाव्यांमध्ये प्रचंड फरक आहेत. अनेकदा दोन अभ्यास परस्परांच्या अगदी विरुद्ध निष्कर्ष काढतात. अशा अनेक अभ्यासांचा डेटा एकत्र करून पाहिला तर त्यातून काहीच नक्की निघत नाही. मग अजून अभ्यासाची गरज आहे, असं म्हणून हे संशोधक अधिक पैशाची मागणी करतात. हे चक्र चालूच राहतं.

याहून वाईट गोष्ट अशी, की कुठलीही गोष्ट निःसंदेह सिद्ध होण्याची वाट न पाहता ते लोकांना आरोग्यपूर्ण आहाराचे, वेटलॉस प्रोग्रामचे फॉर्म्युले देऊन मोकळेही होतात. परिणामतः या जगात काय खावं, काय खाऊ नये, किती वेळा खावं, किती खावं, उपवास कसे-कधी-कुठं करावेत, याची डझनावारी पॅकेजेस तयार आहेत. त्यांपैकी कुणाचीही विज्ञानाचे मार्ग वापरून पद्धतशीर वैद्यकीय चाचणी झालेली नाही. थोडक्यात, आहाराचा एकही फॉर्म्युला आज विज्ञानाच्या पायावर उभा नाही; दावे मात्र खूप आहेत.

आपण चरबीला आणि साखरेला व्हिलन बनवण्याच्या प्रयत्नांविषयी पाहिलं. पण एवढे दोनच व्हिलन नाहीत. काहींच्या मते रेड मीट (Red meat) वाईट, काहींच्या मते प्रक्रिया केलेलं अन्न वाईट, आम्लधर्मी अन्न वाईट, अंडी वाईट, अंड्यातला पिवळा बलक तेवढा वाईट, भात वाईट, मैदा वाईट, दूध वाईट, अमुक जातीच्या गायीचं दूध वाईट, लोणी वाईट, तळलेलं वाईट, अन्न टिकवण्यासाठी वापरलेली रसायनं वाईट, अमुक प्रकारच्या भांड्यात ठेवलेलं अन्न वाईट, मायक्रोवेव्हमध्ये शिजवलेलं वाईट... ही यादी कुणी पूर्ण करू शकेल का, याची शंका वाटते.

बरं, हे केवळ काय खावं – काय नाही, याच्याबद्दल नाहीत. सकाळी नाश्ता चुकवू नका, सकाळी काही खाऊ नका, दर दोन-तीन तासांनी थोडं-थोडं खा, दिवसातून एकदाच किंवा दोनदाच खा, आठ तासांतच खा, सहा तासांतच खा, असेही अगणित उपदेश आहेत. यांपैकी कुणाचीही शास्त्रशुद्ध वैद्यकीय चाचणी झालेली नाही. पण, सगळ्यांनाच उत्तम परिणाम दिसल्याचे दावे आहेत. अगदी दोघांचं परस्परविरोधी सांगणं असेल, तरी दोघांनाही तितकेच चांगले परिणाम मिळालेले असतात.

यापेक्षा वेगळं, थोडं जास्त साधं-सोपं, जास्त तर्कशुद्ध वाटणारं असं एक म्हणणं आहे. तुम्ही काय खाता याला महत्त्व नाही, एकूण दिवसभरात किती ऊर्जा आत घेता आणि किती जाळता याचा ताळेबंद तुम्ही जाड होणार की बारीक, हे ठरवतो. जे ऊर्जा जाळण्यापेक्षा अन्नातून अधिक आत घेतात ते जाड होतात. ही गोष्ट ऊर्जाशास्त्राच्या नियमाला धरून आहे. भौतिकविज्ञान म्हणतं की, ऊर्जा शून्यातून निर्माण करता येत नाही, नाहीशी करता येत नाही. या नियमाला अपवाद नाही. त्यामुळे लठ्ठपणाविषयीचं हे ज्ञान चुकीचं नक्कीच नाही. फक्त ते जरुरी आहे का, आणि उपयोगी आहे का, एवढाच प्रश्न आपण विचारू शकतो.

अलीकडच्या काळात बरेच लोक जाड का होत आहेत? यावर यांचं उत्तर असं की, आपण जास्त खात आहोत किंवा कमी ऊर्जा जाळत आहोत. या दोन्हीपैकी कुठला मुद्दा जास्त महत्त्वाचा यावर वाद आहे. हा बकासुर विरुद्ध कुंभकर्ण वाद! म्हणजे दोष खाण्याचा जास्त की काही हालचाल न करण्याचा जास्त, बरीच वर्षं सुरू आहे. पण या दोन्हीपैकी एक किंवा दोन्ही एकदम होत असतील तर त्यामुळे ऊर्जेच्या ताळेबंदात बरीच बाकी शिल्लक राहत आहे. ती चरबीच्या रूपात साठत जात आहे, अशी ही थिअरी... अगदी तर्कशुद्ध!

माणूस कमी ऊर्जा जाळत आहे किंवा आदिवासी माणसापेक्षा शहरी माणूस कमी ऊर्जा जाळत आहे, हे कसं दाखवायचं? यासाठी एक पद्धत आहे. त्यात दुहेरी टिळा लावलेले पाण्याचे रेणू वापरतात. पाण्यामधले अणू म्हणजे हायड्रोजन-ऑक्सिजन. टिळा असलेला अणू म्हणजे वेगळा आण्विक भार असलेला म्हणजे एखाद-दुसरा जास्तीचा न्यूट्रॉन असलेला अणू. जसा हायड्रोजन-२ किंवा ऑक्सिजन-१८! हे अणू इतर अणूंपेक्षा वेगळे ओळखणं सोपं असतं. असं दुहेर-टिळ्याचं पाणी (Doubly Labelled Water) वापरून शरीरानं एका दिवसात किती प्राणवायू श्वसनासाठी वापरला ते काढता येतं. म्हणजेच, दिवसात एकूण जाळलेली ऊर्जा कळते.

असा अभ्यास बैठ्या शहरी माणसाचा, कष्टकरी माणसाचा, वनवासी माणसाचा आणि अनेक प्रकारच्या प्राण्यांचाही झालेला आहे. आश्चर्याची गोष्ट म्हणजे बैठ्या शहरी माणसात आणि आदिवासी वनवासी किंवा कष्टकरी माणसात जसा फरक दिसणं अपेक्षित होतं, तसा मुळीच दिसला नाही.[१०] याचं संभाव्य कारण असं की, दिवसातून काही तास शारीरिक कष्ट करणाऱ्या माणसाची विश्रांती आणि विशेषत: झोप अगदी स्वस्थ असते. श्वसनाचा आणि हृदयाच्या ठोक्यांचा वेग

अगदी कमी झालेला असतो. गाढ झोपेत माणसाचं ऊर्जा-ज्वलन एकदम कमी होतं. बैठ्या माणसाची झोप उथळ आणि अस्वस्थ असते. यात जास्त वेगानं श्वसन आणि हृदयाचे ठोके चालतात. त्यामुळे एकूण दिवसभराच्या श्वसनामध्ये म्हणजे एकूण जाळलेल्या ऊर्जेमध्ये फार फरक पडत नाही.

मग, जर ऊर्जा जाळण्यात फरक नसेल तर तो खाण्याच्या प्रमाणात असला पाहिजे. अनुभव असा आहे की, कष्टकरी माणसाची भूकही जास्त असते. लठ्ठ माणसं बारीक माणसांपेक्षा सरासरी जास्त खातात, असाही नियम सांगता येत नाही. अनेक लठ्ठ माणसं अगदी कमी खातात, तरीही लठ्ठच राहतात. म्हणजे ऊर्जेच्या भौतिक नियमांचं तत्त्व चुकीचं नसेल कदाचित; पण माणसाला ते इतक्या सरळसरळ लागू होतं असं दिसत नाही.

याचं कारण या साध्या हिशेबात अनेक बारकावे धरलेलेच नाहीत. उदाहरणार्थ, अन्नातून किती ऊर्जा घेतली याची मोजमापं केली गेली आहेत, किती ऊर्जा जाळली याचीही मोजमापं केली गेली आहेत. पण घेतलेल्या ऊर्जेपैकी किती पचवून रक्तात मिसळली, किती न पचता विष्ठेवाटे तशीच बाहेर पडली, आतड्यातल्या जिवाणूंनी किती वापरली, घेतलेल्या ऊर्जेपैकी कुठल्या अवयवांना कशी वाटणी झाली, याची मोजमापं नाहीत. त्याहून महत्त्वाचं म्हणजे, माणसाच्या आत ऊर्जेचं नियंत्रण करणारी जी अंगभूत यंत्रणा आहे त्याचा कुठंच विचार नाही.

'कहानी में और एक ट्विस्ट है.' शरीराच्या वजनानं किंवा एकूण चरबीनं आरोग्य समस्यांचं फार चांगलं स्पष्टीकरण मिळत नाही म्हटल्यावर लोकांनी शरीरातल्या वेगवेगळ्या भागांतील वेगवेगळ्या प्रकारच्या चरबीचे सहसंबंध पाहायला सुरुवात केली. उदाहरणार्थ, एकूण लठ्ठपणापेक्षा सुटलेल्या पोटाचा हृदयविकार-मधुमेहाशी जास्त घनिष्ठ संबंध आहे.[११] संख्याशास्त्रीयदृष्ट्या यात तथ्यही आहे. पण, यालाही अपवाद आहेतच.

जपानी सुमो कुस्तीगीर चांगलेच लठ्ठ असतात. त्यांचं पोटही खूप सुटलेलं असतं. पण, जोवर कुस्ती आणि त्याचा सराव सुरू असतो तोवर त्यांच्यात इन्सुलिन-विरोधाची लक्षणं दिसत नाहीत.[१२] म्हणजे पोट सुटलं की तेवढं कारण पुरेसं आहे असं नाही. यापुढं बारकाव्यात जाऊन असं दिसलं की, सुमो पैलवानांमध्ये पोटावर

चरबी खूप असली तरी ती त्वचेखाली असते, कोथळ्यात नसते. मग त्वचेखालच्या चरबीपेक्षा कोथळ्यातील चरबी वाईट, अशी संकल्पना आली.

यालाही काही संख्याशास्त्रीय आधार आहे. पण याचा वरच्या युक्तिवादाशी काही संबंध राहत नाही. ऊर्जेच्या ताळेबंदात जास्त नफा उरत गेला तर चरबी साठते, या युक्तिवादानं ती पोटात साठावी की पृष्ठावर, त्वचेखाली की कोथळ्यामध्ये याची काहीच संगत लागत नाही. चरबी कुठं साठावी हे महत्त्वाचं असेल तर ऊर्जेचा ताळेबंद सोडून आपण वेगळं स्पष्टीकरण मागितलं पाहिजे. लठ्ठपणाच्या कुठल्याही पाठ्यपुस्तकी थिअरींनी असं स्पष्टीकरण देण्याचा पुरेसा प्रयत्न केलेला नाही.

चरबी साठवण्याच्या जागांमध्ये जसा फरक असतो तसा चरबीच्या प्रकारामध्येही! त्यात गोरी चरबी वाईट, सावळी चरबी चांगली असे प्रकार आहेत. पण इथंही ऊर्जेच्या ताळमेळाची थिअरी काही प्रकाश टाकत नाही. चरबीचा प्रकार कशावरून ठरतो, हा प्रश्न महत्त्वाचा आहे आणि तो वेगळा प्रश्न आहे. त्यामुळे ऊर्जेचा ताळेबंद भौतिकशास्त्राच्या दृष्टीनं चूक नसला तरी माणसाच्या चरबीचं जीवशास्त्र समजून घ्यायला पुरेसा नाही.

हा अपुरा विचार घेऊन आलेल्या थिअरीवरच आधारलेले अनेक वेट लॉसचे कार्यक्रम सुरू आहेत. त्यात काहींचा भर डाएटिंग करून मर्यादित ऊर्जा घेण्यावर जास्त; तर काहींचा व्यायाम करून ऊर्जा जाळण्यावर अधिक! या वेट लॉसच्या पॅकेजना बऱ्याचदा अल्पकालीन यश मिळतं. सहभागी लोकांचं वजन पाच-दहा-पंधरा किलोनंसुद्धा कमी होतं. पण हे यश क्वचितच टिकाऊ ठरतं. काही महिन्यांतच गमावलेलं वजन पुन्हा कमावून माणसं परतीची वारी सुरू करतात आणि जिथून निघालो तिथेच परत येऊन ठेपतात. जणू काही प्रत्येक माणसाचा लठ्ठपणाचा एक 'सेट पॉईंट' असतो आणि तिथून त्याला बळजबरीनं दूर नेलं तरी तो तिथेच परत येतो.

हे एवढंच असतं तरी फार काही वाईट नाही. पण वेगानं वजन कमी करताना बऱ्याच लोकांची हाडांची घनता कमी होते, स्नायूंची ताकद कमी होते. पण परत वजन वाढताना ती वाढेलच असं नाही. एकूण सगळ्या वेट लॉस कार्यक्रमांचा फायदा अधिक की तोटा अधिक, हे ठरवणं अवघड आहे.

सेट पॉईंटच्या संकल्पनेवरून अनेकांना असं वाटलेलं आहे, की प्रत्येकाची वजन कमावण्याची प्रवृत्तीच वेगळी असेल तर हे जनुकीय असलं पाहिजे. लठ्ठपणामध्ये थोडीफार आनुवंशिकता असावी, अशी शंका येण्याचं कारण

कधीकधी ती घराण्यांमध्येच असलेली दिसते. एखाद्या कुटुंबातील सगळेच लठ्ठ असतात. आज माणसाचा अखखा जीनोम आपल्यासमोर स्पष्ट आहे. त्यावर बरंच काम झालं आहे आणि सुरू आहे. लठ्ठपणाशी सहसंबंध दाखवणारे डझनावारी जनुक सापडलेले आहेत. पण हे सगळे जनुक एकत्र केले तरी समाजातल्या ५ टक्के लठ्ठपणाचाही ताळमेळ जमत नाही. माणसातील सगळे २३ जनुकाध्याय पालथे घातले तरी लठ्ठपणाची ५ टक्क्यांपेक्षा जास्त कारणमीमांसा करता येत नाही. म्हणजे लठ्ठपणामधलं जनुकांचं योगदान पाचेक टक्क्यांपेक्षा जास्त नाही, असं माणसाच्या अखख्या जीनोमच्या अभ्यासातून समोर आलं आहे.[१३]

> माणसाच्या शरीरात किती खावं याच्या आणि किती चरबी साठू द्यावी याच्या नियंत्रणासाठी एकामागोमाग एक यंत्रणांच्या फळ्याच आहेत. त्यातल्या अनेक यंत्रणांचा आता बारकाईनं अभ्यास सुरू झाला आहे. 'भूक लागली' अशी जाणीव होण्यासाठी जेवढ्या यंत्रणा आहेत त्यापेक्षा कितीतरी पटींनी जास्त यंत्रणा 'आता पुरे' हे सांगण्यासाठी आहेत. ऊर्जेचा ताळमेळ यांनी निसर्गतःच राखणं अपेक्षित आहे. त्यांची रचनाच खरं तर तशी आहे. या यंत्रणा काम करत असतील तर कॅलरीचा हिशेब करून खाण्याची वेळच यायला नको.

निसर्गात कुठले प्राणी कॅलरीचं गणित करून किती खायचं ते ठरवतात?
निसर्गतः त्यांच्यात लठ्ठपणा का दिसत नाही?
हेच प्राणी पिंजऱ्यात ठेवले आणि त्यांना अमर्याद खाणं दिलं तर त्यातल्या काही जाती अमर्याद लठ्ठ होतात. काहींमध्ये काही टक्क्यांचाच फरक पडतो. मग वेगवेगळ्या जातींमध्ये नियंत्रणाची विविधता का आहे?
त्यामध्ये माणूस नक्की कुठं बसतो?
आदिवासी माणसांत शहरी माणसांसारखा लठ्ठपणा का दिसत नाही?
त्यांच्यात कुठल्या यंत्रणा काम करत असतात, ज्या शहरी माणसांत करत नाहीत?
बरं, यंत्रणा तर एक नाही, अनेक आहेत. त्यातील एखादी खराब झाली हे समजू शकतं. सगळ्या एकदम खराब कशा होऊ शकतात? मुख्य प्रश्न हा आहे.
निसर्गतः शरीरात ऊर्जेचं नियंत्रण कसं होतं?

त्या यंत्रणा कशा आहेत आणि तशा का आहेत?

त्या कुठल्या परिस्थितीत उत्क्रांत झाल्या?

त्यामुळे कुठल्या परिस्थितीत उत्तम काम करतात, कुठल्या परिस्थितीत काम करू शकत नाहीत? तसं का असावं?

याचं सखोल ज्ञान म्हणजे लठ्ठपणाची खरी जाण! या प्रश्नांची उत्तर न देता हे खाणं वाईट की ते, दिवसाला हजार पावलं चालावं की दहा हजार, या सगळ्या गप्पा मूळ मुद्द्याला सोडून आहेत. म्हणूनच, बाष्कळ आणि निरुपयोगी आहेत.

थोडक्यात, लठ्ठपणाच्या संशोधनावर आणि उपाययोजनेवर आज प्रचंड प्रमाणावर पैसा आणि प्रयत्न खर्च होत असले तरी बहुतेक संशोधकांना अद्याप योग्य मार्गच सापडलेला नाही. योग्य ते नेमके प्रश्न न विचारता वरवर केलेल्या संशोधनांनी फायदा अधिक झाला की तोटाच, हा वादाचा मुद्दा होऊ शकेल. माणूस लठ्ठ का होतो, याविषयीचं आजचं आपलं विज्ञान खूपच लुकडंसुकडं आहे, हे मात्र नक्की!

लठ्ठपणाचे परिणाम

माणूस लठ्ठ का होतो? हा प्रश्नाचा एक भाग झाला.

दुसरा भाग, आज दिसणारे आरोग्यावरचे परिणाम लठ्ठपणामुळेच होतात का? असतील तर कसे?

आणि लठ्ठपणा आटोक्यात आणला तर ते नाहीसे होतील का?

लठ्ठपणा आणि इन्सुलिन-विरोधाच्या सहसंबंधाबद्दल खूप आधीपासून बोललं गेलं आहे. पण बरीच वर्षं बोललं गेलं आहे म्हणजे त्याला भक्कम पुरावा आहे असं नाही. एक तर जो पुरावा आहे तो सहसंबंध असल्याचा; एक दुसऱ्याचे कारण असल्याचा नाही. सहसंबंध असला म्हणजे कारण असतंच असं नाही. भारतात जून महिन्यात शाळा सुरू होणं आणि पावसाळा येणं हे दोन्ही वर्षानुवर्षं एकाच वेळी होतं. दोन्हीचा सहसंबंध पक्का आहे. पण म्हणून शाळा सुरू झाल्यामुळे पाऊस येतो किंवा पाऊस हे शाळेचं कारण आहे असं नाही म्हणता येत.

लठ्ठपणा आणि इन्सुलिन-विरोध बऱ्याचदा (पण नेहमीच नव्हे!) एकत्र दिसतात. एवढ्यावरून लठ्ठपणामुळे इन्सुलिन-विरोध तयार होतो असं म्हणता येत नाही. या दोन्हीमधल्या कार्यकारणभावाबद्दल उलटसुलट मतंही आहेत.

जेम्स नीलच्या (James Neel) (ज्याचा आपण वारंवार उल्लेख करणार आहोत), १९६२मधल्या म्हणण्याप्रमाणे, इन्सुलिनची पातळी वाढणं ही मूळची

प्रवृत्ती आहे.[९] इन्सुलिन जास्त असल्यामुळे एकीकडे चरबी वाढते आणि दुसरीकडे इन्सुलिनला विरोध निर्माण होतो. पुढच्या तीन-चार दशकांमध्ये उलट चित्र रंगवलं गेलं, की चरबी आधी वाढते, त्यामुळे इन्सुलिन-विरोध तयार होतो आणि त्याला प्रतिसाद म्हणून इन्सुलिनची पातळी वाढते. गेल्या दशकात हे चित्र परत उलटं फिरलं आहे. इन्सुलिनवाढ आधी, मग त्यामुळे चरबीवाढ आणि चरबीमुळे इन्सुलिन-विरोध असं मानणाऱ्यांची संख्या वाढली आहे.

या भरती-ओहोटीच्या खेळावरून हे सहज लक्षात येईल की, कारणमीमांसेबद्दल नक्की पुरावा कुठलाच नाही. कुणाकडे भक्कम पुरावा असता तर मतामतांची ही भरती-ओहोटी सुरू राहण्याचं काहीच कारण नव्हतं. आपल्याकडे फक्त सहसंबंध आहे, कार्यकारणभावाचा कुठलाच पुरावा नाही.

बरं, हा सहसंबंध तरी किती बळकट आहे! लठ्ठपणा आणि इन्सुलिन-विरोधाचं एखादं माप याचा सहसंबंध दाखवणारे सगळ्या जगातले शोधनिबंध एकत्र केले आणि त्यांचं संकलित चित्र मांडलं तर असं दिसतं की, हा सहसंबंध साधारणतः १५ टक्के इतकाच आहे.[१४] म्हणजे फार बळकट नाहीच नाही. तरीही, या सहसंबंधालाच बहुतेक संशोधक चिकटून राहिले आहेत. कारण तो सध्या प्रचलित असलेल्या थिअरीसाठी अनुकूल आहे.

या सहसंबंधामध्ये नियमाला अपवाद असलेल्या लोकांचे दोन गट केले जातात. त्यांपैकी एक लठ्ठ असून इन्सुलिन-विरोध न दिसणाऱ्या लोकांचा. लठ्ठ असूनही यांचा चयापचय चवळीच्या शेंगेसारख्या व्यक्तींप्रमाणे असतो. याउलट, बारीक असूनही भोपळ्यासारख्या व्यक्तींप्रमाणे ज्यांचा चयापचय असतो ते दुसरा अपवाद. हे 'लठ्ठ-चवळे' आणि 'लुकडे-भोपळे' सोडले तर इतरांमध्ये लठ्ठपणाचा इन्सुलिन-विरोधाशी खूप चांगला सहसंबंध असल्याचा दावा केला जातो. म्हणजे आपल्या थिअरीमध्ये न बसणाऱ्यांना आधी बाजूला करायचं आणि मग म्हणायचं की, आमची थिअरी किती चांगलं काम करते बघा. संख्याशास्त्राचा याहून अधिक तर्कदुष्ट वापर विज्ञानानं त्याच्या आयुष्यात कधी पाहिला असेल की नाही, कोण जाणे!

तरी यात आणखी एक गट धरलेलाच नाही; तो म्हणजे चरबी अजिबातच नसलेल्या व्यक्तींचा. एका लिपोअट्रोफी (Lipoatrophy) नावाच्या विकारात चरबी साठवण्याच्या यंत्रणेतच बिघाड असतो. गंमत म्हणजे चरबी अजिबात नसते तेव्हा त्या व्यक्तीमध्ये कमालीच्या लठ्ठ लोकांइतका इन्सुलिन-विरोध असलेला दिसतो.[१५]

संख्याशास्त्र सोडा; आपल्या पाहण्यात बरेच लठ्ठ असलेले मधुमेही असले, तरी बारीक असूनही मधुमेही असलेले आणि लठ्ठ असूनही मधुमेही नसलेलेही बरेच दिसतात. म्हणजे ज्या सहसंबंधाच्या पुराव्यावर लठ्ठपणाला मधुमेहाचं मुख्य कारण मानलं आहे, तो पुरावाच फार लेचापेचा आहे.

लठ्ठपणामुळे इन्सुलिन-विरोध?

लठ्ठपणामधला, चरबीच्या पेशींमधला किंवा स्निग्ध पदार्थांमधला नक्की कुठला घटक यासाठी कारणीभूत आहे?

आहारातील स्निग्ध पदार्थ?

रक्तातील स्निग्ध पदार्थ?

रक्तातील स्निग्धाम्लं (fatty acids)?

चरबीच्या पेशी?

चरबीच्या पेशींनी स्रवलेली काही रसायनं?

याबद्दल हायपॉथिसिसांची मांदियाळीच आहे.

सुरुवात होते, १९६३मध्ये फिलिप रँडल (Phillip Randel) यानं मांडलेल्या एका प्रस्तावित मतानं! पेशींचं ऊर्जागृह असलेल्या मायटोकॉंड्रिया (Mitochondria)मध्ये ग्लुकोज आणि स्निग्धाम्लांमध्ये स्पर्धा चालते. त्यामुळे स्निग्धाम्लं जास्त असतात तेव्हा पेशींमधला ग्लुकोजचा उठाव कमी होतो. मग इन्सुलिन असलं तरी त्याचा प्रभाव कमी राहतो. या प्रस्ताव-मतानं बरेच वर्षं राज्य केलं. पण, जेव्हा पेशीच्या पातळीवर प्रत्यक्ष प्रयोग केले गेले तेव्हा रँडलच्या म्हणण्याप्रमाणे होताना दिसलं नाही.[१६] या प्रस्तावात इन्सुलिन-विरोधासाठी स्निग्धाम्लांना जबाबदार धरलं आहे.

पण स्निग्धाम्लांना जबाबदार धरण्यात एक प्रॉब्लेम आहे. इन्सुलिन-विरोधाच्या काटेकोर मोजणीसाठी एक पद्धत वापरली जाते. त्यात आधी नलिकेद्वारे इन्सुलिन रक्तात सोडत राहून ग्लुकोजची पातळी खाली आणली जाते. मग ती परत पूर्ववत होण्यासाठी किती ग्लुकोज पुन्हा द्यावं लागतं ते पाहिलं जातं. कमी ग्लुकोजमध्ये काम झालं तर इन्सुलिन-विरोध जास्त; जास्त ग्लुकोज लागल्यास इन्सुलिन-विरोध कमी. इन्सुलिनचा परिणाम स्निग्धाम्लांच्या पातळीवर फार झपाट्यानं होत असतो. सुरुवातीला इन्सुलिन टोचल्यावर त्यांची जवळजवळ हकालपट्टीच झालेली असते. मग, कारणाची हकालपट्टी झाली तर परिणाम उरेल कसा? म्हणजे, या

तंत्राने जो इन्सुलिन-विरोध मोजला जातो त्याला स्निग्धाम्लं जबाबदार असण्याची शक्यताच नाही.

स्निग्धाम्लं नसतील तर लठ्ठपणातील दुसरं काहीतरी जबाबदार असलं पाहिजे. चरबीची कोठारं नुसती चरबी साठवण्याचं काम करतात, अशी जुनी समजूत! पण गेल्या काही दशकांत असं दिसून आलं आहे की, चरबीच्या कोठारांमधून अनेक संप्रेरकांची आणि संदेशवाहक रेणूंची निर्मिती होत असते. चरबीगृहांमधून सोडली गेलेली ही द्रव्यं शरीराच्या इतर अवयवांना अनेक प्रकारचे संदेश पाठवतात आणि त्याचे अनेक परिणाम दिसून येतात. यात इन्सुलिन-विरोध निर्माण करणाऱ्या संदेशांचा समावेश आहे. हे काळजीपूर्वक केलेल्या प्रयोगांनी दाखवलं गेलं आहे. त्यामुळे इन्सुलिन-विरोधाचं हेच मुख्य कारण असणार. पण इथंही एक गोम आहे.

ही चरबीगृहं जशी इन्सुलिन-विरोधाचे संदेश देणारे रेणू सोडतात, तसेच इन्सुलिन-प्रभावाचे रेणूही सोडतात.[१७] प्रत्यक्षात इन्सुलिन-प्रभावाच्या संदेश-रेणूंची एकूण मात्रा जास्तच असते. त्यामुळे खरं तर इन्सुलिनच्या कामाचं संतुलन राखलं जातं. मधुमेहात काय होतं कोण जाणे? पण, हे संतुलन बिघडतं. चरबीपेशी इन्सुलिन-प्रभावाचे संदेश देणं कमी करून इन्सुलिन-विरोधाचे वाढवतात. म्हणजे चरबी कमी की जास्त, हा मुद्दाच नाही. चरबीपेशींचं बदललेलं वर्तन हा मुख्य मुद्दा आहे. त्यांच्या स्रावांचं संतुलन कशानं बिघडतं हा मुख्य प्रश्न आहे. त्याचं उत्तर अजून आपल्याकडे नाही. पण चरबी कमी किंवा जास्त असणं इन्सुलिन-विरोधासाठी महत्त्वाचं नाही, असं दिसतं.

या कारणमीमांसेमध्ये समस्या असल्यामुळे आणखी एक प्रस्तावमत मांडलं गेलं आहे. याच्या मताप्रमाणे, चरबीगृहांचा काही दोष नाही. चरबी नियमित स्वरूपातील चरबीगृहं सोडून इतरत्र साठवली जाते तेव्हा इन्सुलिन-विरोध तयार होतो. उदाहरणार्थ, स्नायूंमध्येच चरबी साठते तेव्हा हे स्नायू इन्सुलिनला प्रतिसाद देण्याचं थांबतात. याला पुरावा म्हणून बैठ्या जीवनशैलीमधील लोकांमध्ये एक सहसंबंध दाखवला गेला की, ज्यांच्या स्नायूंमध्ये जास्त चरबी त्यांच्यात इन्सुलिन-विरोधही जास्त.[१८] या सहसंबंधाची गोष्ट थोडीफार 'सेव्हन कंट्रीज स्टडी'च्या सहसंबंधासारखीच आहे. ठरावीक लोकांमध्येच पाहत राहिले तर सहसंबंध दिसतो. त्याहून वेगळ्या व्यक्तींचा समावेश केला तर तो सहसंबंध नाहीसा होतो.

लांब अंतर पळणाऱ्या धावपटूंच्या स्नायूंमध्ये चरबी बरीच असते. खूप काळ काम करण्यासाठी स्नायूंना त्याची आवश्यकताही असते. पण या धावपटूंमध्ये

इन्सुलिन-विरोध अजिबात दिसत नाही. यांचा समावेश केला तर तो स्नायूंमधली चरबी आणि इन्सुलिन-विरोधाचा बैठ्या माणसात दिसलेला सहसंबंध मोडून पडतो. म्हणजे स्नायूंमधली चरबी हे इन्सुलिन-विरोधाचं कारण आहे, हे प्रतिपादन टिकू शकत नाही.

आमच्याकडे मात्र एकापाठोपाठ एक प्रस्तावांची रांगच तयार आहे. एक पडला तर दुसरा सैनिक त्याची जागा घेतो. लठ्ठपणामुळेच इन्सुलिन-विरोध निर्माण होतो, या म्हणण्याचा किल्ला आम्ही पडू देणार नाही. पुढचा प्रस्ताव आहे चरबीगृहांची क्षमता ओलांडण्याचा! याच्या मते, चरबीगृहं धोकादायक नाहीत; पण प्रत्येक माणसाच्या चरबीगृहांची क्षमता ठरलेली असते. चरबी त्यात मावेनाशी झाली तर जास्तीची स्निग्धाम्लं रक्तात आणि ऊतिरसात फिरत राहतात. यांच्यामुळेच इन्सुलिन-विरोध तयार होतो.

इथं आपण एक चक्र पूर्ण करून मूळ पदावर येतो. स्निग्धाम्लांमुळे इन्सुलिन-विरोध तयार होतो इथपासून आपण सुरुवात केली. त्याला पुरावा मिळाला नाही म्हणून दुसरा प्रस्ताव मांडला, तो टिकला नाही म्हणून तिसरा, असं करता-करता परत पहिल्यावर आलो, जो आपण आधीच धुडकावून लावलेला आहे. म्हणजे, लठ्ठपणा किंवा चरबी इन्सुलिन-विरोधाला जबाबदार असेल तर त्यामागची प्रक्रिया काय, हे अजून नीट सांगता आलेलं नाही. तरीही, इन्सुलिन-विरोधाला लठ्ठपणाच कारण आहे, हे विधान सोडून द्यायला कुणी तयार नाही.

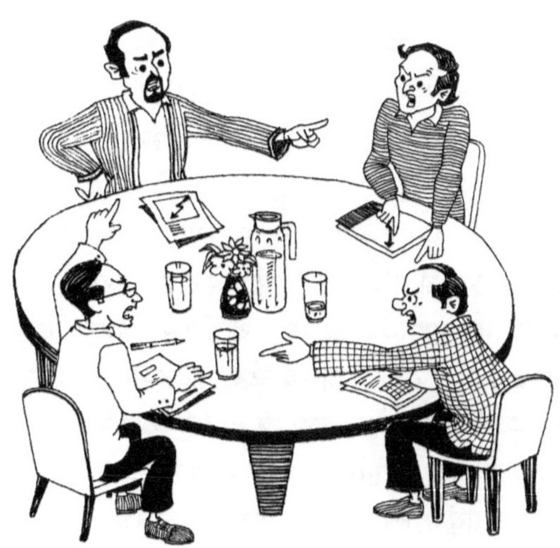

दरम्यानच्या काळात वैद्यकीय क्षेत्रात आणखी एक विस्मयकारक घटना घडली, ज्यामुळे लठ्ठपणा, इन्सुलिन-विरोध आणि मधुमेहाच्या परस्परसंबंधावर वेगळीच प्रश्नचिन्हं उभी केली. माणसाच्या जठराची क्षमताच कमी केली तर लठ्ठपणा कमी होईल, मग आपोआप इन्सुलिन-विरोध आणि पर्यायानं मधुमेह बरा होईल, अशा विचारांनी एक प्रकारची जठराची शस्त्रक्रिया प्रचारात आली. अपेक्षा अशी होती की, जठरामध्ये केलेल्या बदलानंतर काही आठवड्यांत वजन कमी होईल आणि मग इन्सुलिन-विरोध कमी झालेला दिसेल. प्रत्यक्षात या शस्त्रक्रियेमुळे इन्सुलिन आणि ग्लुकोजमध्ये सुधारणा दिसते; पण ती चरबी कमी व्हायची वाट पाहत नाही. शस्त्रक्रियेनंतर इन्सुलिन-विरोध धाडकन कमी होतो; लठ्ठपणा मात्र खूपच नंतर कमी होतो. याचं कारण अजून पूर्णपणे समजलेलं नाही.

एका अभ्यासात लठ्ठपणा घालवण्याच्या शस्त्रक्रियेनंतर सुमारे १०० रुग्णांचा १२ वर्षांपर्यंत मागोवा घेतला गेला. त्यात पहिल्या दोन वर्षांत सुमारे ७० टक्के रुग्णांचा मधुमेह शस्त्रक्रियेनंतर बरा झाल्याचं दिसत होतं. पण, बाराव्या वर्षांत त्यातले निम्मे परत मधुमेही झालेले दिसले.[१९] त्यांचं वजन मात्र कमीच राहिलं होतं. म्हणजे परत वजन वाढल्यामुळे ते मधुमेही झाले असं नक्कीच नाही. अशा शस्त्रक्रियांच्या अभ्यासातून लठ्ठपणा आणि इन्सुलिन-विरोधामधल्या कार्यकारणभावावर आणखी एक प्रश्नचिन्ह मात्र उभं राहिलं आहे.

आपलं लठ्ठपणाबद्दलचं सगळं प्रायोगिक ज्ञान उंदरांच्या अभ्यासातून आलेलं आहे. जास्त चरबीयुक्त खाणं दिल्यानंतर प्रयोगशाळेतल्या काही जातींचे उंदीर नक्कीच लठ्ठ आणि इन्सुलिन-विरोधक होतात; काही प्रकारचे उंदीर मात्र होत नाहीत. काही म्युटंट उंदीर लठ्ठ होतात; मात्र इन्सुलिन-विरोध दाखवत नाहीत. म्हणजे खाल्लं काय, यापेक्षा त्या खाल्लेल्याचं शरीरानं केलं काय, हे जास्त महत्त्वाचं दिसतं.

त्याच्याही पुढे गेलो तर आहार, लठ्ठपणा आणि इन्सुलिन यांचं नातं वेगवेगळ्या जातींमध्ये वेगवेगळं असलेलं दिसतं. उदाहरणार्थ, थंड प्रांतातील अस्वलं वसंत आणि उन्हाळ्याच्या ऋतूमध्ये भरपूर चरबी साठवतात आणि बर्फाच्या दिवसांत शिकार करणं अशक्य होतं तेव्हा हीच चरबी जाळून जगतात. यांच्यात चरबी साठते तेव्हा इन्सुलिनचा प्रभाव भरपूर असतो. चरबी जाळून बारीक होत असतात तेव्हा इन्सुलिन-विरोध वाढतो. म्हणजे चरबी आणि इन्सुलिन यांचा संबंध माणसाच्या बरोबर उलट असल्याचं दिसतं.[२०]

गुहांमधल्या आंधळ्या माशांमध्ये लठ्ठपणा आणि इन्सुलिन-विरोध अशा दोन्ही गोष्टी आहेत, पण यांच्यात एका म्युटेशनमुळे इन्सुलिन-विरोध येऊन मग ते जाड झाले आहेत; जाड झाल्यामुळे इन्सुलिन-विरोध आलेला नाही. इन्सुलिन-विरोधाचं कारण साधं जीवरासायनिक असतं तर सगळ्या जातींमध्ये ते सारखंच असायला हवं होतं. पण ते खूपच वेगळं आहे. याचा अर्थ वेगवेगळ्या जातींमध्ये हा संबंध वेगळ्या तऱ्हांनी उत्क्रांत झाला आहे. साध्या जीवरासायनिक नियमांपेक्षा त्याच्यात आणखी वेगळं काहीतरी आहे, जे आपल्याला अजून समजलेलं नाही.[२०]

कोलेस्टेरॉल आणि मीठ

लठ्ठपणासारखीच परिस्थिती आहार आणि आरोग्य यांच्या इतर काही गोष्टींबद्दल आहे. त्याच्या फार खोलात शिरलो नाही, तरी उल्लेख तरी करायला हवा. त्यातील एक गोष्ट आहे कोलेस्टेरॉल (Cholesterol)ची. कोलेस्टेरॉल जास्त असलेले पदार्थ म्हणजे अंडी-सॉसेज-लोणी-साय खाऊ नका, असा उपदेश आहारतज्ज्ञांनी ४० वर्षं केला. त्यानंतर २०१५मध्ये अमेरिकेच्या तज्ज्ञ समितीनं या पदार्थांना धोकादायक अन्नाच्या यादीतून काढून टाकलं. आहारातील कोलेस्टेरॉलमुळे हृदयरोग होतात, असं मानायला पुरेसा पुरावा नाही, असं कारण त्यासाठी दिलं गेलं.[२१] मग याआधी चार दशकं पुरावा होता आणि तो अचानक नाहीसा झाला की काय? तर, पुरावा कधीच नव्हता. आहारशास्त्रात बरेच निष्कर्ष पुराव्याअभावीच काढले गेले होते, हे आता फक्त उघड होत आहे इतकंच! वस्तुतः आहारातून कोलेस्टेरॉल शोषून घेण्याची यंत्रणाच आपल्या आतड्यांमध्ये नाही. आपल्या रक्तात जे कोलेस्टेरॉल असतं ते आपल्याच यकृतानं तयार केलेलं असतं. याचं कारण कोलेस्टेरॉलला शरीरात अनेक महत्त्वाची कामं आहेत. कोलेस्टेरॉलची प्रतिमा 'हृदयरोगाचा खलनायक' अशी केली गेली ती चुकीची होती. हृदयरोगात कोलेस्टेरॉलची काहीच भूमिका नाही असं नाही. रक्तवाहिन्यांच्या भिंतींमध्ये जे प्लाक तयार होतात त्यात कोलेस्टेरॉल साठलेलं असतं. पण खाण्यातल्या कोलेस्टेरॉलचा रक्तातल्या कोलेस्टेरॉलशी संबंध आणि रक्तातल्या कोलेस्टेरॉलचा प्लाकमधल्या कोलेस्टेरॉलशी संबंध विज्ञानाच्या निकषांवर अजून धूसरच आहेत.

दुसरी गोष्ट आहे – मीठ आणि रक्तदाबाची. मीठ खाल्ल्यामुळे रक्तदाब वाढतो आणि म्हणून रक्तदाबाचा त्रास असलेल्यांनी मीठ खाऊ नये, असं बरीच दशकं सांगितलं गेलं आहे. पण यामागचं विज्ञानही तितकंच धूसर आहे. संशोधन-वाङ्मयावर नजर टाकली तर असं दिसतं की, मीठ खाण्याचा रक्तदाबाशी संबंध

आहे असं म्हणणारे बरेच शोधनिबंध आहेत. पण, मिठाचा रक्तदाबाशी काहीही संबंध नाही, असे सापडलेले शोधनिबंधही जवळपास तितक्याच संख्येनं आहेत. दोन्ही बाजूंचा सर्वच पुरावा अपुरा अधांतरी आणि शंकास्पद आहे. ही शंका संशोधकांच्या प्रामाणिकपणाविषयी नाही; तर कुठल्या गोष्टीला पुरावा मानायचं, कार्यकारणभाव कधी सिद्ध होतात, याच्या निकषांविषयी आहे.[२२]

विज्ञानाची सगळी क्षेत्रं त्यातल्या काटेकोरपणाविषयी सारखीच जागरूक नसतात. काही अधिक चोखंदळ, तर काही ढिसाळ असतात. मागच्या प्रकरणात आपण पाहिलं की, एखादा जिवाणू एखाद्या रोगाला कारणीभूत आहे हे ठरवण्यासाठी किती शिस्तबद्ध पायऱ्या रॉबर्ट कॉकने घालून दिल्या होत्या. आहाराच्या क्षेत्रात जीवनसत्त्वं आणि त्यांच्या अभावी होणारे रोग यांवर खूपच चांगल्या पद्धतीनं संशोधन झालं आहे. अन्नातील घटकांची जीवरासायनिक घडण, त्यांचं पचन यांचीही खूप विश्वासार्ह माहिती आहे. म्हणजे संपूर्ण आहारविज्ञानच ढिसाळ आहे असं नाही. फक्त आहार आणि लठ्ठपणा, मधुमेह, हृदयरोग यांच्या संबंधाबद्दलच प्रचंड गोंधळ आहे.

ज्या सूक्ष्मजीवशास्त्रात एवढी शिस्त होती तेच सूक्ष्मजीवशास्त्रज्ञ बेरीबेरी आणि पेलाग्रामधून जिवाणू बाहेर काढून त्यांनाच रोगाचे कारण म्हणून दाखवताना ढिसाळच होते. याचं कारण हे रोग जिवाणूंमुळे होणारे नव्हतेच. पायाभूत विचारधराच चुकीची होती. अशी परिस्थिती असेल तर संशोधक चाचपडतच राहतो. तर्कदुष्टता, दिशाभूल करणारे दावे यातूनच येतात; कारण खरा मार्ग तर सापडत नसतो.

पण, जनतेचे पैसे संशोधनासाठी वापरलेले असतात. ते पूर्णपणे वाया गेले असं म्हणणं खरं तर विज्ञानाच्या दृष्टीनं योग्य असलं तरी मनुष्यस्वभाव ते सहजासहजी करू धजत नाही. मग छोटीशी गोष्ट सापडली तरी ती मोठी करून सांगितली जाते. आकड्यांशी खेळ करून छोटे परिणाम मोठे करून दाखवले जातात. अशी लक्षणं दिसत असतील तर आपण जरूर शंका घ्यावी की, संपूर्ण विचारधराच बदलण्याची आवश्यकता आहे. बेरीबेरी-पेलाग्राचं कारण जसं जंतू नसून वेगळंच काहीतरी सापडलं, तसं मधुमेह-हृदयरोगाचं कारण आहार नसून वेगळंच काहीतरी असण्याची शक्यता आहे. किमान अशा शक्यतेसाठी आपण आपलं मन खुलं ठेवायला हवं.

■■■■

३

'साखरपांडे'

१८५७च्या स्वातंत्र्ययुद्धात सर्वात पहिला उठाव मंगल पांडे या सैनिकानं केला. हा इतिहास आपल्या सगळ्यांना चांगला माहीत आहे. हा मंगल पांडे ब्रिटिश सैन्यात इतका चर्चिला गेला, की त्यानंतर बंडातल्या प्रत्येक सैनिकाला ते पांडेच म्हणू लागले. असं कधी होतं? तर, जेव्हा ज्याच्याविषयी बोलायचं आहे तो विषय महत्त्वाचा तर असतो; पण त्याविषयी एकूण अज्ञान बरंच असतं तेव्हा! मग जे काही थोडंफार माहीत होईल तेच सर्व काही आहे, असं समजून बोललं जातं. सैन्यात बंड नक्की का होत आहे, त्याची व्याप्ती काय, त्यात कोण-कोण सामील आहेत, सूत्रधार कोण हे माहीत होईपर्यंत बंडखोर म्हणजे पांडे एवढंच समीकरण होतं.

मधुमेहाविषयी सर्वात पहिलं लक्षण माहीत झालं ते म्हणजे मूत्रात साखर असते हे! त्यानंतर रक्तात साखर वाढते हे समजलं. त्यानंतरचा सर्वात मोठा शोध म्हणजे इन्सुलिन. इन्सुलिन साखरेवर नियंत्रण ठेवतं या शोधाला १०० वर्षं झाली. या शंभर वर्षांत मधुमेहाचं विज्ञान खूप पुढे गेलं आहे. मधुमेहात नुसतं ग्लुकोज आणि इन्सुलिन नाही; तर शरीरातील डझनावारी इतर गोष्टींमध्ये बदल होतात, असं दिसून आलं आहे. पण आपला विचार, आपली समज अजून सगळ्या बंडखोरांना 'पांडे' म्हणण्यातच अडकली आहे. या 'साखरपांड्यां'च्या पलीकडे गेल्याखेरीज मधुमेह समजेल हे संभवत नाही; पण वैद्यकीय क्षेत्र अजून यापलीकडे जायला तयार नाही.

कुठलीही गोष्ट नीट समजून घेण्यात इतिहास नेहमीच महत्त्वाचा असतो, तसाच तो मधुमेहातही आहे. मधुमेहात साखर वाढते आणि इन्सुलिन किंवा इन्सुलिनचा प्रभाव कमी होतो, ही सर्वात पहिली समज.

त्यातही टाईप-१चा मधुमेह समजायला सोपा; कारण त्यात इन्सुलिन जवळपास तयारच होत नाही किंवा अगदीच कमी होतं. त्यामुळे साखरेवर नियंत्रण राहत नाही, हे अगदी सरळ विधान आहे.

टाईप-२चा मधुमेह समजायला अवघड; कारण त्यात इन्सुलिन कमी असतंच असं नाही. सुरुवातीच्या काळात तर नेहमीपेक्षा जास्तच इन्सुलिन असतं. तरीही, साखर वाढलेली दिसते. याची संगत लागणं खरं तर कठीण आहे. पण इन्सुलिन-विरोध अशी एक संकल्पना बांधून ही संगत साधणं काही काळ तरी जमलं असं दिसतं. हे सगळं आकलन त्या वेळी जेवढा पुरावा, जेवढी माहिती हातात होती त्याला धरून होतं.

जेम्स नीलची इन्सुलिन मांडणी

हळूहळू जसजसा अधिक अभ्यास सुरू झाला, अधिक माहिती गोळा होत गेली तसतशी नवनवीन कोडी पडू लागली. टाईप-२ मधुमेहाच्या बाबतीत असं लक्षात आलं की, प्रत्यक्षात मधुमेही होण्याच्या कितीतरी आधी अनेक बदल सुरू झालेले दिसतात :

- उपाशीपोटी मोजलेली इन्सुलिनची पातळी वाढलेली दिसते.
- ती निरोगी माणसाच्या सरासरी पातळीपेक्षा चौपट-पाचपटही असू शकते.
- या वेळी ग्लुकोज मात्र साधारण सरासरीएवढंच राहतं.

याचे दोन अर्थ लागू शकतात : जेम्स नीलने असा अर्थ लावला होता की, इन्सुलिन जास्त तयार करण्याची प्रवृत्ती आनुवंशिकच आहे. जे जास्त इन्सुलिन तयार करतात त्यांच्यात कालांतरानं इन्सुलिनचा प्रभाव कमी करण्याच्या यंत्रणा तयार होतात. म्हणजे नीलच्या म्हणण्यानुसार, इन्सुलिन आधी वाढतं, इन्सुलिन-विरोध नंतर येतो.[१]

वैद्यकशास्त्रातील मुख्य प्रवाहानं मात्र नीलचं ऐकलं नाही. त्यांनी असा प्रस्ताव मांडला की, इन्सुलिन-विरोध आधी वाढतो, मग त्याला प्रतिसाद म्हणून इन्सुलिनची पातळी वाढते. या वाढलेल्या पातळीमुळे कुठंतरी इन्सुलिन-विरोधाची भरपाई होते. म्हणून ग्लुकोजमध्ये बदल दिसत नाही.

इथं रूपक वापरायचं झाल्यास, एक बोलणारा आणि एक ऐकणारा असेल तर ऐकणाऱ्याला ऐकू जाईल अशा आवाजात संवाद होऊ शकतो. पण समजा, ऐकणाऱ्याला कमी ऐकू येत असेल तर काय होईल? तर, बोलणारा अजून जोरात बोलेल. तसं झालं तर बहिरेपणाची पुरेशी भरपाई होऊन संवाद तसाच सुरू राहील.

हे रूपक टाईप-१ आणि २ मधला फरक समजायलाही चांगलं आहे. इन्सुलिनची बोली बोलणारा मुका होतो तेव्हा त्याला टाईप-१ म्हणतात, ऐकणारा बहिरा होतो तो टाईप-२! पण बोलणारा मुका झाला तर संवाद एकदमच थांबतो. ऐकणारा बहिरा झाला तर किमान ओरडून बोलण्याचा तरी प्रयत्न करता येतो. त्यामुळे टाईप-१ चा मधुमेह एकदम जोरदार आक्रमण करतो. टाईप-२ हळूहळू वाढतो. ऐकणारा बहिरा होत गेला तर बोलणारा आणखी जोरात ओरडून बोलतो, पण बोलणं होत राहतं. असं करता-करता केव्हातरी बोलणाऱ्याचा घसा ओरडून-ओरडून थकतो, बसतो, आणि मग संवाद थांबतो.

काहीसं असंच तर्कशास्त्र टाईप-२च्या मधुमेहाला लावलं जातं. इन्सुलिन-विरोध वाढल्यानंतर स्वादुपिंडातल्या बीटा पेशी जास्त इन्सुलिन सोडत राहतात. मात्र, सतत असं करायला लागल्यावर त्या केव्हातरी थकतात. मग वाढलेल्या इन्सुलिन-विरोधाची भरपाई होण्याइतकं इन्सुलिन सोडणं या थकलेल्या पेशींना जमत नाही. कमी पडलेल्या इन्सुलिनमुळे मग रक्तातील साखर वाढते, तेव्हा त्याला 'मधुमेह' म्हणतात. आधी इन्सुलिन जास्त, पण ग्लुकोज सामान्य पातळीवर असतं तेव्हा त्याला 'मधुमेहपूर्व अवस्था' म्हणतात.

मधुमेहामध्ये घाबरण्यासारखं काय आहे?

मधुमेहात निर्माण होणारे गुंतागुंतीचे दुष्परिणाम (Diabetic Complications). अनेक प्रकारे बदललेल्या शारीरक्रियांमुळे वेगवेगळे अवयव आणि प्रणाली यांच्यामध्ये बिघाड होतात. त्याचे परिणाम खरोखरच गंभीर असू शकतात. या बिघाडांच्या मागे मुख्यतः रक्तवाहिन्यांमधल्या समस्या असतात, हे खूप पूर्वीपासून ओळखलं गेलं आहे. इतर कारणं अलीकडे उजेडात येत आहेत.

रक्तवाहिन्यांच्या दोषावरून हे दुष्परिणाम दोन प्रकारचे मानले गेले आहेत :

मोठ्या रक्तवाहिन्यांचे बिघाड : मोठ्या रक्तवाहिन्यांतील बिघाडा (Macrovascular Complications)मुळे प्रामुख्याने मेंदू (स्ट्रोक/लकवा), हार्टअॅटॅक व जखमा भरून न येणे (विशेषतः पायावरील), त्यात गॅँगरीनसारखा प्राणघातक दोष निर्माण होणं, कधीकधी पाय कापण्याची वेळ येणं यांचा समावेश आहे.

सूक्ष्म रक्तवाहिन्यांतील बिघाड : सूक्ष्म रक्तवाहिन्यांतील बिघाडा (Microvascular Complications) मुळे डोळे (दृष्टिपटलातील बिघाड, मोतीबिंदू, डोळ्यांतील दाब वाढणं/ग्लॉकोमा), मूत्रपिंड, चेतापेशी यांच्यातील बिघाड यांचा समावेश आहे. डोळ्यांवरच्या परिणामांमुळे दृष्टी कायमची जाऊ शकते. मूत्रपिंड निकामी झाल्यास डायलिसिसवर जगण्याची वेळ येते. चेतापेशी कामातून जातात आणि त्याचा परिणाम मेंदूमध्ये स्मरणशक्तीचा, नियंत्रणाचा ऱ्हास या स्वरूपात दिसू शकतो किंवा हाता-पायातल्या नसांमध्ये बधिरता, स्पर्शज्ञान जाणं, मुंग्या येणं, जळजळ होणं या स्वरूपात दिसू शकतो.

याखेरीज, पुरुष आणि स्त्रियांमध्येही लैंगिक संबंध आणि पुनरुत्पादनाच्या प्रणालीमध्ये अनेक प्रकारचे दोष निर्माण होऊ शकतात. आई मधुमेही असल्यास पोटातील गर्भाच्या वाढीवरही काही परिणाम दिसू शकतात. मधुमेहींमध्ये कर्करोगाचं प्रमाण वाढलेलं दिसतं. काही प्रकारच्या जंतुदोषाला मधुमेही लवकर बळी पडतात.

प्रत्येक मधुमेहीमध्ये हे सगळे दुष्परिणाम दिसतातच, असं नाही. कोणामध्ये काय दिसेल आणि किती वर्षांनंतर दिसेल याचे निश्चित नियम सांगता येत नाहीत. ज्यांच्यामध्ये साखर नियंत्रित करणं अधिक अवघड असतं त्यांच्यात एक किंवा अधिक दुष्परिणाम दिसण्याची संभाव्यता अधिक असते. मधुमेह जेवढा जुना तेवढे दुष्परिणाम दिसण्याचं प्रमाण अधिक! म्हणून बराच काळ वाढलेल्या साखरेमुळे अनेक प्रकारचे बिघाड होतात, असं अनेक दशकं मानलं गेलं आहे. पण साखरेवर नियंत्रण मिळवून दुष्परिणाम टाळण्याच्या प्रयत्नाला फारच मर्यादित आणि शंकास्पद यश मिळालं आहे.

आज या दुष्परिणामांमागच्या बिघाडांवर आणि त्यांच्या मागच्या कारणमीमांसेवर संशोधनाचा बराच भर आहे. यात साखरेखेरीज आणि रक्तवाहिन्यांमधील दोषांखेरीज दाहखुणा, पेशीसुधा, मायटोकाँड्रियांमधील बदल. मूळपेशी, पांढऱ्या पेशी आणि चेतापेशींमधील बदल कारणीभूत असतात, असं लक्षात येत आहे. या सगळ्या बिघाडांचं एकमेकांशी नातं काय आणि त्यातले नक्की कारणसंबंध कसे आहेत, याबाबत मात्र अजून पुरती स्पष्टता नाही.

बरं, समजा, साखर वाढली तर बिघडलं कुठं? लागलीच बिघडत काही नाही. पण ज्यांना बन्याच वर्षांपासून मधुमेह आहे त्यांच्यात अनेक प्रकारचे दुष्परिणाम दिसू लागतात. ते हृदयावर, मूत्रपिंडावर, डोळ्यांवर, मेंदूवर दिसून येतात. त्याखेरीज मधुमेहींच्या जखमा लवकर बन्या होत नाहीत, विशेषतः पायावरच्या! त्या चिघळतात, सडतात, त्यातून पाय कापण्याचीही वेळ येते. मधुमेहींना कर्करोग होण्याची संभाव्यताही जास्त असते.

मधुमेहाचे दुष्परिणाम कशामुळे?

याची पन्नास वर्षांपूर्वीची कारणमीमांसा अशी आहे, मधुमेहामध्ये साखर वाढते. मधुमेह जुनाट झाला की प्राणघातक दुष्परिणाम दिसतात. म्हणजे फार काळ साखर वाढल्यामुळे ते दिसत असणार असा तर्क काढला गेला. तो त्या काळात जेवढी माहिती होती त्याला साजेसा होता. बरीच वर्ष मधुमेहात साखर वाढते एवढंच माहीत होतं. त्यामुळे प्रत्येक दुष्परिणामासाठी साखरेलाच जबाबदार ठरवण्यात आलं.

मधुमेहाची सर्व उपचारपद्धती अजूनही याच तर्कावर आधारित आहे. त्यामुळे साखर परत सामान्य पातळीवर आणणं हेच मधुमेहाच्या आजवरच्या सर्व उपचारांचं ध्येय मानलं गेलं आहे.

जेफ्रे गिल (Jeffrey Gill) हा ब्रिटिश मधुमेहतज्ज्ञ १९९१मध्ये मधुमेहावरच्या एका पाठ्यपुस्तकात[२] लिहितो,

> Absolute proof that good (glycemic) control can retard or prevent the development of complications has not yet been obtained, but the assumption is accepted by most diabetologists and indeed is almost an article of faith in the current approach to achieve the best possible diabetic control.

याचा अर्थ साखर नियंत्रित केल्यावर मधुमेहाचे दुष्परिणाम टाळता किंवा कमी करता येतात, असा कुठलाही पुरावा आजपर्यंत दिला गेला नसला तरी मधुमेहावरच्या उपचारांची दिशा साखरेचं नियंत्रण करणं हीच राहिली आहे. कारण तो डॉक्टरांच्या श्रद्धेचा भाग आहे. हे लिहिल्याला आज ३० वर्ष झाली. या ३० वर्षांत संशोधन पुढे गेलं असेल, आणि तेव्हा नव्हते ते पुरावे सापडले असतील की नाही?

युनिव्हर्सिटी ग्रुप डायबेटिस प्रोग्राम

पुढच्या तीस वर्षांत काय झालं हे पाहण्याआधी गिलच्या या उद्गारांच्या आधी झालेल्या एका मोठ्या चाचणीचे निष्कर्ष पाहिले पाहिजेत. University Group Diabetes Programme (UGDP) या नावाची ही चाचणी १९६०च्या दशकात सुरू झाली होती. यात औषध न दिलेल्या संदर्भ गटाबरोबर टोल्ब्युटामाइड (Tolbutamide) या सल्फोनिलयुरिया प्रकारच्या औषधाखाली एक गट, ठरावीक इन्सुलिनच्या मात्रेखाली एक गट आणि साखरेच्या पातळीप्रमाणे इन्सुलिनची मात्रा कमीअधिक केलेला एक गट यांची तुलना होती. १९७०मध्ये सर्वप्रथम अमेरिकन डायबेटिक असोसिएशनच्या सेंट लुईस इथं झालेल्या सभेत याच्या निकालांची चर्चा झाली. चर्चा फारच गरमागरम झाली आणि त्यावर वर्तमानपत्रे आणि मासिकांमधून पानंच्या पानं लिहिली गेली.

चाचण्यांचे निष्कर्ष

उपचार सुरू केल्यानंतर लगेचच सर्व प्रकारच्या औषधांच्या गटात साखर अगदी समाधानकारकरीत्या खाली आली. गंमत म्हणजे संदर्भ गटातही ती थोडीशी खाली आली. त्यानंतर पुढच्या दोन-तीन वर्षांत सगळ्याच गटात ती टप्प्याटप्प्यांनी परत वाढू लागली. अपवाद होता तो गरजेप्रमाणे इन्सुलिनची मात्रा बदलणाऱ्या गटाचा. यात इन्सुलिनची सरासरी मात्रा वाढत गेली, पण साखर काटेकोरपणे खालीच ठेवण्यात यश आलं.

पाच वर्षांनंतर संदर्भ गटामध्ये ४.९ टक्के मृत्युदर होता; तर टोल्ब्युटामाइडचा उपचार घेणाऱ्यांमध्ये १२.७ टक्के म्हणजे अडीच पटींहून जास्त होता. ठरलेल्या मात्रांनी इन्सुलिन घेणाऱ्यांमध्ये तो ६.२ टक्के; तर गरजेप्रमाणे इन्सुलिन मात्रा ठरवणाऱ्या गटामध्ये ५.९ टक्के होता, म्हणजे संदर्भ गटाहून जास्तच होता.

कोणत्याही पद्धतीच्या उपचारांनी रक्तवाहिन्यांमधले दोष कमी होत असल्याचा कसलाही पुरावा नव्हता. हा सगळ्यांनाच फार मोठा धक्का होता. टोल्ब्युटामाइडचे उपचार तत्काळ थांबवण्यात आले. इन्सुलिनच्या चाचण्या आणखी काही काळ सुरू राहिल्या; पण ग्लुकोज नियंत्रणात ठेवले तर मधुमेहाचे दुष्परिणाम कमी करण्यासाठी त्याचा फायदा होतो, असा पुरावा काही मिळाला नाही.

इतका अनपेक्षित आणि वैद्यकक्षेत्राच्या प्रचलित श्रद्धांवर घाव घालणारा निकाल हाती आल्यानंतर त्यावर टीका झाली नसती तरच नवल! UGDPच्या

'दिलचारी' म्हणजे काय ?

'वैद्यकीय चाचणी' (Clinical Trial) हा शब्द आपण अनेक वेळा वापरणार आहोत आणि वैद्यकीय क्षेत्रातील हा परवलीचा शब्दही आहे. तेव्हा, खूप तांत्रिक खोलात शिरलो नाही तरी ती संकल्पना नीट समजून घ्यायला हवी.

कुठलंही औषध किंवा उपचार प्रत्यक्षात येण्यापूर्वी त्याच्या वैद्यकीय चाचण्या होण्याची आवश्यकता असते. त्याचे दोन मुख्य उद्देश आहेत; एक म्हणजे हे औषध सुरक्षित आहे ना, आणि दुसरं म्हणजे ते प्रभावी आहे की नाही, हे पाहणं. प्रयोगशाळा आणि प्राण्यांवरील सर्व चाचण्या पूर्ण झाल्यावर माणसांवरील चाचणीच्या तीन टप्प्यांमधून गेल्याशिवाय नवीन औषध बाजारात आणण्याची परवानगी मिळत नाही. त्यांपैकी पहिल्या टप्प्यात त्याची सुरक्षितता पाहिली जाते. दुसऱ्या टप्प्यात रुग्णांच्या छोट्या गटावर प्रयोग करून त्याचा गुणात्मक प्रभाव आहे, हे दाखवण्याचा प्रयत्न केला जातो. तो यशस्वी ठरल्यास तिसऱ्या टप्प्यात मोठ्या गटावर चाचणी करून औषधाचे संख्यात्मक-परिमाणात्मक प्रभाव पाहिले जातात.

तिसऱ्या आणि बऱ्याचदा दुसऱ्या टप्प्यातल्या चाचणीचे स्वरूप RCT (Randomized Control Trial) असं असतं. म्हणजे रुग्णांचे दोन गट केले जातात. कुणी कुठल्या गटात जायचं हे कुणाच्या इच्छेनं नाही; तर नाणेफेकीसारख्या पद्धतीनं ठरवलं जातं. यांपैकी एका गटाला चाचणीखालील औषध दिलं जातं, तर दुसऱ्या गटाला प्रत्यक्षात औषध नसलेल्या नुसत्याच गोळ्या दिल्या जातात.

चाचणीची योजनाच चुकीची होती, त्यावर चुकीच्या संख्याशास्रीय पद्धती वापरल्या, अशासारखी टीका करून अनेकांनी ही चाचणीच नाकारली.

प्रत्यक्षात या चाचणीचा पुनर्विचार करण्यासाठी दोन समित्या नेमल्या गेल्या. त्या दोघांनीही चाचणीमध्ये कुठलाही ठळक दोष नसल्याचं म्हटलं. त्यानंतर तीस वर्षांनी लिहिल्या गेलेल्या एका गोषवारा लेखात UGDPचं डिझाइन आदर्श असून वैद्यकीय चाचण्यांच्या इतिहासात तो एक महत्त्वाचा टप्पा असल्याचा अभिप्राय दिला गेला.[३] पण, प्रसिद्ध झाल्यानंतर काही काळ तरी तिच्या निकालाविषयी संशय निर्माण करण्याचं काम तिच्या विरोधकांनी यशस्वीपणे केलं. गिलने मारलेल्या या शेऱ्याला ही पाश्र्वभूमी आहे.

हा दुसरा गट संदर्भ गट समजला जातो. संदर्भ गटापेक्षा औषध दिलेल्या गटात जास्त परिणाम दिसण्याची अपेक्षा असते. कुणाला खरोखर औषध दिलं आहे, कुणाला नाही हे त्या चाचणीत सहभागी झालेल्या कुणालाच माहीत नसतं. ठरलेला काळ उपचार झाल्यानंतर लक्षणांवरचे परिणाम मोजले जातात आणि या दोन गटांची संख्याशास्त्रीय तुलना केली जाते. यातील सर्वात महत्त्वाची गोष्ट म्हणजे कुणाला खरं औषध दिलं आहे आणि कुणाला नुसत्याच गोळ्या हे माहीत नसणं.

कुठल्याही उपचारामध्ये 'मी उपचार घेतो आहे' या भावनेनंसुद्धा बरं वाटायला सुरुवात होत असते. मानसिकतेचा आरोग्यावर परिणाम होतो, हे वैद्यकशास्त्राला मान्यच आहे. या मनाच्या आरोग्यावरील प्रभावाला 'दिलचारी' (Placebo Effect) असं म्हणतात. कुठल्याही वैद्यकीय चाचणीत हा दिलचारीचा भाग काढून टाकण्यासाठी जो संदर्भ गट असतो, त्यातही 'तुम्हांला उपचार देत आहोत,' असा आभास निर्माण केला जातो. औषधांच्या चाचण्यांना हे खूप सोपं असतं. कारण नुसत्या साखरेच्या गोळ्या किंवा सलाइन देऊन औषध दिलं आहे, असं सांगता येतं. औषध घेतल्याची भावना दोन्ही गटांमध्ये सारखीच असल्यामुळे दोन गटांची तुलना केली तर दिसणारा फरक औषधाचा खरा प्रभावच दाखवतो, असं गृहीत धरता येतं.

दिलचारी (उर्दू : दिल = मन, चारा = उपचार (मानसिक किंवा भावनिक)

चाचणीखालील औषधांचा परिणाम दिलचारीपेक्षा अधिक प्रभावी आहे, हे संख्याशास्त्रीय पद्धतीनं दाखवण्याची आवश्यकता असते. तरच, औषधाचा प्रभाव सिद्ध झाला असं मानलं जातं.

यू के प्रॉस्पेक्टिव्ह डायबेटिस स्टडी

गेल्या काही वर्षांत याहूनही मोठ्या अनेक वैद्यकीय चाचण्या झाल्या आहेत. इंग्लंडमध्ये झालेली UKPDS (UK Prospective Diabetes Study) नावाची चाचणी प्रसिद्ध आहे.⁴ १९८०च्या दशकात जवळजवळ ५००० लठ्ठ आणि मधुमेही रुग्णांना घेऊन ही चाचणी सुरू झाली. यांचा संदर्भ गट नुसत्या आहारावर मधुमेह नियंत्रणात ठेवण्याचा प्रयत्न करणारा गट होता. औषधांचा वापर करून साखर नियंत्रण केल्यानं काय फायदा होतो, ते तपासण्याचा उद्देश होता.

सुरुवातीला या चाचणीच्या प्रवर्तकांनी औषधांमुळे दुष्परिणाम किंवा मृत्युदराच्या प्रमाणात किमान ४० टक्क्यांची घट होण्याची अपेक्षा वर्तवली होती.

त्यांच्या मते, याच्यापेक्षा कमी परिणाम दिसत असेल तर औषधं घेण्यात काही मतलब नाही. चाचणीच्या निकालांचा दर सहा महिन्यांनी आढावा घेतला जात होता.

आधी हा अभ्यास सात वर्षं करायचा असं ठरलं होतं. तीन वर्षांनी पाहिलं तर औषधांचा अपेक्षित परिणाम दिसला नाही आणि ठरलेल्या सात वर्षांत दिसेल असंही वाटलं नाही. अभ्यासाची व्याप्ती वाढवली तर परिणाम दिसेल म्हणून ती वाढवली गेली. त्याचबरोबर परिणामांची अपेक्षा ४० टक्क्यांवरून १५ टक्क्यांवर आणली गेली. नऊ-दहा वर्षांतही हवा तसा परिणाम दिसेना. मग आणखी दोन वर्षं थांबायचं ठरलं. दर सहा महिन्यांनी आढावा घेणं सुरूच होतं. एका आढाव्यात दाखवण्याजोगा परिणाम दिसला आणि ती संधी साधून लगेचच त्यांनी ती आकडेवारी प्रकाशित करायचं ठरवलं. अभ्यास अशा तऱ्हेनं करणं हे विज्ञानाच्या, विशेषतः संख्याशास्त्राच्या दृष्टीनं आक्षेपार्ह आहे, अशी टीका इवार्ट (Ewart) या संशोधकानं *ब्रिटिश मेडिकल जर्नल*मध्ये २००१मध्ये केली आहे. बरं, हवे तसे आकडे मिळाले तेव्हाच ते प्रसिद्ध केले हा एक दोष झाला. प्रत्यक्षात हे आकडे खरोखर अपेक्षित परिणामाएवढे होते का? तर, नाही.

आम्हांला किमान १५ ते २० टक्के फायदा दिसणं अपेक्षित आहे, असं आधी जाहीर करणाऱ्या संशोधकांना प्रत्यक्षात १२ टक्के फायदाच दाखवता आला. सर्व प्रकारचे दुष्परिणाम दिसण्याचं प्रमाण औषध घेणाऱ्या गटामध्ये १२ टक्के कमी दिसत होतं. एकूण १९ प्रकारच्या परिणामांमधले फरक पाहण्यात आले. त्यांपैकी एकाच प्रकारच्या दुष्परिणामामध्ये संख्याशास्त्राचा उंबरठा ओलांडणारा फायदा दिसला. पण एकूण मृत्युदरात किंवा मधुमेहामुळे झालेल्या मृत्यूंमध्ये औषध घेणाऱ्या आणि न घेणाऱ्या गटांमध्ये सांख्यिकीय महत्त्वाचा फरक नव्हताच.

हायपोग्लायसेमिक शॉक

याउलट, ज्याला 'हायपोग्लायसेमिक शॉक' म्हणतात, म्हणजे रक्तातील ग्लुकोज नको इतकं कमी झाल्यामुळे येणारी कमालीची अस्वस्थता, जी कधीकधी प्राणघातकही ठरू शकते, त्याचं प्रमाण निरनिराळी औषधं घेणाऱ्यांमध्ये ४३ टक्क्यांपासून १६० टक्क्यांपर्यंत वाढलेलं होतं. म्हणजे औषधांच्या सकारात्मक परिणामापेक्षा नकारात्मक परिणामच जास्त टक्क्यांमध्ये दिसत होते.

तरीसुद्धा आकड्यांचे खेळ करत औषधांचा परिणाम दिसून आला आणि मधुमेहासाठी ही औषधं देऊन रक्तातील ग्लुकोज काटेकोरपणे मर्यादित ठेवलं

पाहिजे, असा आग्रह धरण्यात आला. आपल्या आधीच्या श्रद्धांशी जुळणारा असल्यामुळे हा आकड्यांचा खेळ बहुतेक वैद्यक व्यावसायिकांनी जसाच्या तसा स्वीकारला. म्हणजे UKPDS चाचणीची आकडेवारी ही संख्याशास्त्राची क्रूर थट्टाच होती.

त्यानंतर दहा वर्षांनी UKPDSच्या पेशंट गटांचा पुन्हा मागोवा घेण्यात आला. ज्यांची माहिती उपलब्ध झाली त्यांच्यात असं दिसून आलं की, औषधांखाली असलेल्या गटामध्ये सर्व प्रकारचे दुष्परिणाम एकत्र केले तर ९ टक्के फायदा दिसला. मृत्युदर १३ टक्क्यांनी कमी असल्याचं दिसलं. सर्व औषधांपैकी मेटफॉर्मिन (Metformin)ने दुष्परिणाम २१ टक्क्यांनी कमी केले होते; तर मृत्युदर २७ टक्के कमी करण्यात यश मिळवलं होते.

गमतीची गोष्ट अशी की, या दहा वर्षांच्या काळात संदर्भ गट आणि औषध गट यांच्यातला साखरेच्या प्रमाणातील फरक नाहीसा झाला होता. यात तसं नवल नाही. कारण साखर कमी करण्यासाठी कोणतंही औषध सुरू केलं की काही काळ ते चांगलं काम करतं, साखर खाली आणतं. कालांतरानं मात्र त्याचा प्रभाव दिसेनासा होतो. ज्या वेळी औषधांचा प्रभाव मृत्युदरावर थोडाफार सकारात्मक दिसून आला त्या वेळी त्यांचा प्रभाव साखरेच्या पातळीवर दिसणं बंद झालं होतं. म्हणजे साखर कमी राखल्यामुळे चांगला परिणाम दिसला, अशा विधानाला पुष्टी मिळतच नाही.

टक्केवारीच्या भाषेतील त्रुटी

इथं आपण ज्या टक्केवारीबद्दल बोलतो आहोत ती टक्केवारी कशी काढली जाते, तेही पाहणं आवश्यक आहे. ADVANCE[5] नावाच्या आणखी एका चाचणीचा निकाल पाहताना ही टक्केवारी कशी काढली, तेही सांगतो. सुमारे ११,००० मधुमेहींना घेऊन केल्या गेलेल्या या चाचणीमध्ये दोन गटांची तुलना केली गेली. त्यांपैकी एकाला अगदी काटेकोर ग्लुकोज नियंत्रणाखाली ठेवण्यात आलं, दुसऱ्या गटात ढिसाळ नियंत्रण होतं. पाच वर्षांनंतर ढिसाळ नियंत्रण गटात २० टक्के लोकांना या ना त्या स्वरूपाचे दुष्परिणाम दिसून आले तर काटेकोर नियंत्रणाखाली असलेल्या गटामध्ये १८ टक्के लोकांना! आता हा किती टक्क्यांचा फरक आहे असं तुम्ही म्हणाल? बहुतेक वाचक याला दोन टक्क्यांचा फरक म्हणतील. म्हणजे वर्षामागे ०.४ टक्के एवढाच फरक!

परंतु या क्षेत्रात त्याला २ टक्के न म्हणता १० टक्के म्हटलं जातं, कारण काय; तर २ हा २० चा १० टक्के आहे. UKPDSची प्रत्यक्ष टक्केवारी याच्या जवळचीच

आहे. त्यात सर्व प्रकारचे दुष्परिणाम धरले तर ते औषध घेणाऱ्यांमध्ये वर्षाला ४.०९ टक्के आणि औषध न घेणाऱ्यांमध्ये ४.६ टक्के होते. याला १२ टक्के फायदा म्हटलं गेलं. मधुमेहामुळे होणारे मृत्यू औषध घेणाऱ्यांमध्ये वर्षाला सरासरी १.०४ टक्के आणि न घेणाऱ्यांमध्ये १.१५ टक्के होते. याला ६ टक्के फायदा म्हटलं गेलं. म्हणजे टक्केवारीचा सामान्य माणसाला समजणारा अर्थ आणि वैद्यकीय भाषेत सांगितला जाणारा अर्थ यात फरक आहे. या दोन प्रकारच्या टक्केवारीमधील फरकाप्रमाणे हिशेब केला तर वर आपण मेटफॉर्मिनमुळे जो २७ टक्के फरक पडतो असं म्हटलं आहे, तो सामान्य माणसाच्या भाषेत फक्त ७.८ टक्के आहे. औषधांच्या फायद्याची सांगितली जाणारी सगळी टक्केवारी अशीच असते आणि त्याची काही तांत्रिक कारणे आहेत. हे समजून आपण त्याचे अर्थ लावायला हवेत. मधुमेहाच्या उपचाराचा आत्तापर्यंत दिसलेला जास्तीत जास्त फायदा सामान्य माणसाच्या भाषेत सांगायचा झाला तर –

मधुमेहाचा एक दुष्परिणाम टाळण्यासाठी मला २५० व्यक्ती-वर्षं उपचार करत बसावं लागेल. म्हणजे एका व्यक्तीला २५० वर्षं किंवा १० व्यक्तींना प्रत्येकी २५ वर्षं उपचार केले तर त्यांपैकी फक्त एका व्यक्तीचा, फक्त एक दुष्परिणाम मी वाचवू शकेन. आणि ते करताना 'साइड इफेक्ट' म्हणून काही वेगळाच दुष्परिणाम दिसणार नाही, याची कुठलीही हमी नाही.

एवढाच या उपचारांचा फायदा आहे. हा हिशेब या सगळ्या प्रसिद्ध चाचण्यांच्या आकडेवारीवरूनच केला आहे. फक्त वेगळ्या भाषेत मांडला आहे एवढंच.

अजून तीन चाचण्यांची गोष्ट सांगितल्याखेरीज हे कीर्तन पूर्ण होऊ शकणार नाही. ACCORD[6] नावाच्या ७७ केंद्रांमधून १०,००० पेक्षा जास्त पेशंटना घेऊन झालेल्या चाचणीमध्ये काटेकोर ग्लुकोज नियंत्रण केल्यामुळे ढिसाळ नियंत्रण गटाच्या तुलनेत मृत्युदरामध्ये एवढी वाढ झाली, की अनेक वर्षं सुरू राहील या दृष्टिकोनातून केलेली ही चाचणी साडेतीन वर्षांत गुंडाळण्यात आली. चाचणी पुढे सुरू ठेवणं म्हणजे उपचाराच्या नावाखाली आणखी जास्त लोकांच्या मृत्यूला कारणीभूत होण्यासारखंच होतं. हा काटेकोर साखरनियंत्रणाच्या तत्त्वज्ञानाला बसलेला आजपर्यंतचा सर्वांत मोठा धक्का मानावा लागेल.

दुसरी एक NICE-sugar नावाची चाचणी फक्त आयसीयूमध्ये दाखल होणाऱ्या रुग्णांपुरती मर्यादित होती.[७] अतिदक्षता विभागात दाखल होणाऱ्या रुग्णाची रक्तशर्करा काटेकोरपणे नियंत्रित करावी की करू नये, याचं उत्तर शोधण्यासाठी ही चाचणी होती. यात सुमारे ३००० रुग्णांसाठी रक्तशर्करा ११० mg/dlच्या खाली ठेवण्याचं उद्दिष्ट होतं, तर संदर्भ गटाला १८० हे उद्दिष्ट! इथंही असं दिसलं, की काटेकोर रक्तशर्करा नियंत्रण केलेल्या गटाचा मृत्युदर तुलनेनं जास्त होता. म्हणजे रक्तशर्करा नियंत्रित केल्याचा फायदा न दिसता तोटाच दिसत होता.

Diabetes Prevention Programme (DPP) चाचणीत सुरुवातीपासूनच 'मधुमेहच रोखावा' हे उद्दिष्ट ठेवून २१ वर्षं अभ्यास करत राहिल्यावर साखर वाढवणे रोखता आले, तरी त्यामुळे मधुमेहाचे दुष्परिणाम आणि मृत्यू यामध्ये काहीच फरक पडत नसल्याचे लक्षात आले.[८]

अशा अनेक चाचण्यांचे निकाल एकत्र पाहिले तर असं दिसतं की, काहींमध्ये साखर नियंत्रित केल्याचा थोडा फायदा दिसला आहे, जो सामान्य माणसाच्या भाषेत फारफार तर १० टक्के आहे; तर काहींमध्ये तोटा दिसला आहे, जो साधारण अशाच टक्केवारीच्या घरात आहे. ज्या चाचण्यांमध्ये फायदा दिसला आहे त्यातही साइड इफेक्ट आहेतच. म्हणजे ज्यात निखळ फायदा दिसला आहे असा एकही अभ्यास टाईप-२ च्या मधुमेहाबाबतीत नाही. टाईप-१ मध्ये इन्सुलिन घेण्याचे फायदे दिसले आहेत आणि त्याबाबत वादाचा काहीच मुद्दा नाही. पण टाईप-२ च्या मधुमेहामध्ये ग्लुकोज खाली आणल्यामुळे मधुमेहाचे दुष्परिणाम टाळता येतात, असा काहीच पुरावा नाही.

ज्या चाचण्यांमध्ये फार थोडा फायदा दिसला त्यांच्यात आणखी एक महत्त्वाचा दोष होता. UKPDS या चाचणीमध्ये 'दिलचारी गट' ठेवलाच गेला नव्हता. आणखी एक शक्यता अशीही आहे की, माझी रक्तातील साखर नॉर्मलला आली या भावनेनंच मधुमेह्याला बरं वाटू लागलेलं असू शकतं. त्याचा दिलचारी परिणाम दिसू शकतो.

आता UKPDSसारख्या चाचण्यांमध्ये प्रत्यक्षात काही उपचार न करता माझी रक्तातील साखर नियंत्रणात आली आहे, असा आभास निर्माण झालेल्या पेशंटचा एक गट हवा होता. तसा राखणं आजच्या दिवसांत अवघड आहे; कारण आता घरच्याघरी रक्तातील साखर तपासून पाहण्याची सोय आहे. त्यामुळे असा गट राखणं व्यवहार्य नसेल कदाचित; पण त्यामुळे, उपचारगटात दुष्परिणामाचं प्रमाण थोडंफार

कमी दिसलं, तरी तो परिणाम उपचाराचाच आहे, दिलचारीचा नाही असं नक्की सांगता येत नाही. म्हणजे UKPDSसारख्या चाचण्यांमध्ये जो अल्पसा चांगला परिणाम दिसला आहे, तो विज्ञानाच्या निकषावर पूर्णार्थानं टिकण्यासारखा नाही.

संख्याशास्त्रीय उंबरठा आणि परिणामाचे परिमाण

आपण एकाच समाजामधून चिठ्ठ्या टाकून दोन गट केले. आणि समजा, दोन्ही गटांची सरासरी उंची काढली तर ती काही अगदी एकसारखी असणार नाही. त्यात जो फरक दिसेल तो निव्वळ योगायोगानं पडलेला फरक असला पाहिजे. आपण दोन वेगळ्या गटांची तुलना करतो आणि त्यांच्या सरासरीमध्ये फरक आहे की नाही, असा प्रश्न विचारतो तेव्हा तो फरक योगायोगानंसुद्धा पडलेला असू शकतो. मग दोन गटांत खरंच फरक आहे, असं कसं म्हणणार? ही संख्याशास्त्रातील मुख्य समस्या आहे आणि संख्याशास्त्रानं यावर अनेक प्रकारची उत्तरं शोधली आहेत. या उत्तरांमागचं तत्त्व हे असतं की, जेवढा फरक दिसतो आहे तो निव्वळ योगायोगानं निर्माण होण्याची संभाव्यता काढणारं गणित मांडायचं. ती संभाव्यता खूप कमी असेल तर तो फरक योगायोगाचा नसून ते दोन गट खरंच वेगळे आहेत असं समजायचं.

संभाव्यता ०.०५ पेक्षा कमी असेल तर ती पुरेशी कमी मानावी, असा एक सर्वमान्य संकेत आहे. त्यामुळे ०.०५च्या संभाव्यतेला बहुतेक वेळा 'संख्याशास्त्रीय उंबरठा' (Statistically Significant) असं म्हटलं जातं. तो ओलांडला तर दोन गटांमधला फरक महत्त्वाचा आहे किंवा लक्षणीय आहे, असं म्हटलं जातं.

औषधाचा परिणाम खरंच दिसतो असं म्हणण्यासाठी औषध दिलेल्या आणि न दिलेल्या गटाच्या सरासरीतील फरकानं संख्याशास्त्रीय उंबरठा ओलांडला पाहिजे, अशी किमान अपेक्षा असते. तो ओलांडला असेल तर पुढचा प्रश्न नक्की फरक किती आहे, आणि त्यानं किती टक्के रुग्णांना खरंच बरं वाटणार आहे, असा असतो. बऱ्याचदा हा उंबरठा ओलांडला की 'जितं मया' म्हणून उपचार परिणामकारक असल्याचे ढोल बडवले जातात. दुसरा प्रश्न विचारलाच जात नाही. प्रत्यक्ष परिणाम किती आहे याच्या परिमाणालाही महत्त्व आहे, हे सोयीस्कररीत्या विसरलं जातं.

मधुमेहाच्या बाबतीत ही गोष्ट जवळजवळ प्रत्येक औषधाच्या बाबतीत झाली आहे. मधुमेहाचे दुष्परिणाम (Diabetic Complications) कमी होण्याच्या बाबतीत बऱ्याचदा संख्याशास्त्रीय उंबरठा ओलांडला गेला आहे. परिणामाचं

प्रमाण मात्र क्षुद्र राहिलं आहे. औषध घेतलेल्या आणि न घेतलेल्या गटांमधील प्रत्यक्ष फरक अर्धा टक्का, दोन टक्के फारफार तर पाच-दहा टक्क्यांच्याच घरात राहिला आहे. अशा उपचारांना, जरी त्यानं संख्याशास्त्रीय उंबरठा ओलांडला तरी, परिणामकारक उपचार म्हणायचं का?

थोडक्यात, टाईप-२च्या मधुमेही माणसाची रक्तातील साखर आटोक्यात ठेवली तर मधुमेहाचे दुष्परिणाम टाळता किंवा कमी करता येतात, असा कुठलाही वैज्ञानिक पुरावा आजमितीला उपलब्ध नाही. जौफ्रे गिल १९९१मध्ये जे म्हणाला तेच आजही लागू आहे. ते म्हणजे, ग्लुकोज नियंत्रणात आणणं हे मधुमेहाच्या उपचाराचं ध्येय असलं पाहिजे. त्यामुळे त्याचे दुष्परिणाम थांबवता येतात, ही डॉक्टरांची फक्त श्रद्धा आहे. त्याला विज्ञानाचा कुठलाही आधार नाही. एवढंच नव्हे; तर पुरावा मिळवण्याचे आतापर्यंतचे प्रयत्न सर्वतोपरी फसलेलेही आहेत.

पण, अनियंत्रित साखर म्हणजेच मधुमेह नाही का? मग साखर नियंत्रण म्हणजेच मधुमेहावर नियंत्रण असायला पाहिजे. ते करून काहीच होत नाही असं कसं? इथंच तर मंगल पांडे येतात. स्वातंत्र्ययुद्ध म्हणजे फक्त मंगल पांडे नाही. त्यामुळे एका मंगल पांडेला फाशी दिलं म्हणजे अख्खं बंड शमलं असं मुळीच होत नाही. एक साखर नियंत्रणात आली म्हणजे शरीरातील चयापचयाचं बंड शमलं असं मुळीच नाही. खरे बंडखोर अजून मोकळेच आहेत.

ग्लुकोज आणि इन्सुलिन हे दोनच खेळाडू सगळा खेळ खेळत आहेत, अशी समजूत बरेच वर्षं असल्यामुळे टाईप-२चा मधुमेह कसा निर्माण होतो याचं चित्रही चुकीचंच रंगवलं गेलं आणि ते अजूनही बहुतांशी तसेच चुकीचं प्रचलित आहे. हे चित्र आपण आधी पाहिलं आहे. त्याप्रमाणे आधी लठ्ठपणा, मग त्यातून येणारा इन्सुलिन-विरोध, इन्सुलिन-विरोधाची भरपाई करण्यासाठी जास्त इन्सुलिन तयार करणं, असं करता-करता इन्सुलिन तयार करणाऱ्या पेशीचा थकवा, त्यातून इन्सुलिन कमी पडणं आणि त्यामुळे ग्लुकोज वाढणं, मग वाढलेल्या ग्लुकोजमुळे बाकी सगळे दुष्परिणाम, असं हे थोडक्यात चित्र होतं. त्याच्यातल्या सुसंगती आणि विसंगती थोड्या बारकाईने पाहू.

इन्सुलिन विरोध किती?

लठ्ठपणामुळे इन्सुलिन-विरोध तयार होतो, या विधानातला पोकळपणा आपण पाहिला. आता आपण असं गृहीत धरू की, कसे का असेना इन्सुलिन-विरोध तयार झाला आहे. पाठ्यपुस्तकातील मांडणीनुसार, त्याची भरपाई करण्यासाठी

शरीर जास्त इन्सुलिन तयार करेल. पण असं व्हायचं तर, इन्सुलिन तयार करणाऱ्या स्वादुपिंडातील बीटा पेशींना बाकीच्या शरीरात इन्सुलिन-विरोध किती आहे, त्याची माहिती कुणीतरी दिली पाहिजे. नाही तर त्यांना कसं कळणार की किती जास्त तयार करायचं? बीटा पेशींना अशी माहिती देणारी काही यंत्रणा आजवर तरी सापडलेली नाही. हे तर्कशास्त्र खरं ठरवायला तिची आवश्यकता आहे, असंही कुणाला वाटल्याचं दिसत नाही. एक शक्यता आहे की, बीटा पेशींना ही बातमी ग्लुकोजकडूनच कळते. स्नायू किंवा तत्सम पेशींमधला इन्सुलिन-विरोध वाढला की रक्तातून पुरेशा वेगानं ग्लुकोज घेतलं जात नाही. असं झालं तर रक्तातील साखर वाढेल. ती वाढली तर आपोआप स्वादुपिंडातून इन्सुलिन सोडण्याचा दर वाढेल. इन्सुलिन वाढलं की ते वाढलेल्या ग्लुकोजला परत नियंत्रणात आणेल. मग तुम्हांला इन्सुलिनची वाढलेली पातळी आणि ग्लुकोजची नेहमीची पातळी असं मधुमेहपूर्व चित्र मिळेल.

गोष्टीत एक छानसा गोंधळ आहे. समजा, वाढलेल्या इन्सुलिनमुळे ग्लुकोज मूळ पदावर आलं तर इन्सुलिन का वाढलेलं राहील? शरीरात इन्सुलिनच्या विघटनाचा दर बराच वेगवान असतो. पाच ते सहा मिनिटांत पातळी आहे त्याच्या निम्म्यावर येते. या वेगानं ग्लुकोज मूळ पातळीवर आलं की तासाभराच्या आतच इन्सुलिनही मूळ पदावर यायला पाहिजे. म्हणजे आठ-दहा तास रिकाम्या पोटी असल्यावरही जास्त इन्सुलिन आणि सामान्य ग्लुकोज हे चित्र या गोष्टीमध्ये बसूच शकत नाही. ही थिअरी खरी असेल तर उपाशीपोटी मोजलेल्या ग्लुकोज आणि इन्सुलिन पातळ्यांमध्ये सहसंबंध दिसला पाहिजे. तो तसा दिसत नाही, हे १९८०च्या दशकातल्या अभ्यासांपासून माहीत आहे. ग्लुकोज स्थिरावल्यानंतरही इन्सुलिन वाढलेलंच राहत असेल तर त्याची कारणमीमांसा काही वेगळीच असली पाहिजे. पण याचा पुरेसा विचार झाल्याचं दिसत नाही.

कारणाचा शोध घेण्याच्या आधी आपण ही गोष्ट प्रयोगाच्या माध्यमातून तपासायचा प्रयत्न करून पाहू. इन्सुलिन-विरोध निर्माण झाल्यानंतर खरंच इन्सुलिन वाढतं का? इन्सुलिनचा कुठल्याही पेशीवरचा प्रभाव विशिष्ट 'सोलकर रेणूं'च्या माध्यमातून होत असतो. इथं 'सोलकर रेणू' हा शब्द क्रिकेटमध्ये स्वतःच एक दंतकथा होऊन राहिलेल्या एकनाथ सोलकर या खेळाडूवरून घेतला आहे. पेशींच्या

पृष्ठभागावर इन्सुलिनच्या रेणूचा अचूक झेल टिपणारे विशिष्ट रेणू असतात. त्यांनी झेल टिपल्यानंतरच इन्सुलिनचा पेशीवर परिणाम होऊ शकतो.

आजकाल जीवतंत्रज्ञानाचा वापर करून एकेका पेशीतल्या एकेका सोलकर रेणूला बाद करता येतं. इन्सुलिनच्या प्रभावाखाली ग्लुकोज उचलून घेणाऱ्या पेशींमध्ये स्नायूंचा वाटा सर्वांत मोठा! या स्नायूंवरचा इन्सुलिनचा झेल घेणारा सोलकर रेणू गारद केला तर त्या पेशींवर इन्सुलिन काम करू शकत नाही. उंदरांमध्ये सर्व स्नायूपेशींना अशा तऱ्हेनं प्रयोगासाठी म्हणून इन्सुलिन-विरोधी बनवता येतं. शरीरातल्या इन्सुलिनच्या एकूण कामापैकी जवळजवळ ७० टक्के काम अशानं बंद करता येतं.

आता मधुमेहपूर्व अवस्थेची पाठ्यपुस्तकी थिअरी बरोबर असेल तर इन्सुलिन-विरोधाची भरपाई करण्यासाठी इन्सुलिनची पातळी वाढली पाहिजे. असा प्रयोग प्रत्यक्ष करून पाहिला तेव्हा असं काहीच झालं नाही. इन्सुलिनची पातळी तशीच राहिली. आता इन्सुलिन-विरोध वाढवला; पण त्याची भरपाई करण्यासाठी इन्सुलिनची पातळी वाढली नाही, तर इन्सुलिनचा प्रभाव कमी पडून ग्लुकोजची पातळी वाढायला पाहिजे होती. पण प्रयोगातील उंदरांमध्ये असंही काही घडलं नाही. ग्लुकोजही होतं तसेच राहिलं. हे मोठंच आश्चर्य होतं. इन्सुलिन-विरोधाची भरपाई करण्याइतकी इन्सुलिनची पातळी वाढली नाही तर ग्लुकोज वाढायला पाहिजे, या थिअरीला प्रयोगाचा आधार मिळाला नाही.

त्यानंतर मग स्नायू सोडून इतर अनेक प्रकारच्या पेशींवरचा सोलकर रेणू बाद केला. पण कुठल्याच प्रकारे उपाशीपोटी मोजलेल्या ग्लुकोजची पातळी वाढली नाही. म्हणजे प्रायोगिकरीत्या इन्सुलिन-विरोध तयार केला तर त्याच्या भरपाईसाठी इन्सुलिन वाढत नाही. तसेच इन्सुलिन-विरोधाच्या भरपाईसाठी इन्सुलिन पुरेसं वाढलं नाही तर ग्लुकोज वाढतं, या दाव्यालाही प्रयोगाचा आधार मिळाला नाही.[९]

आता, याउलट केलं तर काय होतं ते पाहू या. जेव्हा इन्सुलिन तयार करणाऱ्या पेशींचा ट्यूमर होतो तेव्हा इन्सुलिनची पातळी खूप वाढते. पण जास्त इन्सुलिनमुळे ग्लुकोज एकदम रसातळाला गेलं आहे असं होत नाही. कारण वाढलेल्या इन्सुलिनची भरपाई करण्यासाठी शरीर इन्सुलिन-विरोध वाढवतं व ग्लुकोजची पातळी खाली जाण्यापासून थांबवतं. आता हा ट्यूमर काढून इन्सुलिनची पातळी पूर्ववत केली तर इन्सुलिन-विरोधही पूर्ववत होतो असं दिसलं आहे. म्हणजे इन्सुलिन-विरोधाची

भरपाई इन्सुलिन करतं असं दिसत नाही; तर उलट, इन्सुलिन वाढलं तर त्याची भरपाई इन्सुलिन-विरोध करतो असं दिसतं.

मग मधुमेहपूर्व अवस्था ज्यात इन्सुलिन-विरोध व इन्सुलिन दोन्ही जास्त असतं, ग्लुकोज मात्र नॉर्मल असतं या स्थितीची सुरुवात कुठून होते? आधी इन्सुलिन वाढतं, की आधी इन्सुलिन-विरोध?

अलीकडच्या इतर काही अभ्यासांमधून आधी इन्सुलिन वाढतं या दृष्टिकोनाला जास्त पाठिंबा मिळत आहे. म्हणजे वस्तुस्थिती पाठ्यपुस्तकी थिअरीच्या बरोबर उलट आहे. यानं एक वेगळीच तर्कसमस्या उभी राहते. पारंपरिक थिअरी असं म्हणते की, इन्सुलिन-विरोधाची भरपाई करण्याइतकं इन्सुलिन वाढवता आलं नाही, तर रक्तातील साखर वाढते. आता इन्सुलिन-विरोधाची भरपाई करायचीच नसेल तर हे विधान लागूच होत नाही.

आता या बदललेल्या पार्श्वभूमीवर मधुमेहामध्ये दिसणाऱ्या दोन गोष्टींचा वेगळा खुलासा करावा लागेल. एक म्हणजे ग्लुकोज वाढण्याच्या आधी आपोआप इन्सुलिन का वाढतं? आणि आधी इन्सुलिन वाढल्यानं ग्लुकोज कमी होऊ नये म्हणून जर इन्सुलिन-विरोध वाढत असेल तर शेवटी ग्लुकोज नॉर्मल राहण्याऐवजी वाढतं, ते का?

याचं उत्तर शोधण्यासाठी आपण आधी इन्सुलिनचीच पातळी वाढवली किंवा कमी केली तर? या दोन्ही प्रकारचे प्रयोग उंदरांवरही आणि माणसांवरही करून झाले आहेत. इन्सुलिनची पातळी एकदम बदलली तर ती बदलल्या-बदलल्या ग्लुकोजवर परिणाम झालेला दिसतो. पण आपण ग्लुकोजच्या पातळीला स्थिरावायला पुरेसा वेळ दिला तर या स्थिर पातळीवर इन्सुलिन कमी करून किंवा वाढवून, तथा इन्सुलिनचा प्रभाव कमी करून किंवा वाढवून कोणताही परिणाम होत नाही. म्हणजे ग्लुकोज कशामुळे वाढतं याची जी थिअरी आपल्याकडे होती तिला प्रयोगाचा आधार मिळत नाही.⁹

फक्त एक गोष्ट होते, इन्सुलिन पूर्णपणे काढूनच टाकलं तर ग्लुकोजची पातळी मूळ पदावर यायला नकारच देते. म्हणजे ग्लुकोज नियंत्रण करण्यासाठी इन्सुलिनची आवश्यकता तर असते; पण ग्लुकोजची स्थिर पातळी काय असावी, हे इन्सुलिन ठरवताना दिसत नाही.

जसं, श्रीमंत मालकाचा ड्रायव्हर केवळ गाडी चालवतो पण कुठं जायचं आहे ते ते मालक ठरवतो. इन्सुलिनचं काम या ड्रायव्हरसारखं असतं. ते ग्लुकोज

नियंत्रित करण्यासाठी आवश्यक तर असतं; ग्लुकोजची नियंत्रित स्थिर पातळी काय असावी, हे ठरवत मात्र नाही. मग कोण ठरवतं हा प्रश्न उरतोच. त्याचं उत्तर पारंपरिक थिअरीकडे नाही. इन्सुलिन ठरवत नाही, एवढं मात्र अनेक प्रयोगशाळांनी स्वतंत्रपणे केलेल्या अनेक प्रयोगांमधून दिसलं आहे, हे नक्की!

खरं तर असे प्रयोग अलीकडेच नाही, तर इन्सुलिनचा शोध लागण्यापूर्वीही झाले होते. उंदीर किंवा इतर कुठल्याही प्राण्यातील स्वादुपिंड अर्ध काढलं तर ग्लुकोजच्या स्थिर पातळीवर काहीच परिणाम होत नाही. ६० ते ७० टक्के काढलं तरी काही परिणाम होत नाही. ८० ते ८५ टक्के काढलं तरी काही होत नाही. फक्त जवळजवळ पूर्णपणे काढलं तरच ग्लुकोज स्थिर पातळीवर येत नाही. म्हणजे स्वादुपिंडाचा रस किती उपलब्ध आहे यावर काही अवलंबून नव्हतं. तो थोडातरी असण्याची गरज मात्र होती. हे सगळे प्रयोग असं दाखवतात की, पाठ्यपुस्तकांनी इन्सुलिनचं कार्य जसं मानलं आहे तसं ते प्रत्यक्षात नाही.[९]

पाठ्यपुस्तकी थिअरी असंही म्हणते की, बराच काळ जास्त प्रमाणावर इन्सुलिन तयार करून बीटा पेशी थकतात. पण अभ्यास असं दाखवतात की, मधुमेहपूर्व अवस्थेत रक्तातील इन्सुलिन वाढलेलं असतं तेव्हा इन्सुलिन तयार करणाऱ्या पेशींची संख्या वाढलेली असते.[१०] त्यामुळे एकूण तयार होणारं इन्सुलिन वाढतं; पण कुठलीही पेशी सरासरीमध्ये जास्त काम करत नसते. त्यामुळे थकण्याचा प्रश्नच उद्भवत नाही.

थोडक्यात, लठ्ठपणामुळे इन्सुलिन-विरोध निर्माण होतो, हे विधान विज्ञानाच्या कसोटीवर उतरत नाही. इन्सुलिन-विरोधाची भरपाई करण्यासाठी इन्सुलिन वाढतं, या विधानाला प्रयोगाचा आधार नाही. जास्त इन्सुलिन तयार करून बीटा पेशी दमतात, हे खरं नाही. कारण त्यांना जास्त तयार करावं लागतच नाही. शेवटी इन्सुलिनचा प्रभाव कमी पडल्यामुळे ग्लुकोज वाढतं, या विधानालाही प्रयोगांचा आधार नाही. आणि वाढलेल्या ग्लुकोजमुळे मधुमेहाचे दुष्परिणाम दिसतात, त्यामुळे ग्लुकोजला ताळ्यावर आणणं हे मधुमेहाच्या उपचारांचं ध्येय असलं पाहिजे, या विधानाचा सर्व वैद्यकीय चाचण्यांनी तीव्र अपेक्षाभंग केलेला आहे. थोडक्यात, मधुमेहाच्या पारंपरिक थिअरीपैकी एकही विधान विज्ञानाच्या निकषावर टिकू शकत नाही.

मधुमेह समजलेला नाही

आतापर्यंतच्या वैद्यकीय शास्त्रांमध्ये मधुमेह जन्माचा सोबती असतो, तो कधी बरा होत नाही, असं मानलं गेलं आहे. एखादा रोग बरा न होण्याची तीन कारणं असू

शकतात. एक तर त्या रोगातील एखादी तरी प्रक्रिया अशी असेल, की जिचे परतीचे दोर कापलेले आहेत.

उदाहरणार्थ, आपल्या डोळ्यांमधील रेटिनाला कसल्याही प्रकारची हानी झाली तर ती भरून येऊ शकत नाही. युद्धात किंवा अपघातात हातपाय तुटला तर परत उगवत नाही.

मधुमेहात दोर कापलेली अशी एकही प्रक्रिया नाही. इन्सुलिन-विरोध कमी करता येतो, इन्सुलिनचा स्राव वाढवता येतो. बीटा पेशींचा एकदा नाश झाला तर त्या पुन्हा तयार होत नाहीत, अशी आधीची समजूत होती. पण तीही आता चुकीची असल्याचं प्रयोगांनी दाखवलं गेलं आहे.[११]

दुसरी शक्यता अशी की, परत न फिरण्यासारखं या रोगात काही नसेल कदाचित; पण त्याला परत फिरवायचं तंत्रज्ञान अजून आपल्याकडे नाही. मधुमेहाच्या बाबतीतही ही गोष्ट खरी दिसत नाही. कारण प्रचलित थिअरीप्रमाणे जे काही करायला पाहिजे ते करायला लागणाऱ्या तंत्रज्ञानाचाही भरपूर विकास झाला आहे. इन्सुलिन-विरोध कमी करणारे उपचार आहेत, इन्सुलिनचा स्राव वाढवणारे आहेत, बाहेरून इन्सुलिन द्यायचं झालं तर ते देण्याची स्वयंचलित यंत्रणासुद्धा आहे, बीटा पेशींचं रोपण करणंही जमलेलं आहे; पण मधुमेह बरा करणं काही जमलेलं नाही. म्हणजे दुसऱ्या शक्यतेतही तथ्य दिसत नाही.

तिसरी शक्यता म्हणजे आपल्याला मधुमेह समजलेलाच नाही. उपचारांची दिशाच चुकते आहे. चुकीच्या उपचारांनी रोग बरा होण्याची शक्यता नाही. पहिल्या दोन शक्यतांना फारसा आधार नसल्यामुळे आणि वैद्यकीय चाचण्यांमध्ये निराशाच पदरी पडली असल्यामुळे तिसराच तर्क खरा असण्याची शक्यता सर्वात दाट आहे. १८५७चा इतिहास नीट समजायला हवा असेल तर मंगल पांडेच्या पलीकडे पाहायला हवं. नानासाहेब पेशवे, तात्या टोपे, झाशीची राणी, बहादुरशाह जफर, खालसा संस्थानं, बराच काळ साचलेला असंतोष, कित्येक महिने चालू असलेली पद्धतशीर योजना, चपात्यांमधून फिरलेले संदेश, शिपायांच्या आणाभाका असं बरंच काही जमिनीखाली घडल्यानंतर एक मंगल पांडेची दर्शनी घटना घडली. तेवढीच ब्रिटिशांना दिसली. आणि ती घटना शेवटची नव्हती; तर त्यानंतरही बरंच काही घडलं.

गेल्या तीस वर्षांमधल्या संशोधनानंतर आता हळूहळू हे स्पष्ट होत आहे की, ग्लुकोज आणि इन्सुलिन हे मधुमेहाचे फक्त 'मंगल पांडे' आहेत. त्यांच्यामध्ये काही बदल घडलेला दिसण्याच्या बऱ्याच आधी मधुमेहाची सुरुवात झालेली असते. ग्लुकोजमधला बदल पाहायला, मोजायला सोपा; आणि त्याचा शोध आधी लागला म्हणून तो आधी माहीत झाला इतकंच! मात्र, मधुमेहाच्या एकूण प्रक्रियेत ग्लुकोजचं आणि इन्सुलिनचं स्थानही अगदी नगण्य आहे. हे ज्ञान अगदी आता-आतापर्यंत नव्हतं, म्हणून आपण ग्लुकोज-इन्सुलिनभोवती फिरत राहिलो. आता ते बदलल्याखेरीज मधुमेह समजायचा नाही.

मधुमेहाच्या प्रक्रियेत इतर अनेक घटकांचा हात आहे, हे काही एका रात्रीत समजलं नाही. ते हळूहळू २५-३० वर्षं उलगडत आहे. मधुमेहात ग्लुकोजची आणि इन्सुलिनची पातळी बदलते, त्याचबरोबर शरीरातील अनेक वेगवेगळ्या प्रकाराच्या रेणूंची आणि प्रक्रियांची बदलते.[१२] त्यात अनेक प्रकारची संप्रेरके, विशेषतः लैंगिक प्रक्रिया आणि पुनरुत्पत्तीशी संबंधित संप्रेरके, रोगप्रतिकारशक्ती आणि दाहखुणा (Inflammatory Markers) म्हणजे दाह-प्रक्रियेशी (Inflammation) संबंधित संदेशवाहक रेणू, स्नायूंची ताकद, स्नायूंनी सोडलेले रासायनिक संदेश, मूत्रपिंडांनी सोडलेले संदेश, मेदपेशींनी सोडलेले संदेश, बदललेले चय आणि अपचय, आतड्यांच्या आकुंचन-प्रसरणाची बदललेली गती हे तर आहेतच; पण याहून महत्त्वाचा रेणूंचा एक प्रकार आहे – ग्रोथ फॅक्टर! म्हणजे 'पेशीसुधा' नावाचे हे संदेशवाहक रेणू जणू काही शरीरांतर्गत तयार होणारी जीवनसत्त्वं असतात.

शरीराच्या योग्य वाढीसाठी, मूळपेशींची (Stem Cells) नीट निगा राखण्यासाठी, रक्तवाहिन्या बळकट राखण्यासाठी, छोट्याछोट्या केशवाहिन्या नेहमी तुटतफुटत असतात – त्यांची कायम दुरुस्ती करत राहण्यासाठी, सगळ्या पेशींच्या-ऊतींच्या योग्य नियंत्रणासाठी, जखम झाली तर भरून येण्यासाठी, चेतापेशींच्या आरोग्यासाठी अशा असंख्य कामांसाठी दोन डझनांहून अधिक प्रकारच्या या पेशीसुधांची शरीराला नितांत गरज असते. ज्याच्या शरीरातील पेशीसुधांचा व्यवहार सुरळीत त्याचं शरीर तंदुरुस्त!

दाह आणि दाहखुणा

दाह ही मुळात शरीराच्या रोगप्रतिकारशक्तीची एक घटक प्रक्रिया आहे. एखादी छोटी-मोठी जखम झाली तर त्या जागी जिवाणूंचा शिरकाव होतो. तो रोखण्यापासून ते जखम बरी करण्यापर्यंतच्या प्रक्रियेत दाहाची भूमिका असते. याला दाह हे नाव पडण्याचं कारण जखमेच्या ठिकाणी जी वेदना, दु:ख, आग झाल्याची भावना असते, त्यात या प्रक्रियेचा वाटा असतो. सूज, वेदना, लाली, त्या जागी गरम वाटणं आणि त्या अवयवाच्या कार्यात बाधा अशी दाहाची लक्षणं पूर्वीपासून सांगितली गेली आहेत.

दाह-प्रक्रियेत मुख्यतः काय होतं? तर, मोठ्या प्रमाणावर पांढऱ्या पेशींची दुखऱ्या जागी आवक होते. पांढऱ्या पेशींना इथं यायचं हे कसं कळतं? तर, एक प्रकारच्या रासायनिक भाषेमुळे! जखमेच्या किंवा दुखापतीच्या जागी अनेक प्रकारचे संदेशवाहक रेणू तयार होतात. ते पांढऱ्या पेशींना आमंत्रण देण्याबरोबरच इतर अनेक क्रियांना चालना देतात. स्वत: तिथं जमलेल्या पांढऱ्या पेशीही अनेक प्रकारचे संदेश-रेणू सोडतात. या सगळ्यांचा हेतू दुखऱ्या भागाला लवकरात लवकर पूर्ववत करणं, असा असतो. हे संदेश-रेणू रक्तात नेहमीपेक्षा जास्त प्रमाणात सापडणं म्हणजे शरीरात कुठंतरी दाह-प्रक्रिया सुरू असल्याचं द्योतक समजलं जातं. म्हणून या रेणूंना 'दाहखुणा' म्हटलं जातं.

मधुमेह, हृदयरोग यांसारख्या स्थितींमध्ये रक्तात दाहखुणा वाढलेल्या दिसतात. पण, याचा अर्थ पूर्णपणे स्पष्ट नाही. प्रत्यक्षात कुठल्या जागी दाह-प्रक्रिया सुरू असलेली दिसतेच असं नाही. अलीकडच्या संशोधनातून हे स्पष्ट होत आहे की, जे रेणू दाह-प्रक्रियेत काही भूमिका बजावतात ते चयापचय, मेंदूचं कार्य, वर्तन, नैराश्य आणि इतर भावनांच्या नियंत्रणातही काही भूमिका बजावत असतात. तेव्हा यांची रक्तातील वाढलेली पातळी नक्की दाहच दर्शवते, की आणखी काही, हे स्पष्ट नाही. पण, या क्षेत्रातील सध्याच्या विश्वासाप्रमाणे अजून तरी त्यांना दाहखुणा म्हणूनच ओळखले जाते.

मधुमेहात या पेशीसुधांचे व्यवहार मोठ्या प्रमाणावर बदलतात. इथं ही यादी संपत नाही. मेंदू आणि चेतासंस्था, चेतापेशी यांना मधुमेहाच्या प्रक्रियेत कदाचित त्याहूनही जास्त महत्त्व आहे. मेंदूमधली अनेक प्रकारच्या चेतापेशींची उद्दीपनं, अनेक प्रकारच्या नियंत्रणाची मंडलं, संदेशांच्या पाऊलवाटा, निर्णयप्रक्रियांवर परिणाम करणारी रसायनं, स्मरणशक्तीची यंत्रणा, स्वायत्त मज्जासंस्था आणि

त्यांची 'सिम्पथेटिक-पॅरासिम्पथेटिक' ही अर्धांगि, या सगळ्यांमध्ये मधुमेहाच्या प्रक्रियेत दखल घेण्याजोगे बदल होत असतात. या गोष्टी संशोधनातून जसजशा पुढे येत होत्या तसतसे हे सगळे वाढलेल्या साखरेमुळे होणारे परिणाम आहेत, असं मानलं जात होतं.

यापैकी कित्येक बदल ग्लुकोज-इन्सुलिनमध्ये काही बदल दिसायच्या बऱ्याच आधीपासून सुरू झालेले असतात. अर्थात 'ग्लुकोज-इन्सुलिन'मधील बदलामुळे ते बदलत असतील, यापेक्षा त्यांच्यातल्या बदलामुळे ग्लुकोज-इन्सुलिन बदलत असतील, ही शक्यता जास्त!

एकीकडे मधुमेहात ग्लुकोज-इन्सुलिनच्या पलीकडे डझनावारी इतर घटकांचा हात आहे; तर दुसरीकडे ज्याला आपण साखरेचं नियंत्रण करणारा रेणू समजत होतो त्या इन्सुलिनचे इतर लागेबांधे समोर येत आहेत. इन्सुलिनचा शोध लागला तो साखरेच्या संदर्भात. पण त्यानंतरच्या शंभर वर्षांत इन्सुलिन आणि इन्सुलिनसारख्या प्रथिनांचं अख्खं कुटुंब प्राण्यांच्या जवळपास सर्व प्रकारांमध्ये वेगवेगळी कामं करत असतं असं दिसून आलं आहे.[१३]

या प्रथिनांच्या कुटुंबाची मुख्य कामं अंड्यापासून पूर्ण प्राण्याचा विकास, लैंगिकता आणि पुनरुत्पादन, आयुर्मानाची मर्यादा ठरवणं, निरनिराळ्या संदर्भात वर्तनाविषयी निर्णय घेणं अशा विषयीची मुख्यतः आहेत. साखरेचं प्रमाण ठरवणं हे काही इन्सुलिन कुटुंबातील प्रथिनांचं मुख्य काम नाही; गंमत म्हणजे माणसातही नाही.

माणसातही इन्सुलिन ग्लुकोजखेरीज इतर अनेक गोष्टींविषयीचे निर्णय करतं. त्यात स्त्रियांची मासिक पाळीविषयक नियमितता, पेशींची वाढ, शिकणं आणि स्मरणशक्तीची क्षमता, विचार करण्याची – निर्णय घेण्याची पद्धत, जखमा बऱ्या होण्याची प्रक्रिया या सगळ्यांत इन्सुलिनचा महत्त्वाचा वाटा आहे आणि तो ग्लुकोजच्या माध्यमातून होतो, असं नाही; तर स्वतंत्रपणे होतो. त्यामुळे इन्सुलिनच्या पातळीत होणारे चढउतार यांपैकी दुसऱ्या एखाद्या कार्यासाठीही होऊ शकतात, हे मधुमेहाचा विचार करताना आपण विसरता कामा नये.

ग्लुकोजसुद्धा फक्त ऊर्जा म्हणून जाळण्यासाठी नाही; तो एक संदेशवाहक रेणू आहे. रक्तातील ग्लुकोजच्या पातळीप्रमाणे आपली विचार करण्याची पद्धत, निर्णयक्षमता बदलू शकते, आईच्या रक्तातील ग्लुकोजची पातळी बाळाच्या विकासाच्या विशिष्ट टप्प्यांवर विशिष्ट परिणाम करत असते. मधुमेहाच्या सुसंगत थिअरीला याही गोष्टींचे नीट अर्थ लावता यायला हवेत.

पेशीसुधा म्हणजे अमृत-संजीवनी

माणसाच्या जन्माची सुरुवात एका पेशीपासून होते आणि त्यातून शरीर नावाचं एक अत्यंत जटिल यंत्र तयार होतं. यात कुठल्या पेशींनी कधी वाढायचं, कधी विभाजित व्हायचं, कुठल्या पेशींच्या अधिक प्रती तयार करायच्या, कशाच्या कमीच ठेवायच्या, या सगळ्याचं योजनाबद्ध नियंत्रण करणं आवश्यक असतं. हे फक्त वाढीच्या वयातच लागतं असं नाही; तर पूर्ण वाढ झाल्यानंतरही लागतं. एकदा शरीराची वाढ पूर्ण झाली की नेहमीचा मेंटेनन्स हे एक महत्त्वाचं कायमस्वरूपी काम राहतं. त्याखेरीज जखम होते, तेव्हा त्याजागी पुन्हा नव्या पेशींची वाढ होऊ देण्याची आणि त्याचंही नीट नियंत्रण करण्याची आवश्यकता असते. यासाठी जी एक विस्मयकारक यंत्रणा शरीरात आहे त्यात 'पेशीसुधा' (Growth Factors) नावाच्या रेणूंचा संच आहे.

कुठल्याही अवयवामधील मूळपेशी (Stem Cells) सुरक्षित राखणं, त्यांना योग्य वेळी वाढीचे संदेश देणं, जुन्या थकलेल्या पेशींची जागा नव्या ताज्या दमाच्या पेशींनी भरून काढणं, पेशींचा परिसर नीट ठेवणं, जखमा भरून काढण्याची प्रक्रिया सुरळीत चालवणं, अशी अनेक कामं या पेशीसुधांकडेच असतात. आपण योजलेल्या मराठी नावाप्रमाणे त्या खरोखरच पेशींची अमृत-संजीवनी आहेत. त्यांची कमतरता असेल तर मूळपेशी नीट काम करत नाहीत, पेशींचे तारुण्य टिकत नाही, जखमा भरून येऊ शकत नाहीत. पेशीसुधा ही जणू काही शरीराच्या आतच तयार होणारी जीवनसत्त्वं आहेत. ती कुठल्या परिस्थितीमध्ये योग्य प्रमाणात तयार होतात, कधी कमी पडतात, हा कळीचा मुद्दा आहे.

आरोग्यपूर्ण शरीरामध्ये पेशीसुधांची जी अपेक्षित पातळी आहे ती मधुमेहासारख्या आजारांमध्ये मोठ्या प्रमाणावर बदलते. अनेक प्रकारच्या पेशीसुधांची पातळी नको इतकी कमी होते; तर काहींची वाढतेसुद्धा! मधुमेहाच्या दुष्परिणामांमध्ये पेशीसुधांच्या बिघडलेल्या पातळ्यांचा आणि कार्याचा मोठाच हात आहे.

इन्सुलिनच्या वरवर पाहता असंबंधित वाटणाऱ्या कार्यांमध्ये काहीतरी सुसूत्रता असली पाहिजे. नाहीतर एकाच रेणूकडे इतकी विविध कामं सोपवली गेली असती का? मुळात रक्तातून ग्लुकोज उचलण्यासाठी कुठल्याही पेशीला बाहेरच्या एखाद्या संदेशाची गरज का वाटावी? जिवाणूंसारखे एकपेशीय प्राणी आपल्या गरजेप्रमाणे आपल्या परिसरातून पोषक असे रेणू आपण होऊन उचलतात. त्यांना ग्लुकोज उचलण्यासाठी इन्सुलिनची गरज भासत नाही. फार काय; माणसाच्या शरीरातील पेशींपैकी काही प्रकारच्या पेशींनाच इन्सुलिनची गरज भासते, सगळ्या नाही. मग फक्त निवडक प्रकारच्या पेशींनाच इन्सुलिनची गरज का भासू लागली? इतक्या मूलभूत प्रश्नांकडे गेल्याखेरीज मधुमेह समजेल अशी शक्यता नाही. असे प्रश्न विचारणं हीच ज्ञानाची पहिली पायरी असायला पाहिजे. दुर्दैवानं वैद्यकशास्त्रानं असे मूलभूत प्रश्न टाळले आहेत.

एकीकडे इन्सुलिनवरच्या अभिव्यक्तीवर परिणाम करणारे अनेक घटक आणि प्रक्रिया आहेत; तर दुसरीकडे इन्सुलिन शरीराच्या अनेक प्रक्रियांवर परिणाम करत असते. ही गोष्ट इन्सुलिनच नाही; तर शरीरातल्या प्रत्येक रेणू, प्रत्येक पेशी, प्रत्येक प्रक्रियेला लागू आहे. कोण कुणावर परिणाम करतं याचे नुसते धागे जोडत गेलं तर एक महाजटिल जाळं तयार होतं जे कल्पनेनंही रेखाटणं अशक्य वाटतं.

माणसाला साध्या, सोप्या गोष्टी सांगायला आणि ऐकायला आवडतात. वस्तुस्थिती मात्र नेहमीच जास्त गुंतागुंतीची असते. मधुमेहाचं आधीचं आकलन तसं समजायला सोपं होतं. पण ते वस्तुस्थितीला धरून नाही, आणि मुख्य म्हणजे प्रभावी उपचारांसाठी उपयोगाचं नाही, हे सिद्ध झाल्यानंतर त्याचं अधिक वास्तववादी चित्र रेखाटण्याचा प्रयत्न करायला हवा. आज माहीत झालेल्या मधुमेहातील सर्व साखळ्या एकत्र करायचं ठरवलं तर ते चित्र इतकं जटिल आहे, की माणसाच्या मेंदूला त्याची संगत लावणंच अवघड!

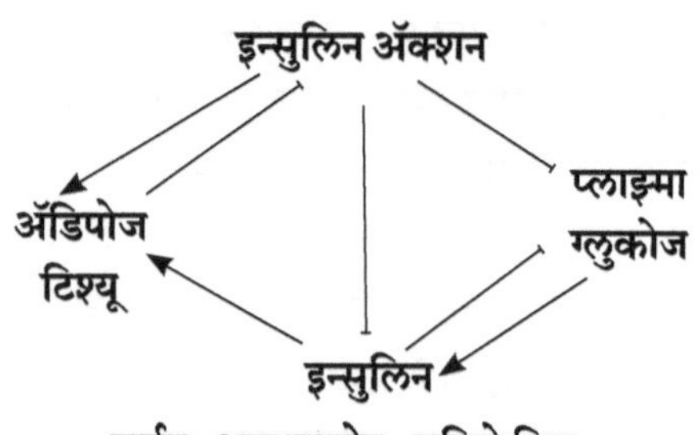

टाईप-२चा मधुमेह : पहिले चित्र

आजच्या जमान्यात गुंतागुंतीच्या कोड्यांची उकल करायला संगणकाची मदत घेता येते. माणसाच्या मेंदूला अवघड वाटणाऱ्या गोष्टी संगणक एकत्र करू शकतो. पण शेवटी त्यातून निर्माण होणारी जाण माणसालाच समजते. माणसाच्या मनाची सर्जनशीलता आणि समज आणि संगणकाची गुंतागुंतीचा डेटा हाताळण्याची क्षमता या दोन्हींची योग्य सांगड घालणं, हा नव्या युगाच्या विज्ञानाचा मार्ग आहे. मधुमेहासाठी जेव्हा संशोधकांनी हा मार्ग वापरला तेव्हा असं दिसून आलं की, मधुमेह हे सुमारे ३५० धागे आणि ७० गाठी असलेलं जाळं आहे.[१२]

हे जाळं काल्पनिक नसून वास्तविक आहे. कारण जाव्व्याचा प्रत्येक धागा स्वतंत्र प्रयोगांनी दाखवला गेला आहे. काहीशे प्रयोगांचा अर्क काढूनच हे जाळं तयार केलं गेलं आहे. या ७० गाठींपैकीच ग्लुकोज आणि इन्सुलिन या दोन! हे जाळं आणि त्याचे धागे एकमेकांत असे गुंतलेले आहेत, की एक धागा ओढला की सगळे हलतात. मग कुठला धागा ओढला की जाळं कसं बदलतं, हे संगणकाच्या मदतीनं समजून घेता येतं. त्यात असं दिसलं, की हे जाळं काही परिस्थितीत मधुमेहाचा आकार घेतं. म्हणजे मधुमेहाची जी लक्षणं आपल्याला माहीत आहेत ती या जाव्व्यात दिसायला लागतात. या जाव्व्याचे काही धागे ओढले की ते मधुमेहाच्या अवस्थेकडे जातं. इतर काही धागे ओढले तर मधुमेहाच्या अवस्थेतून बाहेरही येऊ शकतं. पण, ग्लुकोजचे आणि इन्सुलिनचे धागे ओढून ते होत नाही.

ग्लुकोजला आणि इन्सुलिनला या जाव्व्याच्या रचनेत आणि कार्यात आपण समजत आलो तितकं महत्त्वच नाही. जाव्व्याला मधुमेहाच्या अवस्थेतून बाहेर काढणारे धागे वेगळेच आहेत. पण त्यांनी हे काम होऊ शकतं. म्हणजे तत्त्वतः माणूस मधुमेहाच्या विळख्यातून बाहेर येऊ शकतो, असं या जाव्व्याच्या प्रारूपाचं (Network Model) म्हणणं आहे. पण ग्लुकोजचं आणि इन्सुलिनचं काहीतरी जुगाड करून मधुमेहातून बाहेर पडणं हे तत्त्वतःच होऊ शकत नाही. ग्लुकोजच्या पातळीला जागेवर आणून मधुमेह बरा होत नाही. मधुमेह मुळापासून बरा केला तर मात्र ग्लुकोज शहाण्या मुलासारखं आपण होऊन घरी परत येईल, असं या मॉडेलचं म्हणणं आहे.

हे मॉडेल हे फक्त एक उदाहरण झालं. मधुमेहावरचं संशोधन आता वेगानं नव्या वाटांच्या शोधात पुढे जात आहे. आपल्या डोव्व्यांसमोरचं चित्रच आता वेगानं बदलणार आहे. मधुमेहपूर्व अवस्थेत शरीरात होणारे कित्येक बदल ग्लुकोज आणि

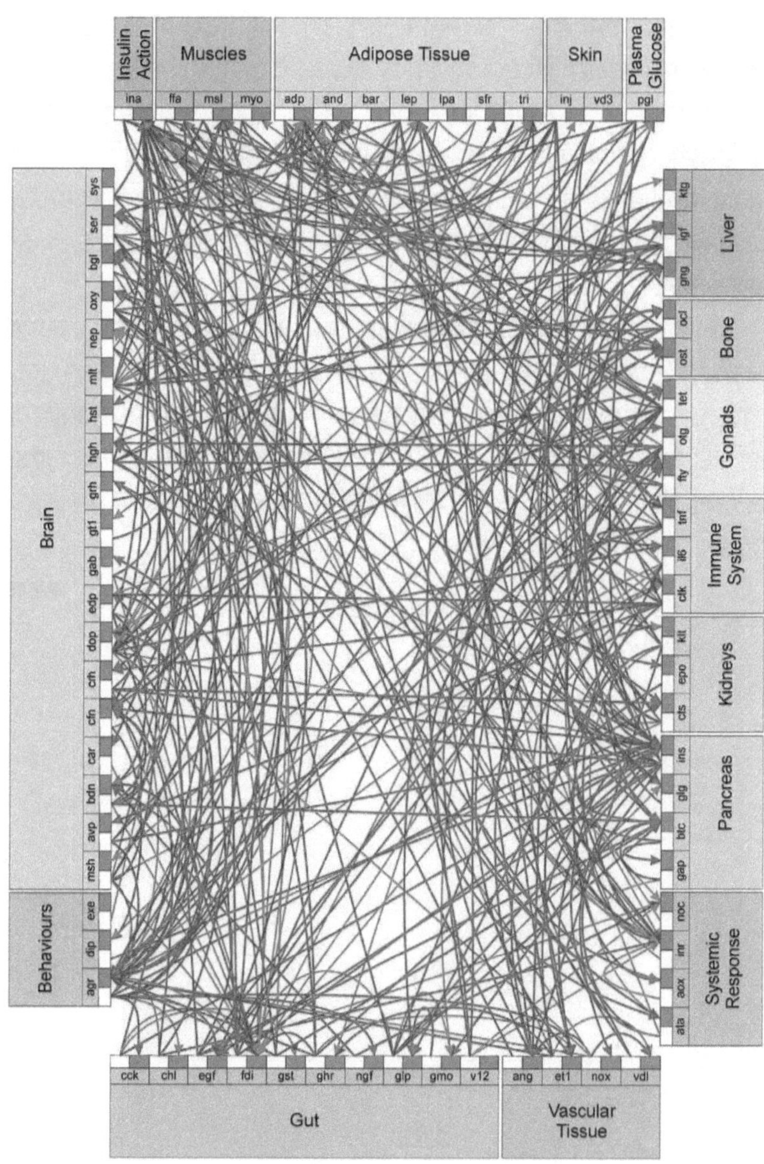

टाईप–२चा मधुमेह : आजचे चित्र

इन्सुलिनमधील बदलांच्या आधीच सुरू झालेले असतात. त्यामुळे रक्तातील साखर वाढल्याचा परिणाम म्हणून ते बदलतात, असं दिसत नाही; तर त्यांच्यात झालेल्या बदलांचा एक छोटासा परिणाम म्हणून ग्लुकोज आणि इन्सुलिन बदलत असावेत. हे चित्र हळूहळू स्पष्ट होत जाणारच आहे. पण हे नवीन चित्र पाहण्याची क्षमता येण्यासाठी, आधीचं चित्र, जे चुकीचं असल्याचं आतापर्यंत सिद्ध झालेलंच आहे, ते नाकारण्याची मानसिक तयारी असायला हवी. मधुमेहाबद्दलच्या विचारधरेत मोठाच बदल होणार आहे आणि त्या बदलाला सामोरं जाण्यानंच मधुमेह समजायला मदत होणार आहे.

अजून संशोधाकांचीही पुरेशी मानसिक तयारी झालेली नाही. त्यालाही कारणं आहेत. संशोधकही माणसंच असतात. इतर माणसांइतकीच गतानुगतिक असतात. त्यांनाही बदलायला वेळ लागतो. ही संशोधकांची मानसिकता कशी असते आणि ती तशी का असते, हाही अभ्यासाचा आणि संशोधनाचा विषय आहे, आणि त्यावरही संशोधन झालं आहे, सुरू आहे. नवीन विचारधरेचं स्वागत करू पाहणाऱ्याला याचीही माहिती असायला हवी.

४

पॉपर, कून, आदिमानव आणि विज्ञानक्रांती

आफ्रिकेतल्या कलहारी वाळवंटात राहणाऱ्या कुंग जमातीतील गोष्ट. एका सकाळी चार-पाच लोकांचा एक गट शिकारीसाठी बाहेर पडला. थोडं अंतर चालल्यावर त्यांना बारीक रेतीमध्ये छोट्या-छोट्या खुरांचे ठसे उमटलेले दिसले. त्यांच्यातल्या अनुभवी शिकाऱ्यांनं ते नीट निरखून पाहिले. ठसे ताजे दिसत होते. त्याच्या कडा अजून रेखीव होत्या, कडांवरची रेती ढासळायला अजून सुरुवात झालेली नव्हती. म्हणजे हा हरणांचा कळप अजून फार लांब गेला नसणार... ठशांचा माग काढत गेलं तर सापडू शकेल... अशा विचारांनी ते ठशांचा माग काढत; पण शक्य तितक्या वेगानं, दबकत-दबकत जाऊ लागले. जाता-जाता एका ठिकाणी तो अनुभवी शिकारी एकाएकी थांबला आणि काही ठशांकडे निरखून पाहू लागला. काही क्षणात त्यानं मान हलवली, ताठ उभा राहिला आणि मग सगळ्यांनी तो माग काढणं एकाएकी सोडून दिलं.

ही गोष्ट लिहून ठेवली आहे; मानवशास्त्राचा अभ्यास करणाऱ्या संशोधकांच्या एका गटानं!° कुंग जमातीच्या शिकारी लोकांचा या अभ्यासकांनी अनेक वर्षं सखोल अभ्यास केला. बारीकसारीक गोष्टींची निरीक्षणं केली. त्यांच्याशी संवाद साधत त्यांची भाषा, संस्कृती, विचार करण्याची पद्धत, परिसराशी संबंध यावर मोठा प्रबंध लिहिला. हा प्रसंग अगदी साधा, नेहमीच घडणारा असला तरी त्याला विचारांची पद्धत आणि विज्ञानाच्या दृष्टिकोनातून फार महत्त्व आहे.

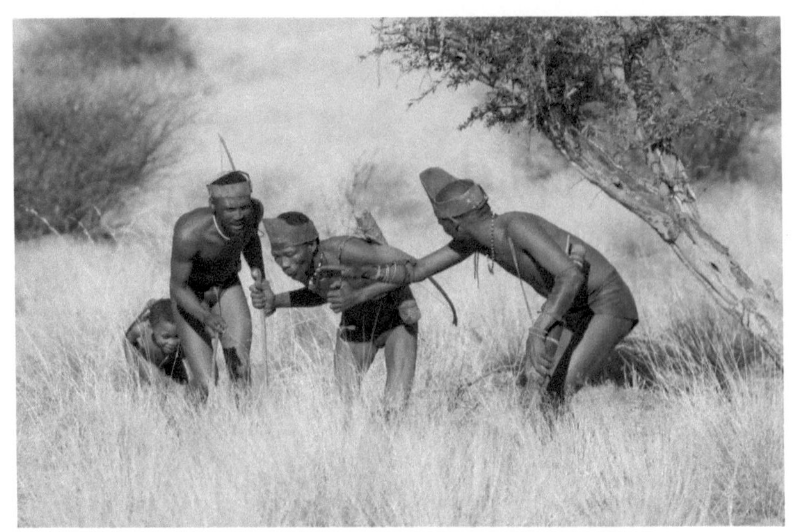

आदिवासी जमातीमधील शिकारीचं तर्कशास्त्र

शिकारीचा प्रसंग लांबून पाहणाऱ्या अभ्यासकांनी नंतर गटाला विचारलं, तुम्ही अचानक त्या ठशांचा माग काढणं सोडून का दिलं? त्यांनी उत्तर दिलं, ते ठसे आज सकाळचेच आहेत असं वाटत होतं म्हणून आम्ही त्यांच्या मागं जात राहिलो. पण एका ठिकाणी एक वेगळी गोष्ट दिसली. उंदरांच्या छोट्याशा पायटच्या या ठशांवर उठल्या होत्या. नक्कीच हा रानउंदीर या हरणांनंतर इथं वावरला होता. आता हे रानउंदीर निशाचर आहेत. ते दिवसा बाहेर पडत नाहीत हे आम्हांला माहीत आहे. ज्याअर्थी निशाचर उंदीर या हरणांच्या नंतर इथं वावरले त्याअर्थी हे ठसे आज सकाळचे नाही, तर कालचे असणार. एवढे जुने असतील तर आता त्यांचा माग काढण्यात काही फायदा नाही.

पॉपरचे तत्त्वज्ञान

कुठल्याही प्रकारचं आधुनिक शिक्षण न घेतलेल्या या शिकारी माणसांनी जे तर्कशास्त्र वापरलं आहे त्यात विज्ञानाचा गाभा आहे. शुद्ध वैज्ञानिक विचारपद्धत आहे. विज्ञानाच्या तत्त्वज्ञानाचा उद्गाता म्हणून कार्ल पॉपर (Karl Popper) हे नाव प्रसिद्ध आहे.[२]

पॉपरच्या म्हणण्याप्रमाणे, विज्ञानाच्या तर्कशास्त्राची एक गाभापद्धत आहे. निरीक्षणातून आणि प्रश्नांमधून निर्माण होणारी प्रस्तावित मतं म्हणजे 'हायपॉथेसिस' (Hypothesis) हे विज्ञानाला पायाभूत आहेत. या प्रस्तावमतांमधून निरीक्षणांमागचं संभाव्य स्पष्टीकरण, कार्यकारणभाव किंवा विचारलेल्या प्रश्नांची उत्तरं मिळू शकतात. पण हा काही शेवट नाही. एखादं प्रस्तावमत उपयुक्त असेल किंवा नसेलही; खरं असेल किंवा निव्वळ आपली कल्पनासुद्धा असू शकेल, त्यामुळे ते तपासून पाहायला हवं.

प्रयोग, निरीक्षण, संख्याशास्त्र, गणित आणि तर्कशास्त्र यांच्या योग्य मिश्रणातून प्रस्तावमतं तपासता येतात. पण तपासातून काय निघू शकतं? व्यावहारिक विज्ञानात कुठलंही प्रस्तावमत कधीही अंतिम सत्य म्हणून सिद्ध करता येत नाही. ते बरोबर असलं तरी 'बरोबर आहे' म्हणून सिद्ध करता येत नाही. बरोबर नसेल तर ते 'चुकीचं आहे' असं मात्र सिद्ध करता येतं. जे प्रस्ताव चुकीचे आहेत असं सिद्ध करणं तत्त्वत: शक्य असूनही तसं झालेलं नाही, ते प्रस्ताव स्वीकारून अभ्यासक पुढे जात राहतो. पण पुढे जाता-जाता कुठल्याही क्षणी तो प्रस्ताव चुकीचा आहे असं सिद्ध होत असेल तर ते स्वीकारून तो प्रस्ताव सोडून दिला जातो आणि अधिक समाधानकारक असा दुसरा शोधला जातो. हीच विज्ञानाची गाभापद्धत!

दिवस-रात्र ठरावीक चक्राकार क्रमानं का होतात, याचा कार्यकारणभाव म्हणून सूर्य-चंद्र-तारे पृथ्वीभोवती फिरतात, असा प्रस्ताव माणसानं खूप पूर्वीपासून स्वीकारलेला होता. पण या प्रस्तावानं सगळ्याच गोष्टींची नीट स्पष्टीकरणं मिळत नव्हती. अनेक पुरावे विरुद्ध जाऊ लागल्यावर तो प्रस्ताव सोडून द्यावा लागला. 'चुकीचा होता' असं म्हणावं लागलं आणि मग ' सूर्याभोवती पृथ्वी फिरते' असा नवा प्रस्ताव स्वीकारला गेला. त्यात अजूनतरी काही चूक दिसून आलेली नाही म्हणून तो आज विज्ञानाला मान्य असलेला सिद्धान्त आहे. त्यात आता नवीन सिद्धान्तांची भर पडली आहे, ती म्हणजे सूर्यही आकाशगंगेचा भाग आहे, त्या आकाशगंगेलाही चक्राकार गती आहे. पण, सूर्याभोवती पृथ्वी फिरते याच्या ते विरोधी नाही. म्हणून, 'सूर्याभोवती पृथ्वी फिरते' हे आपण आज सत्य म्हणून स्वीकारलेलं आहे. पण तेच अंतिम सत्य आहे असं आपल्याला पक्कं माहीत आहे का? तर, नाही. तसं माहीत होणं तत्त्वत: शक्य नाही.

जेव्हा 'सूर्य पृथ्वीभोवती फिरतो' हा सिद्धान्त सर्वमान्य होता तेव्हा 'ते अंतिम सत्य नाही' हे आपल्याला पटलं असतं का? तर, नाही. त्या वेळी आपल्यासाठी ते अंतिम सत्य असल्यासारखंच होतं. मग आज जे अंतिम सत्य आहे असं वाटत आहे ते तसेच आहे कशावरून? आजपर्यंत त्याच्या विरुद्ध पुरावा सापडलेला नाही एवढंच आपण ठामपणे म्हणू शकतो.

थोडक्यात, प्रायोगिक विज्ञान हे एखादा प्रस्ताव चुकीचा आहे किंवा नाही, असा प्रश्न फक्त विचारू शकतं. तो चुकीचा आहे असं दाखवणारा पुरावा असेल तर 'तो चुकीचा आहे' हे ठामपणे म्हणू शकतं; नाहीतर तो बरोबर असण्याची शक्यता आहे, असं म्हणू शकतं. पण, तो बरोबरच आहे अशी खात्री कुठल्याही प्रयोगानं करता येत नाही, असं कार्ल पॉपरचं म्हणणं!

आता हे कुंग शिकारी तिथं अशीच प्रक्रिया आणि असंच तर्कशास्त्र वापरत होते असं दिसतं. हरणांचे ठसे पाहिल्यानंतर ते ताजे दिसत आहेत त्याअर्थी हे आज सकाळचे असले पाहिजेत, असं त्यांचं प्रस्तावित मत होतं. त्या मताला धरून ते पुढे चाललले होते. पण पुढे जेव्हा त्या प्रस्तावाच्या विरुद्ध सज्जड पुरावा मिळाला तेव्हा त्यांनी तो प्रस्ताव सोडून दिला. हीच विज्ञानाची गाभाप्रक्रिया, जी माणसाकडे आदिमानव अवस्थेपासूनच असावी असं दिसतं. विज्ञान काही गेल्या काहीशे वर्षांत जन्माला आलेलं नाही. त्याचा अधिक विकास नक्कीच गेल्या दोन-तीनशे वर्षांत वेगानं झाला आहे. पण त्याचा गाभा माणसाला अंगभूतच आहे, हे विज्ञानाचं मूळ स्वरूप कार्ल पॉपरमुळे स्पष्ट झालं.

जे अजून चुकीचे सिद्ध झालेले नाहीत, खोडले गेलेले नाहीत अशा प्रस्तावमतांचा समूह म्हणजे विज्ञान. यात एक गोष्ट खूप महत्त्वाची आहे, ती म्हणजे, प्रस्तावमत तथा हायपॉथिसिस नक्की कशाला म्हणायचं याची स्पष्टता! पॉपरच्या म्हणण्याप्रमाणे जे खोडण्याचा काहीतरी संभाव्य मार्ग असू शकतो त्यालाच हायपॉथिसिस म्हणावं. जे कधीच खोडता येत नाही असा प्रस्ताव हा विज्ञानाचा प्रस्तावच असू शकत नाही.

उदाहरणार्थ, या जगात जे काही होतं ते परमेश्वराच्या इच्छेनं होतं, हा प्रस्ताव विज्ञानाचा प्रस्ताव होऊ शकत नाही. कारण काय झालं तर हे मत खोडलं जाईल असं काही आपण सांगू शकत नाही.

याउलट, गुरुत्वाकर्षणाचं पाहा. एक फळ खाली पडलं तर त्यानं गुरुत्वाकर्षण सिद्ध होतं का ? तर, नाही. फळ कुठंही जाऊ शकलं असतं. योगायोगानं ते खालच्या दिशेनं आलं, असं असू शकतं. पण, फळ खाली पडण्याऐवजी वाटेल त्या दिशेनं जाऊ लागलं तर गुरुत्वाकर्षणाच्या प्रस्तावाचा पुनर्विचार नक्कीच करावा लागेल. प्रत्यक्षात असं होत नाही. म्हणून गुरुत्वाकर्षण अजून विज्ञानाचं तत्त्व म्हणून शिल्लक आहे.

परमेश्वराच्या इच्छेचा प्रस्ताव खोडण्याचा मार्ग कधी उपलब्ध होईल? तर, त्याची इच्छा काय आहे, हे जाणून घेण्याचा काही स्वतंत्र मार्ग आपल्याकडे असेल, तर ती इच्छा आणि घडणारी घटना आपण ताडून पाहू शकू. घडणाऱ्या घटनेवरूनच आपण परमेश्वराची इच्छा ओळखण्याचा दावा करणार असलो तर ते तपासून पाहण्याचा काही मार्ग राहत नाही, आणि म्हणूनच तो विज्ञानाचा विषय नसून श्रद्धेचा विषय आहे.

श्रद्धा व विज्ञान यातील फरक

आपण पाहिलं की, विज्ञानातील तत्त्वं काही सिद्ध झालेली अंतिम सत्यं नसतात. मग श्रद्धा आणि विज्ञान यात फरक काय? जोवर विज्ञानातील प्रस्तावमतं, कारणमीमांसा प्रयोगांच्या, पुराव्यांच्या चाचणीमधून गेलेल्या नसतात, तोवर त्याही एक प्रकारे श्रद्धाच असतात.

'साखर कमी केली असता मधुमेहाचे दुष्परिणाम टळतात,' या विधानाला जौफ्रे गिलने 'श्रद्धा' असा जो शब्द वापरला तो चुकीचा नाही किंवा त्या काळाच्या संदर्भात कमीपणाचाही नाही. कारण त्या काळी अजून पुरेशा चाचण्या झाल्याच नव्हत्या. चाचण्यांना सामोरं जाण्याची आणि चाचणीत चुकीचे ठरल्यास बदलण्याची विज्ञानाची तयारी असते. ती नसेल तर ती विज्ञानविरोधी श्रद्धा झाली. पण त्यापुढं जाऊन प्रयोग, डेटा, संख्याशास्त्र, गणित, मीमांसा यातून विरुद्ध पुरावा मिळाला; तरीही आपलं म्हणणं सोडण्याची तयारी नसेल तर त्याला अंधश्रद्धा म्हटलं पाहिजे. हीच अंधश्रद्धेची खरी आणि व्यवहार्य व्याख्या.

थोडक्यात, कोणताही प्रस्ताव तत्त्वतः खोडून काढता येण्याजोगा असायला हवा! जोवर तो खोडून काढला जात नाही तोवर तो विज्ञानाचा भाग म्हणून राहील. तो खोडून काढणारा पुरावा मिळाला तर मात्र तो सोडून द्यावा लागेल, हे दुसरं. ही आहेत विज्ञानाची दोन मूल तत्त्वं!

इथं एक महत्त्वाचा फरक करणं भाग आहे; ते म्हणजे प्रस्ताव खोडणं विरुद्ध धुडकावणं. खोडण्यासाठी प्रयोग, निरीक्षण, डेटा, संख्याशास्त्र, गणित, तर्क, मीमांसा यांची आवश्यकता असते. याचा आधार न घेता 'आम्हांला हे मान्य नाही' असं म्हणणं किंवा एखाद्या प्रस्तावाकडे साफ दुर्लक्ष करणं म्हणजे तो धुडकावणं. विज्ञानाच्या इतिहासात दोन्ही दिसतात.

जेम्स लिंडचा स्कर्व्हीवरचा शोध, खलाश्यांना लिंबं आणि संत्री पुरावावीत हा प्रस्ताव ४० वर्षांपर्यंत वैद्यकीय क्षेत्रानं धुडकावला होता; खोडून काढला नव्हता. याउलट, बेरीबेरी जिवाणूंमुळे होत असल्याचा प्रस्ताव खोडला गेला तरी प्रत्यक्षात तो धुडकवायला वैद्यकशास्त्राला कित्येक वर्षं लागली. प्रस्ताव खोडणं ही वैज्ञानिक प्रक्रिया आहे, तर धुडकावणं ही त्या क्षेत्रातल्या लोकांची एक मानसिक आणि सामाजिक प्रक्रिया आहे.

विज्ञानाची तत्त्वं समजावून घ्यायला मधुमेहाचा अभ्यास खूप उपयुक्त ठरतो. कारण या क्षेत्रात आपल्याला सगळ्याच गोष्टींची उत्तम उदाहरणं सापडतात— वैज्ञानिक प्रक्रियांचीही आणि विज्ञानाच्या क्षेत्रातल्या सामाजिक प्रक्रियांचीही!

इन्सुलिन-विरोध ही संकल्पना कशी आली ते पाहा. टाईप-१ मधुमेहासंदर्भात इन्सुलिनचा साखरेच्या नियंत्रणातील वाटा सर्वमान्य झाला होता. आता हेच टाईप-२ लाही लागू होतं, हे गृहीत तयार झालं. ही श्रद्धा होती, ती केव्हातरी तपासली जायला हवी होती; पण तशी ती तपासली गेली नाही. ठीक आहे! तूर्तास ही श्रद्धा घेऊन आपण पुढे जाऊ. इन्सुलिनची पातळी पुरेशी असूनही साखर वाढते आहे हे पाहिल्यावर इन्सुलिन-विरोध ही संकल्पना निघाली. ही संकल्पनाही तपासून पाहिली जायला हवी.

कधीकधी एखादी संकल्पना प्रयोगांनी तपासून पाहायला वेळ लागतो. कारण त्यासाठीचे प्रयोग करायला लागणारं तंत्रज्ञान लागलीच उपलब्ध होत नाही. त्यामुळे प्रत्यक्ष तपासून पाहण्याला वेळ लागला तर त्याला लगेच विज्ञानविरोधी म्हणता येत नाही. पण काटेकोरपणे विज्ञानाची तत्त्वं पाळायची असतील तर आपली संकल्पना, आपला प्रस्ताव तपासून कसा पाहता येईल, खोडून काढण्याचा काय मार्ग असू शकेल, हे प्रस्ताव मांडतानाच नमूद करून ठेवायला हवं. अल्बर्ट आइनस्टाइन (Albert Einstein)च्या काही सिद्धान्तांची प्रत्यक्षात चाचणी व्हायला खूप वर्षं लागली. पण, काय केलं असता चाचणी होऊ शकते याची स्पष्टता आइनस्टाइनला आधीपासूनच होती. इन्सुलिन-विरोधाच्या बाबतीत ही संकल्पना खोडता येण्याजोगी

आहे का, असा विचार मांडणीच्या वेळी तरी झाल्याचं दिसत नाही. मात्र, आपण आता तरी याचा विचार करू शकतो.

जेव्हा मांडला तेव्हाच्या परिस्थितीत ही संकल्पना, हा प्रस्ताव कसा तपासून पाहता आला असता? कारण आणि परिणाम हे स्वतंत्रपणे पाहता आले तर या कारणामुळे हा परिणाम झाला का, हे पाहता येईल.

इंद्रदेव संतुष्ट झाल्यामुळे पाऊस पडला हे कधीच तपासून पाहता येणार नाही. तद्वतच, स्वतंत्रपणे इन्सुलिन-विरोध मोजता आला, तर इन्सुलिन-विरोध असतो तेव्हा इन्सुलिनची साखर खाली आणण्याची क्षमता कमी होते, असं दाखवता आलं असतं. इन्सुलिन-विरोधाची संकल्पना आल्यानंतर थोड्या काळातच तो कसा मोजायचा याचा अनेकांनी विचार करायला सुरुवात केली. त्याची अनेक मोजमापं निघाली. त्या सगळ्यांमागचं तत्त्व एकच होतं; ते म्हणजे, इन्सुलिन असूनही साखर खाली जायला किती विरोध होतो ते मोजणं.[३] हे म्हणजे पावसावरूनच इंद्रदेवाचा मूड ओळखण्यासारखं आहे. याखेरीज इन्सुलिन-विरोध मोजण्याचा दुसरा काही मार्ग कुणाला सुचला नाही.

इन्सुलिन-विरोध आपण इन्सुलिनचा प्रभाव न दिसण्यावरूनच मोजू लागलो तर इन्सुलिन-विरोधामुळे इन्सुलिनचा प्रभाव दिसत नाही, हे कसं सिद्ध करणार? इन्सुलिन-विरोध ही संकल्पना तपासून पाहता येण्याजोगी नाही आणि म्हणून पॉपरच्या विज्ञानाच्या व्याख्येत ती बसू शकत नाही. थोडीफार या दिशेनं इन्सुलिन-विरोधाच्या संकल्पनेवर काही टीका झालीही; पण ती या क्षेत्रातल्या लोकांनी दुर्लक्ष करून धुडकावून लावली. त्याला उत्तर देण्याच्या भानगडीत कुणी पडलं नाही. मुळात इन्सुलिन-विरोध ही संकल्पना विज्ञानाच्या व्याख्येत बसते की नाही, हा प्रश्न कधी चर्चेला घेतलाच गेला नाही.

सुदैवानं आज पेशी आणि त्यातल्या रेणूंचं विज्ञान खूपच पुढे गेलं आहे आणि पेशीच्या पातळीवर इन्सुलिन-विरोध कसा निर्माण होतो यावर खूप काम झालं आहे. तरीही, मधुमेहामधला इन्सुलिन-विरोध नक्की कशामुळे निर्माण होतो याचं स्पष्ट उत्तर नाही.[४] तसेच या पेशी आणि रेणूंच्या पातळीवरल्या इन्सुलिन-विरोधाच्या गणितानं संपूर्ण शरीरातील इन्सुलिन-ग्लुकोज संबंधाचं स्पष्टीकरण मिळतं, असंही अजून कुणी दाखवलेलं नाही. पेशींवरचे इन्सुलिनचे संवेदक रेणू उडवून इन्सुलिन-

विरोध मुद्दाम तयार करण्याचा प्रयत्न झाला तेव्हा साखरेवर काहीच परिणाम झाला नाही.

पेशींमध्ये इन्सुलिन-विरोध तयार करून मधुमेह किंवा मधुमेहपूर्व अवस्थाही आणता येते का? तर, अनेक प्रयोगशाळांनी स्वतंत्रपणे प्रयत्न करूनही ते कधीच जमलेलं नाही. म्हणजे इन्सुलिन-विरोधामुळे मधुमेहपूर्व अवस्था येते, हा प्रस्ताव प्रयोगांनी खोडून काढला आहे, असं म्हटलं पाहिजे.५ इथं मधुमेहाच्या प्रचलित थिअरीचा पायाच उखडला जातो.

क्षणभर याकडे दुर्लक्ष करून आपण त्याच्या पुढच्या प्रस्तावाचा विचार करू. प्रचलित थिअरी असं म्हणते की, इन्सुलिन-विरोधाची भरपाई करण्याइतकं इन्सुलिन तयार होत नसेल तर रक्तातील साखर वाढते. हे तपासून पाहण्यासाठी आपण ज्यांच्यामध्ये इन्सुलिन-विरोध वाढला आहे, इन्सुलिनची पातळीही वाढली आहे; पण रक्तातील साखर अजून सामान्य पातळीवरच आहे, अशा मधुमेहपूर्व अवस्थेतील व्यक्ती घेऊ. प्रयोगासाठी काही करून जर यांच्यातील इन्सुलिनची पातळी कमी करता आली तर त्यांच्या रक्तातील साखर वाढली पाहिजे. असे अनेक प्रयोग माणसावरही झाले आहेत आणि उंदरांवरही! इन्सुलिन कमी करण्याचे निरनिराळे मार्ग वापरून झाले आहेत आणि ते वेगवेगळ्या प्रयोगशाळांनी स्वतंत्रपणे केलेले आहेत. त्या सगळ्यांचे निष्कर्ष सारखेच आहेत. ते म्हणजे, इन्सुलिन-विरोध असताना पेशींनी इन्सुलिन तयार करण्याचा दर कमी केला, इन्सुलिनची पातळी कमी केली तर त्याचा साखरेवर काहीही परिणाम दिसत नाही. सध्याच्या पद्धतीनं मोजला जाणारा इन्सुलिन-विरोध आपोआप कमी होतो आणि साखर तेवढीच राहते. प्रस्तावाच्या अपेक्षेप्रमाणे साखर वाढत नाही. म्हणजे इन्सुलिन-विरोध असताना इन्सुलिन तयार करणं कमी पडलं तर साखर वाढते, हा प्रस्तावही अनेक प्रयोगांनी आजपर्यंत खोडून काढला आहे.५ विज्ञानाच्या नीतिशास्त्राप्रमाणे खोडून काढलेले प्रस्ताव आपण आता सोडूनच द्यायला हवेत.

थोडक्यात, कार्ल पॉपरचे विज्ञानाचे निकष काटेकोरपणे लावायचे झाले तर मधुमेहाची प्रचलित थिअरी खोडण्याचं काम पूर्ण झालं आहे. आता ही थिअरी टाकूनच द्यायला हवी. अजूनही तीच वापरली जात असेल तर वर केलेल्या व्याख्येप्रमाणे त्याला अंधश्रद्धा म्हणायला हवं. म्हणजे मधुमेहाची प्रचलित थिअरी आणि तिच्यावर आधारलेले उपचार अंधश्रद्धेवर आधारलेले आहेत. अंधश्रद्धेवर आधारलेले उपचार करून रोग बरा होईल अशी अपेक्षा कशी करावी?

छद्मविज्ञानाची बारा लक्षणं

छद्मविज्ञान म्हणजे अवैज्ञानिक गोष्टींना विज्ञानाचा मुलामा देऊन त्या विज्ञान म्हणून खपवणं. खरं विज्ञान आणि छद्मविज्ञान याच्यात फरक करायला आपण शिकलं पाहिजे. विज्ञानाची तांत्रिक भाषा वापरली की ते विज्ञान झालं असं सामान्य माणसाला तर वाटतंच; पण संशोधकांमध्येही सगळ्यांना या दोन्हींमध्ये नीट फरक करता येत नाही. आणि विज्ञानाच्या नावाखाली पोसलं जाणारं अविज्ञान हे विज्ञानाच्या अभावापेक्षा अधिक वाईट परिणाम करू शकतं. त्यामुळे छद्मविज्ञानाची लक्षणं काय, ते बारकाईनं पाहायला हवं.

फसवी कारणमीमांसा

फसवी कारणमीमांसा (Pseudo-explanation) म्हणजे कार्यच वेगळ्या भाषेत सांगून ते कारण असल्याचं भासवणं. उदाहरणार्थ, 'तू नापास का झालास', असं विचारलं तर त्याला 'पासिंगपेक्षा कमी मार्क मिळाले म्हणून' असं उत्तर देणं. हे काही कारण नव्हे. खरं कारण 'अभ्यास केला नाही म्हणून', 'आजारी होतो म्हणून', 'पेपर अवघड होता म्हणून', असं काहीतरी असू शकतं. मार्क कमी पडले, हे नापास होण्याचं कारण नाही; तर नापास होणंच वेगळ्या भाषेत सांगण्याचा प्रकार आहे. ते उत्तर चुकीचं आहे का? तर, नाही. पण ते त्या प्रश्नाचं उत्तरच नाही किंवा अगदी निरुपयोगी उत्तर आहे.

ऊर्जा घेण्याच्या आणि जाळण्याच्या फरकामुळे वजन वाढतं आणि लठ्ठपणा येतो, हे असंच विधान आहे. ते चुकीचं नाही. पण त्या उत्तरात प्रश्नापेक्षा जास्त काहीच माहिती नाही, म्हणून ते निरुपयोगी आहे. शरीरात इतक्या नियंत्रण यंत्रणा असून हा फरक पडतोच कसा, हा खरा प्रश्न आहे. त्या खऱ्या प्रश्नाला बगल देऊन काहीतरी उत्तर दिल्याचं भासवणं हे छद्मविज्ञानाचं लक्षण आहे. लठ्ठपणाच्या आज दिल्या जाणाऱ्या कारणमीमांसेत हाच मोठा दोष आहे.

सहसंबंध आणि कारणसंबंध

सहसंबंध दिसला की त्यात कारणसंबंध शोधण्याचा माणसाला मोह होतो. कोंबडा आरवणं आणि सूर्योदय होणं यातला सहसंबंध फारच घट्ट आहे. पण म्हणून कोंबडा आरवल्यामुळे सूर्योदय होतो हे तर मान्य होण्यासारखं नाही. आहार आणि मधुमेह-रक्तदाब-हृदयरोग यांच्या संबंधात बहुतेक अभ्यासांमध्ये हाच दोष आहे. बहुतेक निष्कर्ष सहसंबंधांवरच आधारित आहेत आणि त्याला त्याहून बळकट पुरावाच

नाही. तरीसुद्धा अमुक आहारामुळे हे रोग होतात, असा सरसकट निष्कर्ष काढला जातो आणि पुरावा म्हणून कुठंतरी सापडलेला सहसंबंध दिला जातो. हे छद्मविज्ञान नाही, तर काय आहे?

घोडागाडी संबंध संदेह

मंगळावरचा बुद्धिमान प्राणी पृथ्वीवर उतरला आणि त्यानं घोडागाडी पाहिली तर घोडा गाडीला ओढतो की गाडी घोड्याला चालवते, हे कळणं त्याला अवघडच जाईल. पण हे प्रयोगानं ओळखण्याचा साधा उपाय आहे. घोडा उचलला तरी गाडी चालते का, आणि गाडी उचलली तरी घोडा चालतो का, ते पाहणं.

इन्सुलिन-विरोध आणि इन्सुलिनची पातळी यात आधी काय वाढतं, हा प्रश्न न विचारताच इन्सुलिन-विरोध आधी वाढतो, असा निष्कर्ष काढला गेला होता. पुढे यावर दोन्ही दिशांनी प्रयोग झाले. या प्रयोगांनी इन्सुलिन आधी वाढतं, असा स्पष्ट निकालही दिला.[६] इन्सुलिन आधी वाढत असेल आणि त्याप्रमाणे इन्सुलिन-विरोध स्वतःला ॲडजस्ट करत असेल तर साखर वाढण्याची प्रचलित कारणमीमांसा कोसळूनच पडते. पण ती थिअरी अजून तशीच आहे. उपचार अजूनही त्यावरच आधारित आहेत. कारण घोडा आणि गाडी यातला कार्यकारणभाव नीट समजून घेणं महत्त्वाचं आहे, याचा पुरेसा विचारच झालेला नाही.

घोडागाडी संदेहाचं दुसरं उदाहरण फारच गमतीशीर आहे. मधुमेहपूर्व अवस्थेत इन्सुलिन-विरोध, इन्सुलिन जास्त, ग्लुकोज सामान्य अशी अवस्था असते. यातून मधुमेहाच्या अवस्थेत कधी शिरकाव होतो? तर, बीटा पेशींकडून जास्तीचं इन्सुलिन स्रवणं होत नाही तेव्हा.

ते का कमी पडतं? तर, बीटा पेशी थकतात म्हणून, असं एक कारण दिलं जातं. पण बीटा पेशींची संख्या वाढते, कुठलीच पेशी जास्त काम करत नाही, हे स्पष्ट झालं तर बीटा पेशींची कार्यक्षमता कमी पडण्याचं दुसरं काहीतरी कारण द्यायला हवं.

मधुमेहामुळे जास्त झालेल्या रक्तातील ग्लुकोजची विषबाधा होऊन या पेशी मरतात, असं एक कारण दिलं जातं. म्हणजे बीटा पेशी का मरतात, तर ग्लुकोज जास्त झालं म्हणून; आणि ग्लुकोज जास्त का झालं, तर बीटा पेशी मेल्या म्हणून!

याची नक्की सुरुवात कशी होते? आधी ग्लुकोज वाढत असेल तर ते का वाढतं, आणि आधी बीटा पेशी मरत असतील तर त्या का मरतात?

या घोडागाडी संदेहाच्या प्रयोगात काय दिसतं? तर, बीटा पेशींची संख्या कमी करण्यासाठी स्वादुपिंडाचा काही भाग काढूनच टाकला तर ग्लुकोज वाढायला पाहिजे. असे प्रयोग खूप पूर्वीपासून अनेक वेळा केले गेले आहेत. प्रत्यक्षात अशा प्रयोगात बीटा पेशींची संख्या कमी करून ग्लुकोजवर काहीच परिणाम होत नाही.

बरं, बीटा पेशींच्या भोवतालचं ग्लुकोज प्रयोगासाठी वाढवलं तर काय होतं? तर, लागलीच होणारी प्रतिक्रिया म्हणजे या पेशी जास्त इन्सुलिन सोडतात. पण थोडा जास्त काळ ग्लुकोज वाढलेलं राहिलं तर त्या पेशींची वाढ आणि विभाजन होऊन त्यांची संख्या वाढू लागते.[७]

प्रयोगांमध्ये जास्त ग्लुकोज विष ठरण्याऐवजी अमृतच ठरतं, किमान टॉनिक ठरतं म्हणा. म्हणजे बीटा पेशींसाठी जास्तीचं ग्लुकोज हे विष ठरतं, या विधानालाही प्रयोगाचा पाठिंबा नाही. म्हणजे या प्रस्तावाचे दोन्ही भाग तर प्रयोगामुळे पूर्णपणे खोडूनच काढले जातात. तरीसुद्धा, मधुमेहात ग्लुकोजच्या विषबाधेनं बीटा पेशी मरतात, असं अजूनही कुणी-कुणी मानतात.[८]

बीटा पेशी मेल्यामुळे पुरेसं इन्सुलिन तयार होत नाही, आणि म्हणून ग्लुकोजचं नियंत्रण होत नाही, असंही बहुतेक जण मानतात. एकदा 'मानायचंच' असं ठरवल्यावर प्रयोगांत काय दिसतं ते कुणी पाहत नाही किंवा त्यावरून आपलं मानणं बदलत नाही. पण जे मानायचं ते तर्कशुद्ध तरी आहे का, हे पाहायला हवं.

आता आपण असं गृहीत धरू, की काही प्रकारच्या परिस्थितीत ग्लुकोज बीटा पेशींना पोषक ठरतं, काही परिस्थितीत विष ठरतं. मग कुठल्या परिस्थितीत असं आणि कुठल्या परिस्थितीत तसं याचा काही नियम सांगता येईल का? तर, अद्याप तोही धड सांगता आलेला नाही. एकच नियम सांगता येतो; ते म्हणजे, स्पष्टीकरणाच्या सोयीचं असेल तेव्हा ग्लुकोज हे विष असतं आणि ते अमृत असणं स्पष्टीकरणाच्या सोयीचं आहे तेव्हा ते अमृत असतं. अशी परिस्थिती छद्मविज्ञानाला चालते, विज्ञानाला नाही.

पर्यायी कारणमीमांसेकडे दुर्लक्ष

आपण एखादी गोष्ट पाहिली की तिची कारणमीमांसा करतो. एका गोष्टीला अनेक कारणं असू शकतात. पण आपल्याला एक कारण भावलं की आपण इतर संभाव्य कारणांचा विचार करणं सोडूनच देतो. खरं तर विज्ञानात असं होता कामा नये. सर्व संभाव्य कारणांचा तुलनात्मक अभ्यास करून त्यातून खरं कारण निवडलं गेलं पाहिजे. पण, ही गोष्ट मधुमेहाच्या कारणमीमांसेत अनेक बाबतीत घडलेलीच नाही.

रक्तातील साखर नियंत्रित करण्यात मेंदूचा वाटा असतो, हे क्लॉड बर्नार्ड (Claude Bernard) यांनं इन्सुलिनचा शोध लागायच्या बरंच आधी सिद्ध केलं होतं. प्रत्यक्षात इन्सुलिनचा शोध लागल्यानंतर त्यातच सगळे इतके वाहवत गेले, की ग्लुकोज नियंत्रित करणाऱ्या इतरही काही यंत्रणा शरीरात असतात हेच पूर्णपणे विसरून गेले.

इन्सुलिन-विरोध वाढवणारे डझनावारी इतर घटक दाखवले गेले आहेत. त्यात स्नायूंची शक्ती, स्नायूंनी सोडलेले संदेश-रेणू, स्नायूंची किंवा सांध्यांची वेदना, दुखापत, दाह अवस्था आणि दाह अवस्थेत सोडले जाणारे संदेश-रेणू, स्वभाव आणि वागणूक, मेंदूमधील डोपामाईन-सिरोटोनीनचं संतुलन, स्वायत्त मज्जासंस्था आणि तिची सिम्पथेटिक-पॅरासिम्पथेटिक अंगे, असे अनेक घटक येतात.[९]

परंतु चरबीवर आपण इतके ठाम राहिलो, की बाकी सगळ्या कारणांना विसरूनच गेलो. अनेक संभाव्य कारणं असतात तेव्हा ती सगळी विचारात घेऊन त्याचं तुलनात्मक महत्त्व तपासलं गेलं पाहिजे. पण असा अभ्यास या क्षेत्रात झालेलाच नाही. याला काही सक्षम विज्ञान म्हणता येत नाही.

गैरसोयीचा पुरावा नाकारणं किंवा टाळणं

आपण एका थिअरीच्या प्रेमात पडलो की त्यासाठी तिच्या विरुद्ध जाणाऱ्या सर्व पुराव्यांकडे सोयीस्कर दुर्लक्ष करतो. ही गोष्ट तर मधुमेहाच्या क्षेत्रात नित्यनेमानं घडत आली आहे. विरुद्ध गेलेल्या वैद्यकीय चाचण्या विसरून, अनुकूल तेवढ्याच लक्षात ठेवून मधुमेहावरच्या सगळ्या निरुपयोगी औषधांचा अब्जावधी रुपयांचा व्यापार सुरू आहे. हा तर निव्वळ पैशांच्या फायद्यासाठी केलेला छद्मविज्ञानाचा वापर आहे. प्रचलित थिअरीच्या विरुद्ध जाणाऱ्या सगळ्या प्रयोगांनाही या क्षेत्रातील लोकांनी तांदळातल्या खड्यासारखं वगळलं आहे. साखरेच्या नियंत्रणात मेंदूचा खूप मोठा वाटा आहे, हे विज्ञानाला खूप आधीपासून माहिती आहे. पण, आजच्या औषध-उद्योगासाठी याचा उपयोग नाही म्हणून त्याकडे संपूर्ण दुर्लक्ष केलं गेलं आहे. हे छद्मविज्ञानाचं फार मोठं लक्षण आहे.

मधुमेहाच्या क्षेत्रात याची पुष्कळ उदाहरणं आहेत. प्रयोगासाठी उंदरांना मधुमेही बनवण्यासाठी एक पद्धत नेहमी वापरली जाते. स्ट्रेप्टोझोटोसिन (Streptozotocin) नावाचं एक औषध दिलं की उंदरांमधल्या बीटा पेशींचा नायनाट होऊन त्यांची साखर वाढलेली राहते. अशा उंदरांचा मग मधुमेहावरील अनेक प्रयोगांसाठी वापर केला जातो.

आधी अशी समजूत होती की, एकदा नष्ट झाल्यावर बीटा पेशी परत तयार होत नाहीत. पण अनेक प्रयोगांनी आता हे स्पष्ट दाखवलं आहे, की वस्तुस्थिती याच्या उलट आहे. स्ट्रेप्टोझोटोसिन देऊन बीटा पेशी मारून टाकल्यापासून तीन दिवसांच्या आत बीटा पेशींची नवी फौज परत भरती झालेली असते आणि त्या पेशी इन्सुलिननं पुरेपूर भरलेल्या असतात.[१०]

रिकाम्या पोटी मोजलं तर या उंदरांमध्ये इन्सुलिनची कमतरता नसते. तरीही, ते मधुमेही असतात. याचं कारण खरं तर अजून कुणालाच कळलेलं नाही. पण हा प्रश्न गैरसोयीचा असल्यामुळे न विचारताच दडपला गेला आहे. अजूनही बीटा पेशी मेल्यामुळेच 'स्ट्रेप्टोझोटोसिन'वाल्या उंदरांमध्ये मधुमेह असतो असंच समजलं जातं, असंच शिकवलं जातं आणि वस्तुस्थिती गैरसोयीची असल्यामुळे लपवली जाते.

UGDP (University Group Diabetes Program) या चाचणीचे निकाल प्रस्थापिताच्या विरुद्ध असल्यामुळे या चाचणीमध्ये वैगुण्यं आहेत, असं दाखवण्याची स्पर्धा लागली. पण UKPDS चे निकाल प्रस्थापिताला हवे तसे आहेत असा किमान आभास निर्माण करता आल्यामुळे त्यात दिलचारीचा गटच नाही, एवढा मोठा दोष नजरेआड केला गेला. म्हणजे मधुमेहाच्या तथाकथित विज्ञानानं आजवर रडीचाच डाव खेळला आहे.

गोलगप्पा

१ : तू असा हात वर करून का उभा आहेस?

२ : मी आकाश पेलून धरलंय.

१ : पण आकाश तर पडत नाहीये.

२ : पाहा, म्हणजे माझा आधार पुरेसा असल्याचा तो पुरावा आहे!

गोलगप्पा हा विज्ञानात चोरट्या पावलांनी अनेक वेळा येणारा; पण खूप महत्त्वाचा दोष आहे. आपल्याला जे सिद्ध करायचं आहे तेच हळूच कुठंतरी गृहीत धरायचं. आणि मग आपण जिथून निघालो तिथंच येऊन ते सिद्ध केल्याचं भासवायचं. इन्सुलिन-विरोध ही अशीच गोलगप्पावाली संकल्पना आहे, हे आपण पाहिलं. यातून प्रयोगाच्या मार्गानं बाहेर पडणं अवघड नसतं. प्रयोगानं या संकल्पनेवर प्रश्नचिन्हं उभी केलीच आहेत. बाहेर पडता येण्यासाठी आधी आपण चक्रव्यूहात अडकलो आहोत याची जाणीव मात्र हवी. छद्मविज्ञानाला अशी जाणीव करून घेण्याची इच्छाच नसते.

नसलेल्या गोष्टींची कारणमीमांसा

ज्या गोष्टी अस्तित्वातच नाहीत, अशा गोष्टींची कारणमीमांसा करत बसणं, तीही विज्ञानाची भासेल अशी तांत्रिक भाषा वापरून, हा छद्मविज्ञानाचा फारच आवडता छंद आहे. ग्रहांची गती माणसाच्या भविष्यावर कसा परिणाम करते, शनी वक्र झाला तर तुमच्यावर कसा परिणाम होतो, याची गुरुत्वाकर्षण लहरी, कॉस्मिक किरणं अशी भाषा वापरून अनेक स्पष्टीकरणं दिली गेली आहेत. ही देताना गुंतागुंतीची कारणमीमांसा इतक्या सफाईनं दिली जाते, की ऐकणारा प्रत्यक्ष पुरावा विचारायचं विसरूनच जातो.

मधुमेहाच्या दुष्परिणामांना वाढलेली साखर कारणीभूत आहे याला प्रत्यक्ष पुरावा खरं तर काहीच नाही. पण हे कसं होतं याबद्दल इतकी स्पष्टीकरणं आणि अर्धकच्चे प्रयोग दिले गेले आहेत, की प्रत्यक्ष पुरावा काय, असा प्रश्न कुणीच विचारला नाही. लठ्ठपणामुळे किंवा चरबीमुळे इन्सुलिन-विरोध कसा तयार होतो, याच्या आतापर्यंत खूप वेगवेगळ्या कहाण्या सुचवल्या गेल्या आहेत. त्या सगळ्या याच प्रकारात मोडतात. कारण त्यांपैकी कुठलीच कहाणी अथपासून इतीपर्यंत प्रयोगनिशी पूर्णपणे दाखवली जात नाही. मुळात चरबीमुळे इन्सुलिन-विरोध तयार होतो याचा प्रत्यक्ष पुरावा काय, असा प्रश्न कुणी विचारत नाही.

तळ्यात–मळ्यात

ज्योतिष शास्त्रात ही युक्ती बऱ्याच वेळा वापरली जाते. समजा, गुरूच्या प्रभावामुळे तुमचं काहीतरी चांगलं घडणार असं भाकित केलं गेलं असेल; पण ते खरं नाही झालं तर शनीचं काहीतरी कारण काढून वेगळी कारणमीमांसा पुढे केली जाते. मधुमेहाच्या क्षेत्रात लठ्ठपणामुळे इन्सुलिन-विरोध कसा येतो, याच्या अनेक कहाण्या आहेतच. याचाच पुढचा भाग असा की, या सगळ्या कहाण्या, कधी ही तर कधी ती, अशा सोयीप्रमाणे फिरवल्या जातात. एक चुकीची सिद्ध झाली की दुसरी, दुसरीमध्ये खोट निघाली तर तिसरी, तिला सावरून घेण्यासाठी परत पहिली. अशी 'जरूर तेव्हा तळ्यात जरूर तेव्हा मळ्यात' (Surreptitious skipping from one explanation to other) पद्धतीची कारणमीमांसा हे छद्मविज्ञानाचं लक्षण आहे.

जोकर पत्ता

काही कहाण्या अशा असतात की, जिथं दुसरं काही चालत नाही तिथं या हमखास चालतात. पत्त्यांमध्ये जसा जोकर-पत्ता इस्पिक, किलवर, बदाम, चौकट यांपैकी काहीही म्हणून वापरता येतो तसं. कुठल्याही गोष्टीसाठी जसं 'विधिलिखित' ही कारणमीमांसा चालू शकते तसेच काहीसं. वैद्यकीय क्षेत्रातला जोकर-पत्ता आहे 'ताण' अथवा स्ट्रेस.[११] जेव्हा एखादा त्रास का होतो हे कळत नाही तेव्हा तुम्हांला खूप ताण आहे म्हणून असं होतं, असं सांगता येतं. त्याला बऱ्याच वेळा कारणमीमांसा म्हणून स्वीकारलंही जातं.

वास्तविक ताण ही निश्चित व्याख्या करता न येणारी, मोजता न येणारी संकल्पना आहे. न दाखवता, न मोजता येणाऱ्या गोष्टीला काटेकोर विज्ञानात काही स्थान असूच शकत नाही. परंतु वैद्यक व्यवसायात जिथं दुसरं काही सापडत नाही तिथं ताण मदतीला येतो. 'मला कसलाच ताण नाही' असं म्हणणारा पेशंट मिळणं अवघड असल्यामुळे हे उत्तर कुठंही खपून जातं. मला काय झालं आहे ते डॉक्टरला कळलं आहे, असं वाटून पेशंट खूश होतो. शिवाय, मला ताण आहे हे ओळखणारा सहानुभूतीदार पाहून बरं वाटतं. असं बरं वाटण्यात चूक काही नाही. ताण या संकल्पनेचा पेशंटला मानसिकरीत्या बरं वाटण्यासाठी उपयोग होत असेल, तो तसा करून घेणं चुकीचं नाही. फक्त ते विज्ञान नाही एवढं समजून घ्यावं म्हणजे झालं. ते विज्ञान आहे, असं भासवणं हा छद्मविज्ञानाचा प्रकार ठरेल.

तर्कांची बेटीबंदी

बऱ्याचदा आपण एकमेकांशी अजिबात तर्कसंगत नसलेले दोन विश्वास बाळगतो. पण त्या दोन्हींच्या तर्काची एकमेकांशी गाठभेट पडूच देत नाही (Logic tight compartments). त्यामुळे दोन्हीमधला विरोध आपल्या लक्षात येत नाही.

उदाहरणार्थ, मृत व्यक्तीचा आत्मा आपल्या कर्मांनुसार स्वर्गाला किंवा नरकाला जातो, अशी एक श्रद्धा आहे. आपल्या कर्मांनुसार पुढचा जन्म घेतो अशीही आहे. वास्तविक, हे दोन्ही एकाच वेळी खरं असणं शक्य नाही. एक बरोबर असलंच तर दुसरं कसं असणार? गंमत म्हणजे एकाच माणसाचा या दोन्हींवर विश्वास असतो. कारण आपण इकडच्या लॉजिकला तिकडे फिरकू देत नाही आणि तिकडच्याला इकडे!

मधुमेहाबद्दलच्या वेगवेगळ्या उपपत्तींमध्ये असे विरोध आहेत की जे खटकायला हवेत. पण या क्षेत्रातील माणसं त्या दोन्हींवर विश्वास ठेवतात आणि

त्या दोन संकल्पनांमध्ये परस्पर रोटीबेटी व्यवहार बंद ठेवल्यामुळे त्यातील तर्कदुष्टता त्यांना खटकत नाही.

उदाहरणार्थ, एका पाठ्यपुस्तकात एका प्रकरणात इन्सुलिन-विरोधाची भरपाई करायला वाढीव इन्सुलिनचा प्रतिसाद कमी पडत असेल तर मधुमेह दिसू लागतो, असं म्हटलं आहे. तर याच पुस्तकात दुसऱ्या एका प्रकरणात वाढलेलं इन्सुलिन कमी केलं तर मधुमेहाची संभाव्यता कमी होते, असंही म्हटलं आहे. पण, या दोन्हीमध्ये काही विरोधाभास आहे याचा उल्लेखही नाही.

दिव्याखालचा शोध

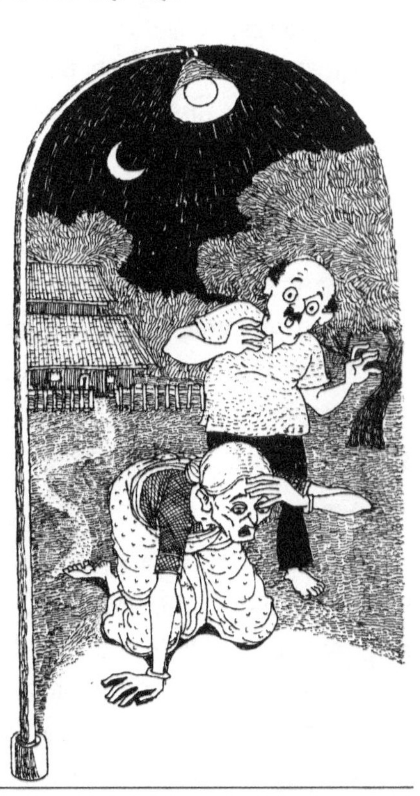

ही गोष्ट सगळ्यांना माहीत आहे. पण मधुमेह संशोधक असंच वागत आहेत हे माहीत नसावं. खूप अभ्यास करून यशाची खात्री करणं अवघड असतं. कुठल्यातरी शेंदूर फासलेल्या दगडाला नवस बोलणं सोपं. म्हणून सोपं ते करण्याकडे माणसाचा ओढा जास्त. माणसाच्या मेंदूचा ग्लुकोज नियंत्रणाशीच नाही, तर मधुमेहातल्या इतरही

अनेक लहानमोठ्या प्रक्रियांशी प्रत्यक्ष संबंध आहे. वास्तविक, ही गोष्ट विज्ञानाला इन्सुलिनच्या शोधाच्या आधीपासून माहीत आहे. पण औषध-संशोधनाच्या क्षेत्रात मेंदूमधल्या लक्ष्याला भेदणारा बाण बनवणं फारच अवघड; जठर, यकृत, स्वादुपिंड अशा कशाला तरी लक्ष्य करणं सोपं, म्हणून सगळा भर त्याच्यावर आहे. मधुमेहातल्या मेंदूच्या भूमिकेकडे औषध-संशोधकांनी बरंच दुर्लक्ष केलं आहे ते मेंदूचं महत्त्व माहीत नाही म्हणून नाही; तर अंधारात शोधण्यापेक्षा उजेडात शोधणं सोपं म्हणून. मग मूळ कारण अंधारातच राहिलं तर त्याची कुणाला पर्वा?

निरंकपणा

अक्षरओळख नसण्याला निरक्षरपणा म्हणतात, तसा अंकांची म्हणजे गणिताची नीट ओळख नसण्याला 'निरंकपणा' (Innumeracy) म्हणता येईल. सामान्य माणसाला संभाव्यतेचं गणित नीट कळत नाही. त्याचा भविष्य सांगणाऱ्या कुडमुड्यांना फायदा घेता येतो. असंच छद्मविज्ञानातही घडतं.

साखर नियंत्रणाचं वस्तुनिष्ठ गणित

निसर्गात सगळ्या गोष्टींमध्ये खूप गमतीचं गणित असतं, तसेच ते साखरेच्या नियंत्रणातही आहे. पण वैद्यकशास्त्रातील बहुतेक संशोधकांचा गणिताशी संबंध फारच पूर्वी तुटलेला असतो. त्यामुळे गणितातल्या खाचाखोचा त्यांना पटकन समजत नाहीत. बरं, अस्सल गणिती लोकांनीही साखरेच्या नियंत्रणावर काम केलं आहे. पण त्यांना जीवशास्त्र पुरेसं समजत नाही. त्यामुळे ग्लुकोज नियंत्रणाचं वस्तुनिष्ठ आणि चांगलं गणित कधी मांडलं गेलंच नाही.

परिणामी, ग्लुकोजचं नियंत्रण करण्यात फक्त इन्सुलिनच महत्त्वाचं आहे, असा भ्रम निर्माण करणं आणि टिकवणं शक्य झालं. गणिताची काटेकोर मांडणी केली तर इन्सुलिनमुळे होणारी ग्लुकोज नियंत्रणाची थिअरी कोलमडून पडते.[५] पण सुदैवानं आणि दुर्दैवानं वैद्यकशास्त्रात गणित फारसं कुणाला कळत नसल्यामुळेच ही थिअरी अजून टिकून आहे.

आणखी एक उदाहरण पाहू! इन्सुलिन तयार करणाऱ्या बीटा पेशींना वाढीव ग्लुकोजची विषबाधा होते, असा एक समज असल्याचं आपण पाहिलं. क्षणभर हे खरं मानलं तर, ग्लुकोजच्या विषानं काही बीटा पेशी मेल्या तर एकूण इन्सुलिन आणखी कमी पडेल... मग ग्लुकोज आणखी वाढेल... मग त्याचा विषप्रभाव आणखी तीव्र होईल. हा हिशेब चक्रवाढ व्याजासारखा आहे.

याचं गणित मांडलं तर टाईप-२च्या मधुमेहाची लक्षणं दिसायला लागल्यापासून काही दिवसांतच बीटा पेशींचा समूळ नायनाट होईल असं उत्तर येतं. प्रत्यक्षात असं होत नाही. बीटा पेशी मरायला सुरुवात झाल्यानंतर त्यांची संख्या काही प्रमाणात कमी होते. पण मग साधारण निरोगी अवस्थेच्या ३० ते ४० टक्के एवढी कमी झाली की आणखी कमी होण्याची थांबते आणि याच संख्येत पुढली २० वर्षं, ४० वर्षंही टिकून राहते.१२ म्हणजे या कारणमीमांसेवरून मांडलेलं गणित आणि प्रत्यक्षात दिसणारी वस्तुस्थिती यांचं एकमेकांशी जुळत नाही. पण, वैद्यकक्षेत्रात गणित समजण्याचीच मारामार असल्यामुळे हा विरोध कुणाला जाणवलेलासुद्धा नाही. समजा, विज्ञानाच्या दृष्टीनं मधुमेहाची प्रचलित थिअरी काटेकोर नसेल. 'नसेना का! ती काम तर करतेय ना! आम्ही पेशंटना उपचार तरी करतो आहोत ना! मग झालं तर,' अशी भूमिका घ्यायला खरं तर काही हरकत नाही. पण तशी परिस्थिती आहे का? प्रत्यक्षात मधुमेह बरा करणं तर सोडाच; फार काळ साखर नियंत्रण करत राहणंसुद्धा आजच्या उपचारांना जमत नाही.

मधुमेहाचं निदान होऊन एखादं औषध सुरू केलं की काही काळ साखर अगदी काबूत राहते. पण हा मधुचंद्र काही काळातच संपतो. मग औषधाची तेवढी मात्रा कमी पडू लागते. मग औषध वाढवा किंवा बदलून द्या. आधी नुसत्या काही गोळ्यांनी काम भागतं. पण ते होईनासं झालं की इन्सुलिन सुरू करावं लागतं. मग इन्सुलिनची मात्राही वाढवत न्यावी लागते. शेवटी तर वाढणाऱ्या साखरेपुढं हातच टेकावे लागतात.

कुठल्याही रोगावर औषधाचा अर्थ असा असतो, की मूळ रोग दूर करून औषध घेण्याची गरज लवकरच संपेल. आयुष्यभर औषध घ्यावं लागणं हा 'उपचार' या संकल्पनेचाच पराभव आहे. असं होत असेल तर उपचारांची दिशा पुनःपुन्हा तपासून पाहण्याची गरज आहे. छद्मविज्ञानाचा आधार हा काही त्यावरचा उपाय नाही.

या सगळ्या विवेचनात आधीच्या थिअरीचा आणि ती मांडणाऱ्यांचा उपमर्द नाही. विज्ञानाची हीच तर प्रक्रिया आहे. विज्ञान चुका करून आणि त्या सुधारूनच पुढे जातं. त्यामुळे इन्सुलिन-विरोधाची थिअरी मांडणारे काही अल्पमती नव्हते; मूर्ख तर नव्हतेच नव्हते. त्या वेळी उपलब्ध असलेल्या पुराव्यावर त्यांनी हा मनोरा बांधला. त्या काळात हा प्रस्ताव मांडणाऱ्यांच्या बुद्धिमत्तेचं कौतुकच केलं पाहिजे. पण आज आपल्याकडे जो पुरावा आहे त्यानं या मनोऱ्याचा पायाच वाहून गेला आहे.

आपण इतिहासात पाहिलं की, स्कर्वीसारखा बरा होणारा रोग असूनही आणि योग्य उपचार शोधला गेला असूनही त्याची दाखल न घेतल्यामुळे खलाश्यांच्या अख्ख्या दोन पिढ्यांना वेदना आणि मृत्यूला सामोरं जावं लागलं. नवीन पुराव्याला सामोरं जायला आणि चुकीची ठरलेली थिअरी सोडायला विरोध करणं हा गुन्हा सदोष मनुष्यवधाच्या गुन्ह्याइतकाच गंभीर मानला गेला पाहिजे.

हा गुन्हा कुणी जाणूनबुजून केला असेल का? तर, होय आणि नाहीही. काही प्रमाणात 'होय' आणि बऱ्याच प्रमाणात 'नाही'. होय, कारण औषधकंपन्यांचं स्वार्थी अर्थकारण, याला कळत-नकळत बळी पडणारे संशोधक आणि डॉक्टर एकीकडे आहेतच. पण दुसरीकडे मनुष्यस्वभावाला अनुसरून नव्याचा स्वीकार करायला विरोध करणं ही विज्ञाननिष्ठेमधली खोट आणि निष्काळजीपणा कदाचित म्हणता येईल; पण जाणूनबुजून केलेला गुन्हा नाही.

विज्ञानात जेव्हा प्रचलित सर्वमान्य पायाभूत तत्त्वाला हादरा देणारा पुरावा मिळतो तेव्हा काय होतं, याचं थॉमस कून या तत्त्वज्ञाने खूप संगतवार वर्णन केलं आहे.[१३]

नव्या शोधाचा स्वीकार

कार्ल पॉपर आणि थॉमस कून हे विसाव्या शतकातील विज्ञानाचं तत्त्वज्ञान मांडणारे मोठे उद्गाते. विज्ञानाचा आदर्श मार्ग कसा असावा याविषयी थॉमस कूनचं म्हणणं असं की, वैज्ञानिकांनी प्रत्यक्षात चोखाळलेला मार्ग आदर्श असतोच असं

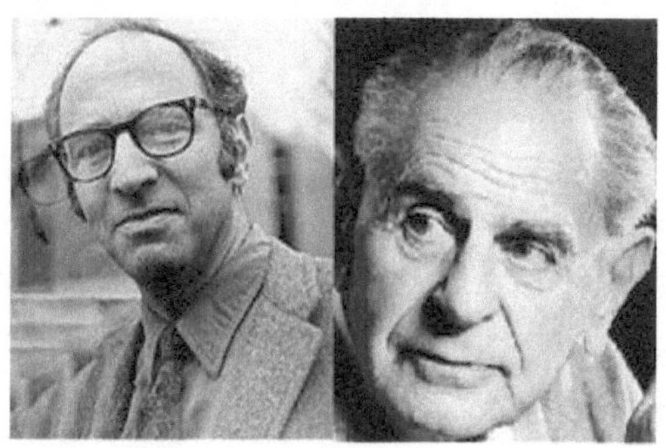

थॉमस कून (Thomas Kuhn) आणि कार्ल पॉपर (Karl Popper)
हे दोघं मधुमेह-संशोधक नाहीत; पण त्यांची मांडणी मधुमेहाच्या विज्ञानाच्या
आजच्या स्थितीला खूपच लागू आहे.

नाही. विशेषतः एखाद्या पायाभूत संकल्पनेमध्येच बदल होतो तेव्हा तो बदल होण्याची प्रक्रिया फार तर्कशुद्ध आणि वैज्ञानिक नसते. पॉपरच्या म्हणण्याप्रमाणे, मधुमेहाची प्रचलित थिअरी खोडून काढणारा एक नाही, तर डझनावारी पुरावे प्रयोग, संख्याशास्त्र, गणित, तर्क यांच्या चतुःसूत्रीनं दिले आहेत. त्यामुळे ती अख्खी थिअरी आता आपण सोडूनच द्यायला हवी. पण कूनच्या म्हणण्याप्रमाणे ही गोष्ट इतक्या सहजासहजी होणार नाही.

कूनने १९६२मध्ये लिहिलेलं एक पुस्तक *The Structure of Scientific Revolutions*[१३] ही विज्ञानाच्या इतिहासात स्वतःच एक इतिहास बनलेली घटना आहे. विज्ञानातल्या अनेक क्रांतिकारक बदलांचा मागोवा घेत तो म्हणतो की, विज्ञानाची प्रगती सरळ चढत्या क्रमानं होत नाही. त्यात बराच काळ सपाटीवरच्या प्रवासासारखा असतो आणि मग एकदम एक उभा कडा येतो. हा कडा चढून विज्ञान एकदम वेगळी नवी पातळी गाठतं. पण हा कडा चढणं सोपं नसतं. कूनचं हे 'सोपं नसणं' वैज्ञानिक कारणांसाठी नसून मानसिक आणि सामाजिक कारणांसाठी आहे. नवीन प्रयोग करणं, नवीन संकल्पनांना जन्म देणं, न सुटलेली कोडी सुटणं जितकं अवघड त्याहून कितीतरी पटीनं अधिक अवघड त्या क्षेत्रातील लोकांनी नव्याचा स्वीकार करणं हे असतं.

नव्याचा स्वीकार करायला समाज किती विरोध करतो हे आपल्याला आपल्याच समाजाच्या इतिहासातून चांगलं माहीत आहे. फुले-आगरकरांच्या विचारांना काय आपल्या समाजानं हसत-हसत स्वीकारलं थोडंच? अस्पृश्यतेचं निवारण सहजासहजी थोडंच झालं? जातिसंस्था तर अजूनही ढिली झालेली नाही. हे आपल्याला खूप चांगलं माहीत आहे. पण आपली समजूत अशी असते, की किमान विज्ञानक्षेत्रात तरी असं व्हायला नको. कारण हे क्षेत्र प्रयोग, तर्क, गणित, मीमांसा यांच्या पायावर चालणारं आहे. तिथं भावनेला, श्रद्धांना, सनातनीपणाला, अहंकाराला, जातिभेदाला महत्त्व असण्याचं काय कारण? पण विज्ञान एकाच वेळी दोन पातळ्यांवर चालत असतं.

विज्ञानाच्या मूळ तत्त्वांमध्ये फक्त निरीक्षण, प्रस्ताव, तर्क, गणित, पुरावे यांचंच राज्य आहे. पण दुसरीकडे विज्ञानातही माणसंच असतात आणि माणसांमधले सगळे स्वभाव आणि विकार जसेच्या तसे त्यांनाही लागू होतात. विज्ञान फक्त विज्ञानाच्या तत्त्वांवरच चालतं अशा भ्रमात राहण्यात काही मतलब नाही. तो विज्ञानाचा आदर्श असला तरी ती वस्तुस्थिती नाही. त्यामुळे पॉपरची विज्ञानतत्त्वं आणि कूनचं वैज्ञानिकांचं मानवी वर्तन हे दोन्ही मिळूनच पूर्ण विज्ञान समजून घेता येतं. दोन्हीपैकी एक चित्र अपुरंच आहे.

कूनच्या मांडणीत विचारधरा (Paradigm) या संकल्पनेला खूप महत्त्व आहे. एखाद्या प्रस्थापित विचारधरेच्या पायावर होणारं संशोधन हे बऱ्याच अंशी माहिती गोळा करण्याच्या प्रकारचं असतं. म्हणजे सपाटीवर विस्तार करण्यासारखं असतं. पण, आहे त्या सपाटीवरून सगळ्या गोष्टींचे अर्थ लागत नाहीत तेव्हा अधिक उंचीवर जाऊन पाहण्याची गरज भासते. विज्ञानानं अशी नवी उंची गाठण्यापूर्वी काय होतं याचं कूनने खूप बारकाईनं वर्णन केलं आहे.

प्रचलित विचारधरेच्या पायावर ज्यांचे अर्थ लागत नाहीत अशी निरीक्षणं, असे प्रयोग एकेक करून साठत असतात. आहे त्या पायावरच त्यांचे अर्थ लावण्याची विस्मयकारक खटपट त्या क्षेत्रातील लोकांची चालू असते; पण तो पाया सोडण्याचा विचार नसतो. आहे त्या पायावर लागत नसलेल्या गोष्टींचे अर्थ लावण्यासाठी अनेक बौद्धिक कोलांट्या मारल्या जातात. त्यातून विरोधाभास तयार होत राहतात.

या विरोधाभासाकडे कुणी लक्ष वेधलं, पायाच बदलण्याची गरज व्यक्त केली तर त्याच्यावर टीका केली जाते, त्याच्याकडे तुच्छतेनं पाहिलं जातं किंवा दुर्लक्ष केलं जातं. पण त्या क्षेत्रातील तर्कदुष्टतेचं ओझं हळूहळू साचत जाऊन सगळाच डोलारा कोसळण्याची वेळ येते. तरीही, शक्यतो बाहेरून कसलेतरी टेकू देऊन तो अवैज्ञानिक मनोरा तसाच उभा ठेवण्याची सर्वतोपरी खटपट चालू ठेवली जाते. कून या अवस्थेला 'प्रलयचिन्ह' म्हणतो. एखाद्या क्षेत्रात अशी प्रलयचिन्हं दिसत असतील तर त्या क्षेत्रात मोठी विज्ञानक्रांती लवकरच होणार, असं भाकित करता येणं शक्य आहे.

संशोधकांचा बहुतेक समाज अशा अवस्थेत असताना कुणालातरी वेगळी दृष्टी असते. वेगळ्या उंचीवरून पाहिलं तर आधी न सुटलेली कोडी सुटू शकतात, न लागणारे अर्थ खूप सुसंगतपणे लागू शकतात हे त्याच्या लक्षात येत असतं. अशा संशोधकाचं जीवन जास्त विचित्र, कष्टाचं, अवहेलनेचं असू शकतं. विज्ञान केव्हातरी आपला पाया बदलतं, जिथून सगळ्या गोष्टींचे जास्त चांगले अर्थ लागतात अशी विचारधरा स्वीकारतं, नवीन उंची गाठतं. याला कमीअधिक वेळ तर लागतोच; पण त्या दरम्यान खूप वादळी घटना घडू शकतात.

आपल्याला सॉक्रेटिसचं विषप्राशन, सेमल्विअसचा मारहाणीनं मृत्यू, डार्विनवर उठलेलं वादळ हा सगळा इतिहास माहीत आहे. आता जग बदललं आहे. आजच्या विज्ञानजगतात हिंसा, खून, मारहाण होण्याची शक्यता नसेल कदाचित; पण नवीन विचारधरा स्वीकारायला होणारा विरोध कमी झाला आहे की नाही, हा प्रश्न तसाच आहे.

आज मधुमेहाच्या क्षेत्रात सर्वच प्रकारची प्रलयचिन्हं दिसत आहेत. प्रचलित समजुतींना प्रयोगाचा आधार नाही, प्रयोगाचे निकाल अनपेक्षित लागले तर त्याचा अर्थ लावण्यामध्ये काही सुसूत्र संगतवार विचार नाही. विरोधाभास आणि न सुटलेल्या कोड्यांना मर्यादा नाही. गैरसोयीचे प्रयोग, गैरसोयीची गणितं, त्याचं काय करायचं हे न समजल्यामुळे खड्ड्यासारखे उचलून बाजूला ठेवले जातात. त्यामुळे त्याच-त्याच अडचणी परत-परत येत राहतात. आणि याहून महत्त्वाचं म्हणजे, मधुमेह बरा न होण्याचं कुठलंही कारण सांगता येत नसूनही तो बरा करणारे उपचार नाहीत. तरीही, या क्षेत्रातील बहुतांश लोकांना मूलभूत बदलाची आवश्यकता वाटत नाही.

उत्क्रांत-मानसशास्त्राची भूमिका

कून विज्ञानक्रांतीला विरोध कसा होतो ते सांगतो; पण तो तसा का होतो यावर फार भाष्य करत नाही. अलीकडच्या काळात त्याविषयीही लिहिलं गेलं आहे. माणूस जसा उत्क्रांत झाला तसेच त्याचं मन घडलं. या उत्क्रांत मनाचा वेध घेणाऱ्या विज्ञानशाखेला 'उत्क्रांत-मानसशास्त्र' (Evolutionary Psychology) म्हटलं जातं. उत्क्रांत-मानसशास्त्राच्या भूमिकेतून आपण नवीन विचाराला विरोध करणारी ही संशोधकांची मनःप्रवृत्ती पाहू लागलो तर त्यातला बराचसा भाग माणसाच्या नैसर्गिक प्रवृत्तींमधूनच आला आहे असं दिसतं.[१४] संशोधकांमध्ये कुठंतरी एक आदिमानव अजूनही आहे आणि कदाचित राहणारही!

प्राण्यांची स्वतःची अशी एक टेरिटरी असते. म्हणजे एखादा भूभाग हा त्याच्या वर्चस्वाखाली असतो. एक नर आपल्या टेरिटरीमध्ये दुसऱ्या नराला येऊ देत नाही. आला तर त्यावर हल्ला करून त्याला पळवून लावण्याचा प्रयत्न करतो. संशोधनाची क्षेत्रं या अशा टेरिटरी झालेल्या असतात. आपण ज्या क्षेत्रात इतकी वर्षं काम केलं त्या क्षेत्रात दुसरं कुणीतरी मला काहीतरी शिकवू पाहत आहे, हे संशोधकामधल्या माकडाला पटण्यासारखंच नसतं. मग मांडलेला विचार समजून घ्यायच्या आधीच त्याच्यावर हल्ला करून तो पळवून लावण्याची उपजत वृत्ती असते. त्यावर मात करून नवीन विचार समजून घेणं अशक्य नसतं; पण ते थोड्यांनाच जमतं.

माकडांच्या टोळ्यांमध्ये बाहेरच्या माकडाला एकदम प्रवेश मिळत नाही. त्याचं ऐकून घेणं ही तर आणखी लांबची गोष्ट! बरं, टोळीतल्या टोळीमध्ये पाहिलं तर कुणी कुणाचं ऐकायचं याचा एक क्रम ठरलेला असतो. जपानी लालतोंडी माकडे किंवा चिंपांझींमध्ये काही वेळा काहींना एखादा नवीन शोध लागतो असं आढळलं आहे. उदाहरणार्थ, वारुळातून उधईला बाहेर काढून कसं खायचं, थंडीच्या दिवसात ऊब नक्की कुठं मिळते, असे छोटे-छोटे शोध. त्यापुढचं निरीक्षण असं की, एखादा शोध टोळीतल्या वरिष्ठ, बलिष्ठ माकडाला लागला तर बाकीचे त्याचं लगेच अनुकरण करतात. पण, जर तो शोध छोट्या, दुबळ्या माकडाला लागला तर बाकीचे त्याकडे दुर्लक्ष करतात. वैज्ञानिकांमध्ये बऱ्याच प्रमाणात अशीच वृत्ती दिसते, असं विज्ञानाच्या इतिहासात दिसून आलंच आहे.

वैचारिक 'कॉन्कॉर्ड सापळा'

'कॉन्कॉर्ड सापळा' या नावानं अर्थशास्त्रात एक वैचारिक सापळा ओळखला जातो.[१५] कॉन्कॉर्ड या जातीची अति वेगवान विमानं १९७०च्या दशकात बनवली गेली. ब्रिटिश आणि फ्रेंच विमान कंपन्यांनी खूप खर्च करून आपल्या ताफ्यात ती भरती केली. कॉन्कॉर्डची प्रवासी वाहतूक काही केल्या फायद्याची जाईना. पण, ज्या विमानांवर एवढा खर्च केला आहे ती विमानं केवळ तोट्यात जात आहेत म्हणून काढून टाकायची? हे न पटल्यामुळे विमान कंपन्यांनी त्याच्यावर खर्च करणं सुरू ठेवलं आणि आपला तोटा आणखी वाढवून घेतला. एखाद्या गोष्टीवर मी एवढा खर्च केला आहे तर मी ती तशीच सोडून कशी देणार, असा विचार करण्याला 'कॉन्कॉर्ड सापळा' म्हटलं जातं.

विद्यार्थी असताना इतके कष्ट घेऊन आपण जे शिकलो, किंवा ज्याच्यावर काम करण्यात २५ वर्षं घालवली ते आता चुकीचं ठरतं आहे म्हटल्यावर सोडून

द्यायचं? मानसशास्त्रीयदृष्ट्या हे फारसं सोपं नाही. त्याखेरीज अहंकार आहेच. 'मी चुकलो' असं कुणालाही कबूल करायला आवडत नाही. वास्तविक, विज्ञानातील एखादा विचार, एखादी संकल्पना ही कुणाची मालमत्ता नसते. पण वैज्ञानिक कळत-नकळत तसा समज करून घेतात. मग माझं मत कुणी खोडून काढलं तर तो व्यक्तिशः माझा अपमान होतो. अशी अनेक मानसशास्त्रीय कारणं चुकीची थिअरी सोडून देऊन नवीन स्वीकारायला जो विरोध होतो त्याच्यामागे आहेत.

पर्यायी सिद्धान्त हवाच!

कूनने आणखी एक तत्त्व सांगितलं होतं की, एखाद्या क्षेत्रात विरोधाभास आणि गोंधळ कितीही वाढले तरी जोवर पर्यायी सिद्धान्त समोर येत नाही तोवर लोक जुनी विचारधरा सोडून द्यायला तयार होत नाहीत. त्यामुळे जुना विचार चूक आहे मान्य; पण नवीन काय बरोबर आहे आणि ते का, हे पटवून दिल्याखेरीज कुणी जुना विचार सोडून देत नाहीत.

पण हा 'आधी कोंबडी की आधी अंडं' असा प्रश्न आहे. नवीन विचार समर्थपणे मांडायचा आणि त्याला बळकट स्वरूपात पुढे आणण्यासाठी प्रयोग-चाचण्यांनी दाखवूनही द्यायचं, ही स्वस्तात करता येणारी गोष्ट नाही. त्यासाठी मोठ्या प्रमाणावर पैसा, साधन, मनुष्यबळ लागतं. जोवर जुना विचार चुकीचा किंवा अपुरा आहे हे स्वीकारलं जात नाही तोवर नवीन विचारांच्या अभ्यासाला निधी उभा करता येत नाही. आणि जोवर नवीन विचार प्रत्यक्ष यशस्वी करून दाखवला जात नाही तोवर जुना चुकीचा आहे, असं मान्य होत नाही.

आपण जो स्कर्व्ही, बेरीबेरी, पेलाग्रा यांचा इतिहास पाहिला त्याला यातील बहुतेक तत्त्वं लागू होतातच. मधुमेहाच्या क्षेत्रात मात्र याहून वाईट अवस्था आहे. कूनने विज्ञानाच्या इतिहासातील जी उदाहरणं वापरली, ती जवळजवळ सगळी भौतिक विज्ञानातील आहेत. त्यात नवीन निरीक्षणाचे-प्रयोगाचे अर्थ कसे लावायचे यावर वाद झाले आहेत. वादविवाद ही विज्ञानाला खूप उपयोगी प्रक्रिया आहे. मधुमेहाच्या क्षेत्रात कोड्यात टाकणारे एवढे प्रयोग आणि चाचण्या झालेल्या असूनही त्यावर व्हावा तेवढा वादविवाद झालेला नाही. या क्षेत्रात प्रत्यक्ष काम करणाऱ्या सगळ्यांना ते प्रयोग माहीतही नाहीत; वादविवाद तर दूरच!

मधुमेहावर उपचार करणाऱ्या डॉक्टरांपर्यंत तर यातलं काहीच पोहोचत नाही किंवा पोहोचू दिलं जात नाही. याचं कारण आज वैद्यकशास्त्रात औषध कंपन्यांचंच वर्चस्व आहे. संशोधनाचा बराच मोठा भाग त्यांच्या मार्फतच काम

करतो. संशोधकांमध्ये सारे काही औषध-कंपन्यांचे गुलाम नाहीत. पण, संशोधक आणि प्रत्यक्ष उपचार करणारे डॉक्टर यांच्यामध्ये एक फार मोठी दरी आहे. आणि ती पद्धतशीरपणे राखली तथा वाढवली गेली आहे. वैद्यकीय क्षेत्रात बदल खूप झपाट्यानं होतात आणि डॉक्टरांना आपलं ज्ञान अद्ययावत करण्याची गरज सतत भासते. अनेक डॉक्टर तसा प्रयत्न कायम करत राहतात. पण दुर्दैवानं डॉक्टरांचं ज्ञान अद्ययावत करण्याचं काम बहुतांशी औषध-कंपन्याच करतात. जे त्यांच्या फायद्याचं आहे तेच पोहोचवतात. त्यामुळे एवढे प्रयोग झाले आहेत, त्यांं आपण जे पाठ्यपुस्तकात शिकलो ते चुकीचं असल्याचं दाखवलं आहे आणि प्रत्यक्षात हे अखखं क्षेत्रच प्रलयपूर्व अवस्थेत आहे, याची वैद्यकीय व्यावसायिकांना, मधुमेहावर प्रत्यक्ष उपचार करणाऱ्यांना कल्पनाच नाही.

असा सगळा खवळलेला दर्या पार केल्याखेरीज मधुमेह समजेल असं विज्ञान सगळ्यांपर्यंत पोहोचवता येईल, त्याचा प्रत्यक्ष उपचारांमध्ये उपयोग होऊ शकेल आणि मधुमेहाच्या दुष्परिणामांपासून लक्षावधी लोकांना वाचवता येईल, हे संभवत नाही. पण इथंही विज्ञानाचा इतिहास आपल्या मदतीला येतो. विज्ञानाच्या राज्यात 'देर है, अंधेर नहीं.' माणसाच्या स्वभावाचे दोष विज्ञान क्षेत्रात अडथळे आणत असले तरी शेवटी विज्ञानाची मूळ तत्त्वं काम करतातच. त्या तत्त्वांनी आखलेल्या पाऊलवाटेवर खुल्या मनानं चालणं आवश्यक आहे. शेवटी सत्य समोर येतंच येतं.

∎∎∎

सप्तपदीतील सातवं पाऊल

माणसाचं शरीर हे एक जीवरासायनिक यंत्र आहे. वैद्यकशास्त्राचं सगळं यश या तत्त्वावर काम केल्यामुळेच मिळालेलं आहे. आणि हे यश देदीप्यमान आहे यात शंका नाही. काही रोगांचं मूळ कारण अजून समजलेलं नाही आणि म्हणून त्यावरची उपाययोजना दिशाहीन आहे. ही गोष्ट जरी खरी असली तरी आधुनिक वैद्यकशास्त्रानं आजपर्यंत जे ज्ञान मिळवलं आहे ते वरदानासारखंच आहे. अनेक जण आधुनिक वैद्यकशास्त्रालाच काही अक्कल नाही, अशी अतिरेकी भूमिका घेतात. त्यांच्या स्वतःच्याच आयुष्यात असे प्रसंग आलेले असू शकतात, की आधुनिक वैद्यकशास्त्र नसतं तर कदाचित आज ते जिवंत नसते.

काही अपवाद वगळता बहुतेक साथीचे रोग, जंतुदोष, परजीवी आणि जंतांचे प्रकार यांच्यावर नियंत्रण आणण्यात आणि ते बरे करण्यातही आधुनिक वैद्यकशास्त्राला नेत्रदीपक यश मिळालं आहेच. त्याखेरीज अपघात, भाजणं यांसारख्या घटनांनंतर जीव वाचवणं आणि परत बऱ्याच अंशी पहिल्यासारखं जगणं शक्य करणं, अनेक प्रकारच्या दृष्टिदोषांवर मात अशा कितीतरी गोष्टींमध्ये मिळवलेलं यश थक्क करणारं आहे. माणसाच्या वाढत्या आयुर्मानामध्ये दंतवैद्यांचा मोठाच वाटा आहे. या सगळ्या यशाचं कारण एक यंत्र म्हणून माणसाच्या शरीराचा केलेला अभ्यास हे आहे. त्या यंत्राची रचना कशी आहे, त्याचं काम कसं चालतं, त्यात कुठल्या प्रकारचे बिघाड होऊ शकतात, ते कसं ओळखायचं आणि दुरुस्त कसं करायचं याचं शास्त्र म्हणजेच वैद्यकशास्त्र. गाडी दुरुस्त करणाऱ्या मेकॅनिकपेक्षा कित्येक

पटीनं अवघड; पण तत्त्वतः मेकॅनिकसारखंच काम करायचं हे त्याचं तात्त्विक अधिष्ठान आहे.

एक यंत्र म्हणून माणसाच्या शरीराचा जसा विचार झाला आहे आणि त्यातल्या खाचाखोचा पूर्ण नाही; तरी कितीतरी बारकाव्यांसह समजल्या आहेत, तसं मेंदू आणि मन मात्र समजलेलं नाही. शरीर आणि मन एकमेकांवर अवलंबून आहेत आणि त्यांचे एकमेकांवर परिणाम होतात याबद्दल कुणी दुमत व्यक्त करत नाही. या तत्त्वाचा वैद्यकशास्त्रात नक्की उपयोग कसा करून घ्यायचा, हे मात्र स्पष्ट नाही.

ही स्पष्टता नसण्याचं एक मुख्य कारण आपल्याला वैद्यक आणि त्याच्या मागच्या मूलभूत जीवशास्त्राच्या इतिहासात सापडतं. विज्ञानाची सुरुवात काही शून्यातून होत नाही. ज्या समाजातून वैज्ञानिक येतात त्या समाजाच्या विचारधारांचा, श्रद्धा-समजुतींचा विज्ञानावर अपरिहार्यपणे प्रभाव पडत असतो. आधुनिक विज्ञान हे बहुतांशानं पाश्चात्त्य ख्रिश्चन समाजातून उदयाला आलं. त्या तत्त्वज्ञानाचा प्रभाव विज्ञानावर होता आणि अजूनही आहे, यात शंका नाही.

विशेषतः शरीर आणि मन यांच्या संबंधावर अजूनही विज्ञानापेक्षा समाजातील प्रचलित तत्त्वज्ञान, श्रद्धा आणि समजुती यांचा पगडा जास्त आहे. शरीर हे जड असलं तरी मन जड नाही, अशी ही समजूत. 'जड' याचा अर्थ भौतिकशास्त्राचे सगळे नियम पाळणारं. जे भौतिकशास्त्राच्या नियमात बसत नाही ते जड नाही. वास्तविक, काटेकोर विज्ञानाप्रमाणे भौतिकशास्त्राच्या नियमात बसत नाही असं काहीच या विश्वात असू शकत नाही. तरीही, मनाचा विचार करताना आपण ते त्याच्या पलीकडलं समजतो.

जड आणि अ-जड संबंध

विज्ञानाच्या इतिहासाच्या सुरुवातीला रेने देकार्त या तत्त्वज्ञाने हे स्पष्ट शब्दांत लिहिलंच आहे. देकार्त जड शरीर आणि त्यापलीकडचं मन अशी सरळसरळ विभागणी करतो. त्यामुळे शरीराच्या आणि मनाच्या संबंधांना आपण कुठंतरी नकळत 'जड आणि अ-जड यांचे संबंध' असं स्वरूप देत असतो.

भारतीय तत्त्वज्ञान परंपरेत अनेक प्रवाह एकमेकांत गुंतलेले आहेत. त्यांपैकी अनेक प्रवाहांवर पाश्चात्त्य विचारसरणीचा कमीअधिक प्रभावही आहे. पण, शरीराबरोबर मन आणि बुद्धी यांना जड मानणारे प्रवाहही यात आहेत. शरीर, मन, बुद्धी हे जड आणि आत्मा त्याहून वेगळा, सगळ्यापासून अलिप्त असं हे तत्त्वज्ञान मानतं. विचार, विकार, भावना हे मनाचे खेळ म्हणून तेही जड आहेत,

असा हा विचारप्रवाह आहे. हा खरं तर आधुनिक विज्ञानाला सर्वांत जवळचा आहे. शरीर आणि मन एकाच पातळीवर मानले तर त्यांचा परस्परसंबंध समजणं जास्त सोपं आहे.

हे चित्र स्पष्ट नसल्यामुळे मानसिक अवस्थांचा शारीरिक आरोग्यावर होणारा परिणाम याच्याबद्दल खूप गोंधळाच्या संकल्पना समाजात आणि प्रचलित वैद्यकशास्त्रातही भरपूर आहेत. उदाहरणार्थ, मानसिक ताणामुळे आरोग्यावर परिणाम होतात, असा एक सार्वत्रिक समज आहे. पण एक वैज्ञानिक तत्त्व म्हणून त्याचा विचार करण्यात खूपच अडचणी आहेत. एक तर ताण कशाला म्हणायचं याची नक्की व्याख्या आणि मोजमाप नाही. जेव्हा काहीतरी आरोग्य समस्या किंवा दुष्परिणाम दिसू लागतात तेव्हाच ताणाला यामध्ये आणलं जातं. ताणाचा परिणाम एखाद्या जीवरासायनिक प्रक्रियेवर होतो, असं विधान करायचं असेल तर आधी त्या प्रक्रियेला यामध्ये न आणता ताणाचं मोजमाप करता आलं पाहिजे. दिसणाऱ्या दुष्परिणामावरूनच ताण मोजला तर ते 'परमेश्वराच्या इच्छे'सारखंच अवैज्ञानिक विधान होतं.

ही समस्या तूर्तास बाजूला ठेवली तर ताणाचे शरीरावर नेहमीच वाईट परिणाम होतात, असा पुरावा नाही. उदाहरणार्थ, पहिले आणि दुसरे महायुद्ध. या युद्धात सामील असलेल्या देशांमधल्या लोकांसाठी खूप मोठ्या मानसिक ताणाचा प्रसंग होता यात कुणाला शंका असण्याचं कारण नाही. त्यामुळे ताणाची व्याख्या किंवा मोजमाप तात्पुरतं बाजूला ठेवलं तरी चालेल. या महायुद्धांच्या काळात, विशेषतः दुसऱ्या महायुद्धाच्या काळात समाजातल्या मधुमेह, रक्तदाब यांच्या तक्रारी एकदम कमी झाल्या. यांचा पद्धतशीर डेटा उपलब्ध आहे.[१] त्यानंतर १९९२ ते ९६ असा चार वर्षं चाललेला सारजेवो (Sarajeve)चा वेढा, जेव्हा आपल्या शहरात रोज चालणाऱ्या चकमकी पाहत लोक जगत होते, तेव्हा या शहरातील आरोग्याचं सर्वेक्षण केलं गेलं आहे.[२]

दीर्घ काळच्या युद्धाच्या ताणामध्ये मधुमेह आणि रक्तदाब आपोआप कमी होतात, असं अनेक वेळा अनेक ठिकाणी घडून आलेलं आहे. आश्चर्य वाटेल; पण याविषयीचे पद्धतशीर अभ्यास उपलब्ध आहेत.

ताणामुळे आरोग्यावर वाईट परिणाम का होतात, याचीसुद्धा एक थिअरी सांगितली जाते. कोणत्याही प्रकारच्या ताणामुळे शरीरात 'कॉर्टिसॉल' (Cortisol) नावाचं एक रसायन तयार होतं. त्याच्या प्रभावाखाली रोगप्रतिकारशक्ती कमी होते, असं मानलं

जातं. याबद्दलचा पुरावाही सार्वत्रिक स्वरूपाचा नाही. PTSD (Post-Traumatic Stress Disorder) नावाचा एक तणावजन्य रोग आहे. युद्धाला किंवा फार मोठ्या हिंसाचाराला साक्षी असलेल्या लोकांना नंतरच्या आयुष्यात याला सामोरं जावं लागू शकतं. मोठी युद्धं लढलेल्या अनेक निवृत्त सैनिकांमध्ये तो बऱ्याचदा दिसतो. PTSDमध्ये बहुधा कॉर्टिसॉलची पातळी नेहमीपेक्षा कमीच असते.[३]

कॉर्टिसॉल जास्त असेल तर या लोकांना कमी त्रास होतो असं दिसतं. म्हणजे ताण, कॉर्टिसॉल आणि रोग यांचा काही सार्वत्रिक संबंध सांगता येत नाही. थोडक्यात, ताणामुळे आरोग्य समस्या निर्माण होतात आणि ताण दूर केला तर त्या जातात, हा समज साखर कमी केली तर मधुमेहाचे दुष्परिणाम दिसत नाहीत, या विधानाइतकाच निराधार आहे.

शरीर-मन संबंधाबाबतीतला दुसरा असाच अर्धाकच्चा समज म्हणजे सकारात्मक विचारांचा शरीरावर चांगला परिणाम होतो आणि नकारात्मक विचारांचा वाईट परिणाम होतो. इथंही विज्ञानाला जाणवणाऱ्या समस्या त्याच आहेत. व्याख्या तथा मोजमापाचा अभाव, आणि नीट पुरावा, पद्धतशीर चाचण्यांचा आधार नाही. याहून महत्त्वाचं म्हणजे नकारात्मक विचारांचा किंवा ताणाचा शरीरावर वाईट परिणाम का आणि कसा होतो, आणि ते दूर केले तर चांगला परिणाम का आणि कसा होतो, या प्रश्नांना सुसंगत उत्तरं नाहीत.

याचा अर्थ शरीर-मनाचे एकमेकांशी संबंध नाहीत किंवा त्याचा आरोग्यावर परिणाम होत नाही, असं मुळीच नाही. पण या दोन्हींची तर्कशुद्ध सांगड घालण्यात अजून आपण पुरते यशस्वी झालो नाही, असा याचा अर्थ! या अपयशाच्या मुळाशी आहे; शरीर-मन यांच्या मूलभूत जडणघडणीविषयी असलेलं पायाभूत अज्ञान. संपूर्ण वैद्यकशास्त्र आणि त्याच्या मुळाशी असलेलं जीवशात्र हे दोन्ही उत्क्रांतीच्या पायावर उभे आहेत आणि माणसाची उत्क्रांती नीट समजल्याखेरीज त्याचं शरीर, जीवरसायनशास्त्र, चयापचय, संप्रेरके, मेंदू, शरीर-मन संबंध यापैकी काही नीट सुसंगत समजेल अशी शक्यता नाही. वैद्यकशास्त्र आणि जीवशास्त्र यातला तर्काचा मूळ धागा उत्क्रांती हा आहे.

दुर्दैवाने वैद्यकशास्त्राच्या शिक्षणात उत्क्रांती शिकवली जात नाही. जीवशास्त्रात ती थोडीफार शिकवली जात असली तरी उत्क्रांती कशी घडते याच्या तत्त्वांपेक्षा उत्क्रांती कशी घडली त्याचा तपशीलच फक्त शिकवला जातो. म्हणजे डायनॉसॉरची नावं किंवा माणसाच्या पूर्वजांची जडजंबाल नावं दिली जातात आणि वर्णन

केलं जातं; पण जीवशास्त्रात एखादी गोष्ट अशी का आहे, त्याची कारणमीमांसा उत्क्रांतीत कशी सापडते, ती कारणमीमांसेची पद्धत शिकवली जात नाही. ती पद्धत सापडली तर जीवशास्त्र आणि वैद्यकशास्त्र यातील अनेक न सुटलेली कोडी पटापट सुटू शकतात. आणि हेच आता आपल्याला मधुमेह, रक्तदाब, हृदयरोग, कर्करोग, शरीर-मेंदू-मन संबंध यांच्याबाबतीत करायचं आहे.

माणसाच्या मनाचं शास्त्र म्हणजे मानसशास्त्र. प्राण्यांच्या बाबतीत आपल्याला त्यांचं मन पाहता येत नाही; फक्त वर्तन पाहता येतं. म्हणून प्राण्यांच्या बाबतीत 'मानसशास्त्र' असा शब्द न वापरता 'वर्तनशास्त्र' असा शब्द वापरला जातो. हा फरक अभ्यासातल्या मर्यादांचा आहे. आपण प्राण्यांचं मन, भावना, विचार पाहू शकत नाही; पण माणसावर करू शकत नाही असे प्रयोग करू शकतो. म्हणून माणसाविषयी समजून घ्यायला आपल्याला प्राण्यांच्या अभ्यासाची खूपच मदत होते. प्राण्यांचीच नव्हे; तर वनस्पतींच्या आणि जिवाणूंच्या अभ्यासाचीसुद्धा! कारण माणसाविषयी असलेले आपले अनेक गैरसमज त्यांच्या अभ्यासातून दूर होऊ शकतात.

मन, विचार आणि वर्तन

गांधीलमाश्यांची एक जात दुसऱ्या कीटकांच्या अळ्यांवर आपली अंडी घालते. तिला सापडलेल्या एका अळीवर किती अंडी घालायची हे ठरवायचं असतं. किती अंडी घालणं जास्त फायद्याचं हे अनेक गोष्टींवर ठरतं. जसं, आपली आणखी किती अंडी घालण्याची क्षमता शिल्लक आहे, दुसरी अळी सापडण्याची संभाव्यता किती आहे, आपलं अजून किती आयुष्य असू शकेल, इतर माद्यांची स्पर्धा किती आहे आणि या अळीवर आधीच दुसऱ्या मादीनं अंडी घातली तर नाहीत ना? अभ्यासकांचं म्हणणं असं की, या सगळ्यांची दखल घेऊनच किती अंडी घालायची ते ती मादी ठरवते. म्हणजे एक अवघड गणित करते, टाचणीएवढ्या मेंदूनं!

या माशीला मेंदू तरी असतो! वनस्पतीसुद्धा आजूबाजूची परिस्थिती पाहून अत्यंत गुंतागुंतीचे निर्णय घेत असतात. एखाद्या फुलात मध तयार करायचा की नाही, किती करायचा, ही गोष्ट आपल्या आजूबाजूला त्याच जातीची किती फुलझाडं आहेत, मधमाश्यांची किंवा परागकण वाहून नेणाऱ्या दुसऱ्या कीटकांची संख्या किती आहे, अशा अनेक घटकांवर अवलंबून असतं. उगीच प्रत्येक फुलात भरपूर मध ठेवणं ही अनावश्यक उधळपट्टी झाली. पण, अजिबातच ठेवला नाही तर एका भेटीतच कीटकांना ते समजेल. मग शहाणे झालेले कीटक पुन्हा येणार

नाहीत. पण कीटकांची संख्या भरपूर असेल तर त्यांना आपल्याकडे मध नाही हे समजायच्या आधी परागीकरणाचं काम होऊन गेलेलं असेल. मग कशाला मध तयार करायचा? आजूबाजूला आपल्या जातीची भरपूर झाडं असतील आणि ती भरपूर मध तयार करत असतील तर अमुक एका रंगांच्या फुलांमध्ये मध असतो असं शिकून कीटक येतीलच, आपल्यात मध नसला तरी! असे अनेक घटक मध किती असावा हे ठरवत असतात.

प्रत्यक्षात ते झाड आपल्यासारखा विचार करत नसेल कदाचित; पण परिस्थितीप्रमाणे मध किती करायचा हा निर्णय बदलतो, एवढं मात्र आपण पाहू शकतो. म्हणजे परिस्थितीप्रमाणे निर्णय घेण्याची क्षमता मेंदू नसलेल्या वनस्पतींमध्येही असते. याचा अर्थ परिस्थिती जोखायला आणि निर्णय घ्यायला मेंदू लागतोच असं नाही.

प्राण्यांमध्ये मज्जासंस्था असते, कारण त्या प्रकारच्या पेशींमधून संदेश विजेसारखा इकडून तिकडे जातो. क्षणात निर्णय घेऊन पटकन चपळ हालचाली करणाऱ्यांना मज्जासंस्था आणि मेंदूची गरज असते. म्हणून हालचाल करणाऱ्या अनेकपेशीय प्राण्यांमध्ये मज्जासंस्था निर्माण झाली. सावकाश निर्णय घेण्याचं काम वनस्पतीसुद्धा करतात. त्यांना मेंदू लागत नाही.

सर्व प्रकारच्या वर्तनाचा मेंदूशी आणि मज्जासंस्थेशी संबंध नसतो, तसा मज्जासंस्थेत होणाऱ्या प्रत्येक घटनेचा विचारप्रक्रियेशी संबंध नसतो. आपण विचार करून निर्णय घेतो असं आपल्याला जे वाटत असतं ते पिंजऱ्यातल्या पोपटाच्या खेळासारखं आहे. एका गोल पुठ्ठ्यावर एका बाजूने पोपट आणि दुसऱ्या बाजूने पिंजरा अशी चित्रं काढून तो वेगाने फिरवला तर आपल्याला पिंजऱ्यात पोपट दिसतो. तसं मेंदूत निर्णयप्रक्रिया एकीकडे आणि या निर्णयाविषयी बोलायचं झालं तर काय बोलायचं याचा विचार दुसरीकडे चालतो. मात्र, ते इतक्या वेगानं होतं, की एकामुळे दुसरं होतं असं आपल्याला वाटतं. प्रत्यक्षात निर्णय घेण्यासाठी विचारप्रक्रियेची आवश्यकताच नसते.

जेव्हा आपल्याला आपल्या निर्णयाविषयी काही बोलण्याची आवश्यकता नसते तेव्हा आपण गुंतागुंतीचे निर्णयसुद्धा जाणिवेच्या पातळीवर विचार न करताच घेतो. उदाहरणार्थ, रोजचा स्वयंपाक. आपल्या मनात जाणिवेच्या पातळीवर वेगळेच काहीतरी विचार सुरू असताना आपण विस्तव कधी कमी करायचा, कधी ढवळायचं, किती मीठ घालायचं हे सगळे निर्णय घेत असतो; आणि आपण

निर्णय घेतोय याची आपल्याला जाणीवही नसते. पण, एखादी पाककृती दुसऱ्याला सांगायची झाली तर प्रत्येक गोष्ट लगेच जाणिवेच्या पातळीवर येते. मुळात जाणिवेच्या पातळीवरचा विचार हा संभाव्य बोलण्याचा हेतू असेल तरच होतो; नाहीतर सर्व निर्णय-व्यवहार नेणीव-मनातच होत असतात. हे इथं जाणून घेण्याची गरज अशासाठी, की नेणिवेत झालेले निर्णयसुद्धा माणसाच्या शरीरावर, त्यातल्या केमिस्ट्रीवर परिणाम करून जातात. हे आपल्या दृष्टीनं महत्त्वाचं आहे.

निर्णय आणि मेंदूचा संबंध

मेंदू, त्यातील निर्णयप्रक्रिया, वर्तन आणि शारीरिक बदल हे सगळे एकमेकांत गुंतलेले आहेत. तसे गुंतले असण्यामागेही निश्चित स्वरूपाची कारणं आहेत, जी उत्क्रांतीमधून आलेली आहेत. निरनिराळ्या वर्तनांचा एकमेकांशी संबंध अनेक प्रयोगांमधून दिसतो. उदाहरणार्थ, चिलटांमध्ये एक असा प्रयोग केला की, अधिक दूर जाण्याची प्रेरणा असलेल्या चिलटांचीच फक्त निवड करून त्यांना अंडी घालू दिली. अनेक पिढ्या असं केल्यानंतर अर्थातच जास्त प्रवास करणारी चिलटं तयार झाली. पण ही चिलटं जास्त आक्रमक स्वभावाची, धीट आणि चौकसंसुद्धा होती.⁴ म्हणजे जास्त हिंडण्याची प्रवृत्ती आणि आक्रमकता यांच्यामध्ये काहीतरी असा धागा आहे, की एक ओढला तर दुसराही ओढला जातो.

गंमत अशी की, जास्त इकडेतिकडे पाहण्याची वृत्ती, आक्रमकता आणि चौकसपणा यांचा सहसंबंध माशांमध्येही दाखवला गेला आहे. एवढंच नव्हे; तर त्याच्याशी कुठल्या जनुकाचा संबंध आहे, तेही शोधलं गेलं आहे.⁵

आता सस्तन प्राण्यांचं उदाहरण घेऊ. भीतीचा प्रसंग अचानक समोर आला तर बहुतेक प्राण्यांचे केस ताठ उभे राहतात. असं केल्यानं केसाळ प्राण्यांना आहे त्यापेक्षा जास्त मोठं असल्यासारखं भासवता येतं. पण, नुसती एवढी एक गोष्ट करायची तरी त्यासाठी त्वचेखालच्या कित्येक मज्जापेशींकडून संदेश जातो, स्नायूंच्या सूक्ष्म हालचाली होतात, रक्त जास्त वेगात पाठवलं जातं, त्यासाठी हृदय जोरात धडधडतं, फुप्फुसं मोठा श्वास घेऊन फुगतात, या साऱ्यांमुळे आणखी मोठं असल्याचा भास होतो.

एवढ्यावर निभावलं आणि तुमच्या मोठ्या आकाराला पाहून शत्रू निघून गेला तर ठीक! केवळ त्यावरच भरवसा ठेवून कसं चालेल? पुढे येऊ शकणाऱ्या प्रसंगाची तयारी म्हणून शरीरात आणखी बरेच बदल होतात. एकदम जोरात पळण्याची किंवा उलटून हल्ला करण्याची तयारी म्हणून स्नायू तयार होतात, रक्तातून जास्त ऊर्जेचा

पुरवठा केला जातो, रक्तदाब वाढतो. पुढे जखमा होऊ शकतात म्हणून जखमांमधून रक्तस्राव होऊ नये यासाठी रक्तवाहिन्या आकुंचन पावण्याची यंत्रणा तयारीत राहते. एवढंच काय; जखमा भरून येण्यासाठी लागणारी यंत्रणाही आधीच तयारी करू लागते. जखमा झाल्यानंतर वेदना होतील. पण त्याकडे दुर्लक्ष करून लढत राहावं लागेल म्हणून वेदना तात्पुरत्या दाबून ठेवणाऱ्या यंत्रणाही कार्यरत होतात.[६]

जखमा भरून येण्याच्या यंत्रणांमध्ये पेशीसुधांना खूप महत्त्वाचं स्थान आहे. सुमारे २५ वर्षांपूर्वी एक प्रयोग केला गेला, अमेरिकेतील वायुसेनेत भरती झालेल्या तरुणांवर![७] या तरुणांच्या एका गटाला सांगण्यात आलं की, उद्या तुम्हांला एका उंच कड्यावरून तुमचं पहिलं छत्रीउड्डाण करायचं आहे. हे सांगण्यापूर्वी, सांगितल्यानंतर, दुसऱ्या दिवशी उड्डाणापूर्वी आणि उड्डाणानंतर त्यांची लाळ तपासणीसाठी गोळा करण्यात आली.

तपासणीमध्ये असं दिसलं की, आपण एक साहसी कृत्य करणार आहोत, या भावनेनंच त्यांच्या लाळेतील विशिष्ट प्रकारच्या पेशीसुधेची पातळी वाढू लागली. प्रत्यक्ष साहसी कृत्य केल्यानंतर ती आणखी वाढली. प्रत्यक्षात जखम कुणालाही झाली नाही. पण, आपण एक साहसी कृत्य करतो आहोत, जखम होण्याची शक्यता आहे, हे गृहीत धरून ती भरून येण्याची यंत्रणा आधीच कार्यरत झाली.

पेशीसुधा लाळेमध्ये येण्याचं कारणही आहे. प्राणी जखमा चाटतात. जखमा बऱ्या होण्यासाठी लागणाऱ्या पेशीसुधा थेट जखमेला मिळण्यासाठी लाळेएवढं चांगलं माध्यम नाही. माणसामध्ये जखमा चाटण्याची सवय बहुतांशी गेली असली तरी पूर्णपणे गेलेली नाही. बोट कापलं तर आपण अजूनही पटकन तोंडात घालतो. माणसातही साहसाची भावना निर्माण झाली तर मोठ्या प्रमाणावर पेशीसुधा लाळेमध्ये सोडल्या जातात. पण त्याचबरोबर रक्तातही मिसळतात.

म्हणजे, एकाच कृत्यानं किंवा ते करण्याच्या नुसत्या कल्पनेनंसुद्धा एकाच वेळी अनेक प्रकारचे बदल शरीराच्या अनेक भागात होतात. शरीराच्या जीवरासायनिक प्रक्रियांवर परिणाम करणारा 'वर्तन' हा सर्वांत शक्तिशाली घटक आहे. वर्तनाचे परिणाम शरीराच्या केमिस्ट्रीवरच होतात असं नाही; तर शरीररचनेवरसुद्धा होतात.

ओरांगउटान या एपच्या जातीमध्ये एका भागात एक प्रबल नर असतो. तो असेपर्यंत बाकीचे नर त्याला टरकून राहतात. या अव्वल नराला इतर नरांमध्ये न दिसणारे असे

मोठ्ठे गोबरे गाल असतात. हे बाकीच्या नरांना नसतात. बाकीचे नर जास्त करून माद्यांसारखेच दिसतात. समजा, काही कारणाने हा अव्वल नर मेला, तर दुसरा नर त्याचं अव्वलपद घेतो. त्यासाठी त्याला इतर नरांशी स्पर्धा-भांडणं करावी लागतात. पण, एकदा का तो अव्वलपणानं वागू लागला की त्याला ते गोबरे गाल उगवू लागतात. त्या गालांसाठी लागणारे जनुक त्याच्यात होतेच; मात्र, अव्वलपणाची भावना निर्माण होईपर्यंत ते व्यक्त झाले नव्हते. ती भावना आल्यानंतर या जनुकांच्या कामाला हिरवा कंदील दाखवण्यात आला. म्हणजे अनेक प्रकारच्या जनुकांवरही वर्तनाचं आणि भावनांचं नियंत्रण असतं.

थोडक्यात, वर्तन आणि शारीरक्रिया यांचा एकमेकांशी कायमच संवाद सुरू असतो. हे दोघे सख्खे जुळे भाऊ एकमेकांना समजून घेतात, एकमेकांसाठी स्वत:मध्ये बदल करून घेतात आणि दुसऱ्याचं काम सोपं आणि प्रभावी करण्याचा प्रयत्न करत राहतात.

व्यक्तिमत्त्व असं ठरतं

प्रत्येक प्रकारच्या वर्तनासाठी शरीरातले चयापचय, संप्रेरके, चेतापेशी, स्नायू, हाडे, पेशीसुधा, रक्तवाहिन्या स्वत:ला अनुकूल करून घेत असतात. पण, एखाद्या वर्तनाची वारंवारता वाढली तर प्रत्येक वेळी नव्यानं सगळ्या गोष्टी कशाला करत बसायच्या? त्यापेक्षा कायमचंच तयारीत असलेलं चांगलं. त्यामुळे काही प्रकारचे बदल दीर्घकालीन होऊ लागतात.

स्नायू, हाडे, रक्तवाहिन्या यांची तयारी तर दीर्घकालीन असतेच; पण पेशीसुधा, संप्रेरकांच्या पातळ्यांमध्येही दीर्घकालीन बदल दिसू लागतात. आता एकदा शरीराची तयारी त्या दिशेनं झाली तर त्याला अनुकूल असे वर्तननिर्णय घेणं हिताचं असतं. या दोन्ही गोष्टी एकमेकांना जोपासणाऱ्या असतात. वर्तनामुळे शरीर बदलतं. शरीराची तयारी पाहून वर्तनाचे निर्णय घेतले जातात. उदाहरणार्थ, स्नायू दुबळे असतील तर मारामारी करण्याचा निर्णय घेता येत नाही. त्यासाठी मेंदूमधल्या मज्जातंतूंचं जाळं स्वत:मध्ये योग्य ते बदल करून घेतं. म्हणजे शरीराच्या अवस्थेप्रमाणे मेंदूत त्याला अनुकूल असे बदल घडत असतात. अशा एकमेकांना बळकट करण्याच्या चक्राकार प्रक्रियांमधून त्या व्यक्तीचा स्वभाव बनतो, व्यक्तिमत्त्व बनतं. आपल्या व्यक्तिमत्त्वाप्रमाणे मेंदूची निर्णयप्रक्रिया काम करते.

एकाच प्रसंगाला सामोरं जाणाऱ्या दोन व्यक्ती वेगळे निर्णय घेऊ शकतात. कारण त्यांचं घडलेलं व्यक्तिमत्त्व वेगळं असतं. निर्णय घेण्यात आपल्याला वाटतं की फक्त मेंदूच काम करतो. पण, तसं नसतं. निर्णय घेण्याचं काम अख्खं शरीर करत असतं.

यावर प्रकाश टाकणारा एक उंदरांवरचा प्रयोग आहे. यात जीवतंत्रज्ञान वापरून उंदरांच्या स्नायूंमधील फक्त एका एन्झाइमची पातळी वाढवण्यात आली.८ मेंदूमध्ये कुठलाही बदल केलेला नव्हता. कुठल्याही संप्रेरकामध्येही बदल केलेला नव्हता. फक्त स्नायूंमध्ये ग्लुकोज जाळण्याच्या प्रक्रियेत लागणारं एक एन्झाइम वाढवलं. यामुळे त्यांना थोडीशी ऊर्जा जास्त मिळेल एवढीच अपेक्षा होती. प्रत्यक्षात हा बदल केलेले उंदीर एकदम आक्रमक झाले. पिंजऱ्यात एकमेकांशी मारामारी करू लागले. याचा अर्थ वर्तनातील बदलाचा हा निर्णय स्नायूंनी घेतला होता, मेंदूनं नाही. किंवा स्नायूंच्या बदललेल्या संदेशावरून मेंदूनं हा निर्णय घेतला.

या प्रयोगातून आपल्याला असं दिसतं, की मनाचं अधिष्ठान फक्त मेंदू नाही, तर अख्खं शरीरच आहे. कारण जाणीवपूर्वक किंवा अजाणता सगळं शरीरच निर्णयप्रक्रियेत सामील असतं. मनाचं असं चित्र स्पष्ट झाल्यावर शरीराचा परिणाम मनावर आणि मनाचा शरीरावर होतो हे लक्षात येते; खरं तर दोन्ही एकच आहेत.

आपण ज्याला मन म्हणतो तो काही वेगळा अवयव नाही. जाणिवेच्या आणि नेणिवेच्या पातळीवर घेण्यात आलेल्या सर्व निर्णयांचा समूह म्हणजे मन. त्यांपैकी ज्या गोष्टींविषयी बोललं जाण्याची संभाव्यता आहे त्या हाताळणारं ते जाणीव-मन. ज्याच्याविषयी बोलायचं नाही किंवा ज्याच्याविषयी बोलण्याची वेळ उत्क्रांतीमध्ये कधीच न आल्यामुळे ती गोष्ट जाणीव-मनात येण्याचा मार्गच उत्क्रांत झालेला नाही असे निर्णय नेणीव-मनात. हे सगळं एकत्रित पाहिलं तर ते म्हणजे मन. जसं, सुटलेला वारा आणि उफाळणाऱ्या लाटांचा समूह म्हणजे वादळ; वादळ हे वेगळी वस्तू नाही, तसेच मन!

वर्तन आणि शारीरक्रिया हे दोन्ही बरोबरीनंच उत्क्रांत झाले असं म्हटल्यावर, ते कुठल्या परिस्थितीत उत्क्रांत झाले हे पाहिल्यावर, ते असे का आहेत, हे कळून येईल. आणि आजच्या जीवनशैलीत ते का बदलले आहेत, हेही कळेल.

आहाराविषयी बोलताना आपण असं म्हटलं की, आहारातल्या काही गोष्टी आपल्याला बाहेरूनच घ्याव्या लागतात. कारण आपलं शरीर ते घटक तयार करू शकत नाही. ते करू शकत नाही; कारण आपल्या उत्क्रांतीत ते घटक कायमच बाहेरून मिळत होते. त्यामुळे स्वतःकडे ते तयार करण्याची यंत्रणा बाळगण्याचं काही कारण नव्हतं. आज आहारातल्या ज्या त्रुटी आपल्याला जाणवतात, त्या आपला आजचा आहार आणि उत्क्रांत झालो त्या वेळचा आहार यात विसंगती असल्यामुळे आहेत.

आता हीच गोष्ट आपल्याला वर्तनाला लावता येईल. आपण ज्या प्रकारच्या वर्तनासाठी उत्क्रांत झालो त्याच्यापेक्षा फार वेगळं वागत आज आपण जगत आहोत. आपल्या वर्तनात ही विसंगती आहे. वर्तन आणि शारीरक्रियांचं इतकं घट्ट नातं आहे, की वर्तन बदलल्यावर आपल्या सगळ्या शारीरक्रियाच बदलल्या असतील तर त्यात नवल काय! आहारात जशी काही जीवनसत्त्वे आवश्यकच आहेत, ती नसतील तर विशिष्ट रोग होतात, तशी काही प्रकारची वागणूक आपल्या शारीरक्रियांसाठी आवश्यकच असली पाहिजे. त्यांचा अभाव आपली सगळी शारीरक्रियाच बदलतो आहे आणि अनेक प्रकारच्या रोगांना आमंत्रण देतो आहे, अशी शक्यता आहे.

हे कदाचित हवेतील विधान वाटेल. पण, सुदैवानं आज वर्तन आणि शारीरक्रियेविषयी प्रयोगांमधून आपल्याला एवढं माहीत झालं आहे की, नक्की कुठलं वर्तन बदललं तर शरीरात कोणता बदल घडतो, हे पूर्णपणे नसलं तरी बऱ्याच बारकाव्यांसह माहिती आहे. एकेक करून हे बदल पाहत गेलो तर नवी दुनियाच डोळ्यांसमोर उलगडायला लागते. अद्भुत वाटली तरी ही दुनिया काल्पनिक नाही. कारण जे आहे ते सगळं विशिष्ट प्रयोगांनीच दाखवलं गेलं आहे.

शोधफिरी आणि लठ्ठपणा

आदिम समाजातल्या माणसाला अन्न शोधण्यासाठी जंगलात भटकावं लागत असे. मात्र, अन्न मिळवणं फार अवघड होतं, अशातला भाग नाही. शेतीच्या आधी माणूस अर्धपोटी भटकत असे, जेमतेम अन्न मिळत असे. शेती करायला लागल्यापासून अन्नाची आबादीआबाद झाली, अशा समजुती आहेत; त्या खऱ्या नाहीत. अर्जूनपर्यंत शेतीला सुरुवात न केलेल्या, अद्याप शिकार आणि अन्न गोळा करून जगणाऱ्या अनेक जमातींचा आता तपशीलवार अभ्यास झाला आहे.

त्यात असं दिसतं की, शेतीपूर्व समाजांना दिवसाकाठी सरासरी दोन-तीन तास हिंडून पुरेसं अन्न मिळत असे. माणूस सर्वभक्षी असल्यामुळे प्राणिज आणि वनस्पतिज अन्नाचे बरेच प्रकार जंगलात उपलब्ध असतात. मात्र, जंगलात हिंडून अन्न गोळा करण्यात इतर प्राण्यांपासून धोका, अति ऊन, अति थंडी, पाऊस-पूर, अवघड कडेकपारी असे नाना प्रकारचे धोके असतात. या सगळ्या धोक्यांना तोंड देत अन्न मिळवायचं असतं. एखाद्या सुरक्षित जागी टोळी राहते. तिथून छोट्या-छोट्या गटांनी शोधफिरीला बाहेर पडायचं आणि मिळेल ते खाऊन किंवा घेऊन परत यायचं.

यामध्ये एक गणिती समस्या आहे. जेवढा जास्त वेळ हिंडू तेवढं जास्त अन्न मिळेल; पण एकूण धोका तेवढाच जास्त असेल. मग पोषण आणि धोका यांचा सुवर्णमध्य कसा साधायचा हे परिस्थितीवरही अवलंबून आहे. एखाद्या नरभक्षक प्राण्याची चाहूल असेल तर बाहेर न पडणं, जास्त सुरक्षित वातावरण असेल तेव्हा जास्त वेळ घालवून जास्त अन्न गोळा करून ठेवणं, आधीच पोट भरलेलं असेल किंवा शरीरात चरबीचा साठा पुरेसा असेल तर उगाच धोका पत्करून बाहेर न पडणं असे निर्णय घेतले जातात. याउलट, काहीतरी खाण्याची नितांत गरज असेल तर धोका पत्करूनही बाहेर पडलंच पाहिजे. आहे त्या परिस्थितीत योग्य असा निर्णय कसा घ्यायचा? धोका आणि पोषण यांचा नेमका सुवर्णमध्य कसा साधायचा? याचं गणित माणसाला कागदावर सोडवावं लागत नव्हतं. ते गणित करणारी यंत्रणा त्याच्या शरीर आणि मेंदूमध्ये उत्क्रांत झाली आहे. या गणितात परिस्थितीप्रमाणे सूक्ष्म बदल करण्याची क्षमताही आहे.[९]

ही प्रक्रिया कशी घडते? तर, माणसाच्या चरबीपेशी लेप्टिन नावाचं एक प्रथिन तयार करतात. ते रक्तावाटे मेंदूमध्ये जातं. मेंदूमध्ये त्याची गाठ CART (Cocaine Amphetamine Related Transcript) नावाच्या दुसऱ्या एका प्रथिनाशी पडते. (यापुढे CARTचा उल्लेख आपण 'कार्ट' असा करू.) हे दोघे मिळून भुकेची भावना दडपण्याचं काम करतात.[९, १०]

मेंदूमधल्या पेशीच या कार्टची निर्मिती करतात. बाहेरच्या एखाद्या धोक्याची चाहूल लागते तेव्हा मेंदूमधील हे कार्ट 'धोका टाळा' म्हणून सांगत असतं. त्यामुळे कार्टची पातळी जास्त असेल तेव्हा अन्नासाठी बाहेर पडायची प्रेरणा होत नाही. एखाद्या हिंस्र प्राण्याच्या भीतीनं मेंदूमध्ये जास्त कार्ट तयार होतं तसेच अति ऊन किंवा अति थंडीनेसुद्धा!

लठ्ठपणा : आधीच्या उपपत्ती

माणूस लठ्ठ का होतो, याचं उत्क्रांतीच्या पायावर उत्तर शोधण्याचे प्रयत्न याआधीही झाले आहेत. त्यातील ऐतिहासिक महत्त्वाची मांडणी जेम्स नील याची आहे. माणसाच्या पूर्वजांना कधी अन्न भरपूर, तर बराच काळ तुटवडा अशा परिस्थितीतून जावं लागलं. या काळात सुबत्तेच्या वेळी चरबी साठवून घ्यावी आणि तुटवड्याच्या काळात वापरावी, अशी यंत्रणा माणसाच्या शरीरात निर्माण झाली. आज अन्नाची सुबत्ता असल्यामुळे आपण यातला पहिला भागच वापरतो, दुसरा नाही. त्यामुळे चरबी साठतच जाते, अशी ही साधी-सोपी थिअरी. जनुकविज्ञानात याला काही आधार मिळाला नाही.

दरम्यान १९९०च्या दशकात एक वेगळी उपपत्ती मांडली गेली. ज्या व्यक्तींचं जन्माच्या वेळेस वजन कमी असतं, त्यांना प्रौढ वयात मधुमेह, हृदयविकार अधिक प्रमाणात होतात, हे या दशकात दाखवलं गेलं.

त्यावरून अशी उपपत्ती मांडली गेली की, मातेच्या उदरात असताना गर्भाला पोषणाची चणचण जाणवली तर त्यावरून पुढच्या आयुष्यातही दुष्काळाला तोंड द्यावं लागेल. ही शक्यता गृहीत धरून गर्भाच्या शारीरक्रियेमध्ये काही बदल होऊन ते जन्मभर टिकतात. त्यामुळे गर्भात कमी वाढ झालेली मुलं प्रौढपणी लठ्ठ आणि त्यामुळे मधुमेही होण्याची शक्यता अधिक असते. गर्भातल्या वाढीचा परिणाम आयुष्यभर टिकतो ही गोष्ट माणसातच नाही, तर अनेक प्राणिजातींमध्येसुद्धा दिसते. तशी ती का दिसते, ते कारण मात्र वादग्रस्त आहे.

अशा प्रकारचे चयापचयामधील बदल दुष्काळाला तोंड द्यायला उपयोगी पडतात, ही समजूत माकडांच्या अभ्यासामध्ये खोटी ठरली आहे. पण गर्भाच्या वाढीचा परिणाम स्वभाव, व्यक्तिमत्त्व आणि वर्तनावरही होत असतो. माकडांमध्ये असे प्राणी कमी ताकदीचे आणि म्हणून सामाजिक उतरंडीत खाली राहण्याची शक्यता अधिक असते. ताकदीनं कमी असल्यामुळे मारामारीचे प्रसंग टाळून शक्तीपेक्षा युक्तीनं काम साधण्याची त्यांची प्रवृत्ती असते. हा वर्तनातला बदल चयापचयाच्या बदलामधला दुवा असण्याची शक्यता आहे.

हे कार्ट तयार होण्यासाठी लेप्टिनची गरज असते. लेप्टिन नसेल तर धोका दिसला तरी कार्ट तयार होत नाही. भूक दडपण्यासाठी हे कार्ट लेप्टिनच्या बरोबरीनंच काम करू शकतं, एकटं नाही. लेप्टिनसुद्धा एकट्यानं भुकेचं नियंत्रण करू शकत नाही, त्यालाही कार्टची साथ लागते. म्हणजे, शरीरात पुरेशी साठवलेली ऊर्जा आहे आणि बाहेर धोका आहे अशा वेळेला भूकच लागत नाही. त्यामुळे अर्थातच शोधफिरीसाठी बाहेर पडत नाहीत.

चरबीकडून आलेलं लेप्टिन नसेल तर नुसत्या धोक्याच्या जाणिवेनं भूक मरत नाही. कारण तेव्हा धोका पत्करूनही अन्न मिळवण्याची गरज असते. दुसरीकडे, धोका नसेल तर नुसती अंगात चरबी आहे म्हणून भूक कमी होत नाही. कारण, धोका नाही तेव्हा जास्त अन्न मिळवून ठेवलं तर नंतर धोक्याच्या वेळेस ते उपयोगी पडेल. लेप्टिन आणि कार्टच्या या खेळामुळे धोका आणि पोषण यातला योग्य तो सुवर्णमध्य आपोआप साधला जातो. हे सगळं गणित या दोन रेणूंच्या चेतापेशींबरोबर होणाऱ्या संवादातून अचूकपणे साधलं जातं. मुख्य म्हणजे जाणीव-मनाला या गणिताविषयी काडीचीही कल्पना नसते. पण गणित आपलं काम अचूकपणे करतं. माणसाला नको तितकं खाऊ देत नाही आणि नको तितका धोकाही पत्करू देत नाही.

बिरबलाचं कार्ट

शेळीचं वजन कायम राखण्यासाठी बिरबलाने केलेल्या युक्तीची गोष्ट प्रसिद्ध आहे. दिवसा भरपूर खायला द्यायचं. रात्री मात्र वाघासमोर बांधून ठेवायचं.

यामागे मेंदूमध्ये काय प्रक्रिया घडतात, हे बिरबलाला माहीत असण्याची शक्यता नाही; आज विज्ञानाला त्या माहीत आहेत.

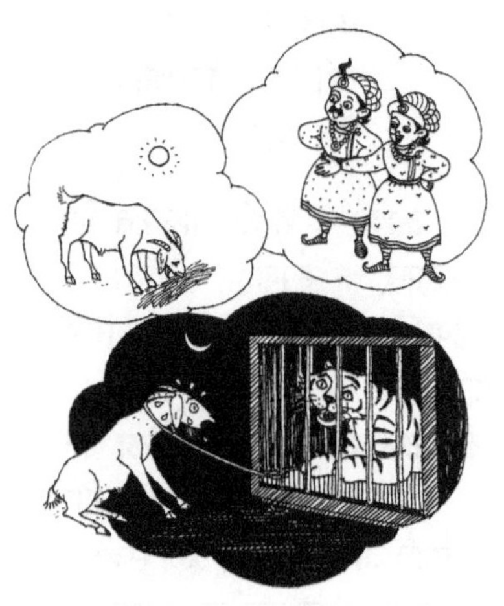

माणसाच्या भुकेवरील नियंत्रणाच्या यंत्रणा अशा शोधफिरीच्या जी-वनशैलीसाठी बनल्या आहेत. पण गंमत अशी की, शिकार आणि शोधफिरी बंद पडल्यानंतरही अगदी आतापर्यंत त्या उत्तम काम करत होत्या. याचं कारण शिकार थांबली तरी शेती आणि इतर कारणांसाठी माणूस ऊन-पाऊस-थंडी-वाऱ्यात बाहेर पडतच होता. त्यानेही कार्ट पुरेशा प्रमाणात तयार होतच होतं. त्यामुळे जरा चरबी वाढली की जास्त लेप्टिन तयार होऊन कार्टच्या साथीनं ते आपल्याला संदेश देत होतं, की आता जास्त खाऊ नको, पुरेशी चरबी आहे आधीच!

गर्भाची वाढ, जन्मवेळचं वजन कमी असणाऱ्यांना प्रौढपणी मधुमेह, हृदयरोग होण्याची संभाव्यता अधिक असते, ही गोष्ट खरी! पण आपण हा प्रश्न उलटा केला, आज जे मधुमेही आहेत त्यांच्यापैकी किती लोकांचं जन्मवेळचं वजन कमी होते, असं विचारलं तर बहुतेकांचा तसा इतिहास दिसत नाही. त्यामुळे गर्भाची वाढ हे मधुमेहाचं प्रमुख कारण असल्याचं दिसत नाही. मातेचं पोषण सुधारलं तर मधुमेहाला प्रतिबंध करता येईल, असं काही अभ्यासकांचं म्हणणं आहे. मातेचं पोषण सुधारणं अनेक कारणांसाठी आवश्यक असलं तरी फक्त तेवढ्यानं समाजातील मधुमेह नाहीसा होईल, असं म्हणता येत नाही.

आजच्या शहरी जीवनात हिंस्र प्राण्यांचा धोका तर सोडाच; आपल्याला उन्हातान्हाचा स्पर्शही क्वचितच होतो. त्यामुळे या कार्टला आपण कायमचं दडपून ठेवतो. मग वाढलेल्या चरबीनं आपल्याला जो 'आता पुरे'चा संदेश द्यायला पाहिजे तो दिलाच जात नाही. आपण किती खातो आहोत, यावर जे नैसर्गिक जीवशास्त्रीय नियंत्रण राहायला पाहिजे ते राहत नाही. याला जबाबदार कोण? तर, आपली बदललेली वागणुकीची पार्श्वभूमी. खाण्याचा शोधफिरीशी म्हणजे पर्यायाने धोक्याशी संपलेला संबंध आणि आपल्या दिनचर्येचा ऊन-पाऊस-थंडीशी जवळपास संपत आलेला संबंध!

माणसाच्या शरीरात भूक नियंत्रित करणारी ही एकच नाही, तर अनेक जीवरासायनिक यंत्रणा आहेत.[११] आपल्याला असं वाटेल, की पोटाची पिशवी भरली की भूक जाते, रिकामी झाली की परत लागते. तर, तशी परिस्थिती नाही. भूक

नियंत्रित करणाऱ्या सगळ्या यंत्रणा शिकार आणि शोधफिरीच्या जीवनशैलीसाठी बनलेल्या आहेत. त्या सगळ्यांच्या खोलात आपण इथं शिरणार नाही. पण लेप्टिन आणि कार्टच्या उदाहरणावरून मूळ मुद्दा स्पष्ट होतो की, ज्या प्रकारच्या जीवनशैलीसाठी आपलं शरीर घडलेलं आहे, त्याचा आजच्या जीवनशैलीशी अनेक प्रकारे विसंवाद आहे.

त्या जीवनशैलीशी आपला संबंध इतका संपला आहे, की त्यासाठी उत्क्रांत झालेल्या शारीरक्रिया आजच्या जीवनात उपयोगी पडत नाहीत. लठ्ठपणाचं मूळ तुम्ही जास्त साखर खाता, मांस खाता की तळलेलं खाता यामध्ये नसून, आपल्या नैसर्गिक नियंत्रण यंत्रणा काम करेनाशा झाल्या आहेत, याच्यात आहे. त्यांना परत काम कसं करायला लावायचं याचं उत्तर मिळालं तर लठ्ठपणावर नियंत्रण मिळणं अवघड राहणार नाही.

आक्रमकता : एक वर्तनसत्त्व

जवळजवळ सर्व प्राण्यांमध्ये या ना त्या प्रकारे आणि कमीअधिक प्रमाणात आपल्याला आक्रमक आणि लढाऊ वर्तन दिसून येतं. आक्रमक होण्याची चार-पाच कारणं जास्त करून दिसतात; ती म्हणजे अन्न, टेरीटरी, सेक्स, स्वतःचं आणि पिल्लांचं रक्षण. आक्रमकता म्हणजे प्रत्येक वेळेस जीवघेणी मारामारी नव्हे. बऱ्याचदा अंगावर धावून गेल्यासारखं कर, नुसतेच दात विचकून दाखव, शरीर फुगवून दाखव, अशावर भागतं. पण हे सगळं आक्रमक शारीरिक हालचालींमध्ये मोडतं आणि प्रत्येक प्राण्याच्या आयुष्यात त्या येतातच. त्यांची सुरुवात अगदी लहानपणीच्या खेळांमध्ये होते.

आपल्याला कुत्र्या-मांजरांच्या पिल्लांचे खेळ पाहून हे चांगलं माहीत असतं. खेळाचा खूप मोठा भाग एकमेकांवर धावून जाणं, पाठलाग करणं, दबा धरून उडी घेणं, हलणाऱ्या वस्तूचा दबक्या पावलांनी माग काढणं अशा वर्तनाची तालीम असते. एवढंच नव्हे, तर एकमेकांशी कुस्त्या, एकमेकांच्या उरावर बसणं, काही प्राण्यांमध्ये टक्कर घेणं असे खेळ चालण्यामागे एक खूप महत्त्वाचा हेतू असतो; तो म्हणजे आपली ताकद आजमावणं.

प्राण्यांच्या समूहांमध्ये दिसणारी सामाजिक उतरंड या खेळांपासूनच सुरू होते. हे सगळे खेळ पिल्लांच्या वाढीचा आवश्यक भाग असतात. अर्थात, त्याला अनुसरून त्यांच्या जोडीनं अनेक शारीरक्रियांचाही विकास होत असतो. त्यातल्या अनेक शारीरक्रिया जीवनाला आवश्यक प्रक्रियांपैकी आहेत.

आक्रमक खेळ हे लहान पिल्लांच्या आणि माणसांच्या मुलांच्याही वाढीतला महत्त्वाचा नैसर्गिक टप्पा आहे. कुत्र्या-मांजरांत आणि माणसातही लहानपणी योग्य ते खेळ खेळले गेले नाहीत तर त्याचे दीर्घकालीन प्रतिकूल परिणाम शरीरावर आणि मनावर दिसतात.[१२] वाढीच्या वयात जशी अनेक जीवनसत्त्वं लागतात, तशी आक्रमक खेळांसारखी अनेक वर्तनसत्त्वं (vitactions) ही तितकीच आवश्यक असतात.

वाढीचं वय संपल्यानंतर जीवनसत्त्वांची गरज संपते काय? तर, मुळीच नाही. काही प्रमाणात कमी होत असेल फार तर; संपत नक्कीच नाही. मग वर्तनसत्त्वांची गरज संपेल अशी अपेक्षा का करावी? पण, असं हवेतील विधान करून नाही थांबता येणार. सुदैवानं आज शारीरिक आक्रमकतेचे शारीरक्रियांवर काय-काय परिणाम होतात यावर खूप प्रयोग झाले आहेत. त्यामुळे बरीच माहिती उपलब्ध आहे. ती पाहण्यापूर्वी एक खुलासा आवश्यक आहे.

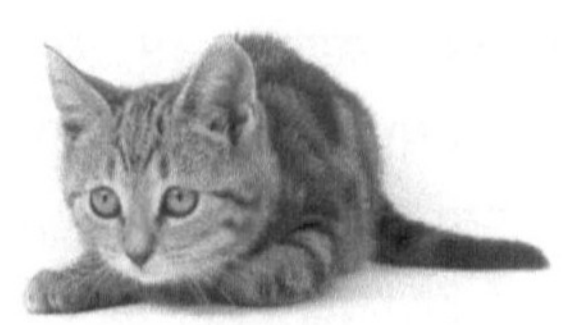

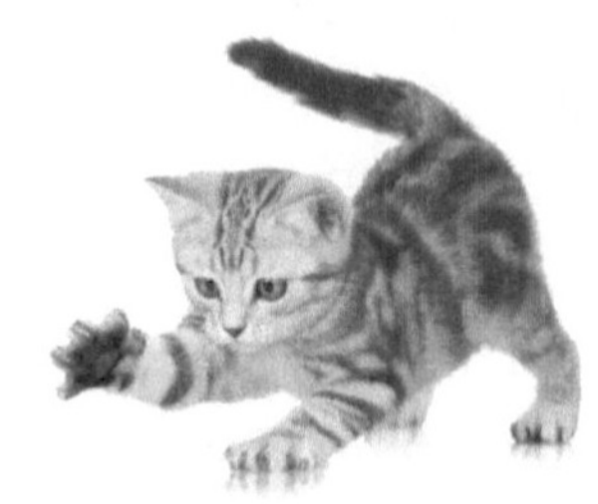

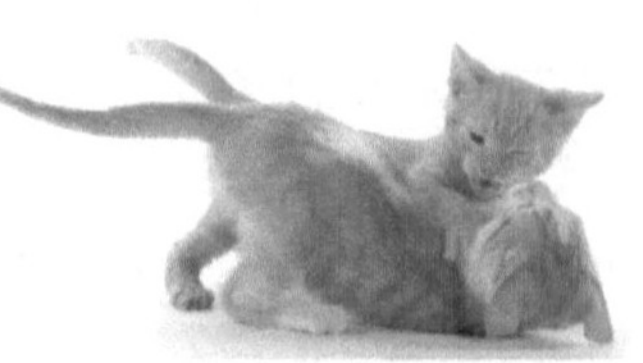

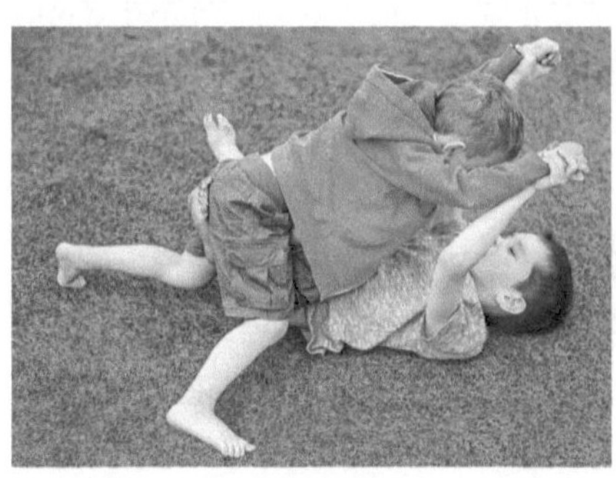

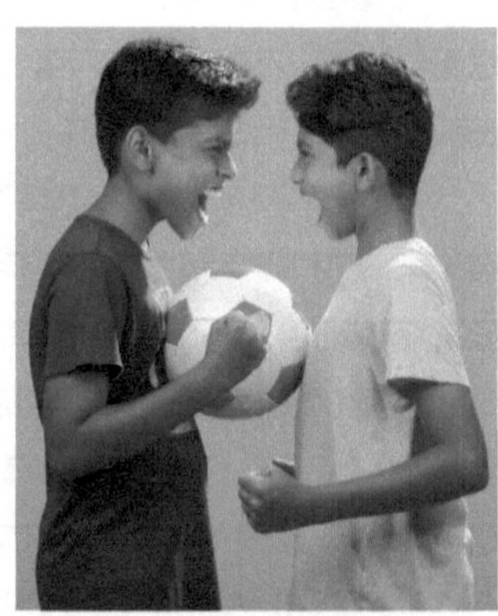

आक्रमक खेळ प्राण्यांच्या व माणसांच्या वाढीतील महत्त्वाचा नैसर्गिक टप्पा

ज्याला इथं आक्रमकता म्हणतो आहोत, ती म्हणजे चिडखोरपणा नाही, हिंसाही नाही. माणसात शारीरक्रियांच्या भूमिकेतून आक्रमकता म्हणजे पाषाणयुगात मारामारी किंवा शिकार करताना ज्या प्रकारच्या हालचाली होत असतील, जे स्नायू, जी मज्जातंतूंची मंडलं वापरली जात असतील, जो जोश, जो त्वेष, जी ताकद, जी अचूकता वापरली जात असेल ती सगळी पुन्हा वापरली जातील अशा शारीरिक हालचाली. म्हणजे मारणं, ठोकणं, लाथाडणं, फेकून मारणं, नेम धरणं, पाठलाग करणं, पकडणं, निसटून जाणं, हुलकावणं, प्रतिकार करणं, पवित्रे घेणं. प्रत्यक्षात कुणाला इजा करण्याची किंवा स्वतःला करून घेण्याची आवश्यकता नाही.

एखादा उत्तम खेळाडू, कुठलाही खेळ असो, अत्यंत आक्रमकतेनं, जोशानं, त्वेषानं खेळतो. त्याची स्पर्धकांना भीतीही वाटते. प्रत्यक्षात तो कुणाला मारत नाही. अनेक खेळाडू अत्यंत शांत डोक्यानं; पण अतिशय आक्रमक खेळ करू शकतात. याउलट, पिस्तुलाचा घोडा किंवा बाँबचा रिमोट कंट्रोल दाबणारा हिंसा करत असतो; पण आक्रमक शारीरिक हालचाली करत नाही.

याचा अर्थ मुळात आक्रमकता ही राग आणि हिंसा यापासून वेगळी आहे. अनेकदा हे तिन्ही एकत्र येत असतीलही; पण त्यांनी एकत्र असलंच पाहिजे, असं बंधन नाही. आपण इथं विचार करत आहोत तो आक्रमकतेचा; राग आणि हिंसेचा नाही.

वास्तविक, भारतीय मनाला आक्रमकता, राग आणि हिंसा यातला फरक कळणं अवघड नाही. कारण भगवद्गीता काम-क्रोधावर विजय, स्थिर बुद्धी, स्थितप्रज्ञ अवस्था साधनापूर्वक कमावण्याचं महत्त्व सांगते. हे सगळं करून काय कर? तर, 'युद्ध कर'! म्हणजे आक्रमकता क्रोधामधूनच येते असं नाही.

आक्रमकतेची संप्रेरके

आक्रमकतेचा संबंध शरीरातील आणि मेंदूमधील अनेक संप्रेरकांशी आणि संदेश-रेणूंशी आहे. या सगळ्यांची यादी केली तर तो आकडा चार-पाच डझनाच्या घरात जातो.[१३] इथं फक्त मोजकी उदाहरणं देणं शक्य आहे. शारीरिक आक्रमकतेनं पुरुषांमध्ये टेस्टोस्टेरोन (Testosterone)ची पातळी वाढते हे पूर्वीपासून माहीत आहे.

एक अभ्यास असं दाखवतो की, यासाठी मनात राग अथवा हिंसक वृत्ती असण्याची आवश्यकता नाही. झाड लावण्यासाठी कुदळ किंवा पहार घेऊन खड्डा खणण्यात काही हिंसक वृत्ती नाही. पण, यासाठी जी शारीरिक हालचाल लागते ती आक्रमक स्वरूपाची आहे; त्यानंसुद्धा टेस्टोस्टेरोन वाढलेलं दिसतं.[१४] टेस्टोस्टेरोनमुळे चरबी कमी होते; विशेषतः पोटामध्ये साठणारी चरबी (जिच्यामुळे पोट सुटलेलं दिसतं ती).[१५] शिवाय, आक्रमकतेमुळे सिम्पथेटिक मज्जासंस्थे (Sympathetic Nervous System)ला चालना मिळते. या सिम्पथेटिक मज्जासंस्थेचे जे मज्जातंतू पोटातल्या चरबीपर्यंत जातात त्यांच्या प्रभावाने पोटातील चरबी जाळण्याचा संदेश मिळतो.[१६] पोटातल्या आणि त्वचेखालच्या चरबीची केमिस्ट्री वेगळी नसते; पण त्यांच्यापर्यंत येणारे मज्जातंतू वेगळे असतात. आक्रमक हालचालींमुळे पोटातील चरबी जाळली जाते, तर त्वचेखालची उलट वाढू शकते.

याचं कारण असं की, मारामारी करायची झाली तर आपल्याला चार गुद्दे खायला लागणार. ते पचवता यावेत म्हणून त्वचेखाली चरबीची थोडीशी गादी असलेली चांगली. भरपूर चरबी असलेले; पण कुस्तीसारखा आक्रमक खेळ खेळणारे जपानचे सुमो पैलवान पाहा. यांची पोटं भरपूर सुटलेली दिसतात. पण ती सगळी चरबी त्वचेखाली असते,[१७] कोथळ्यामध्ये नाही.

दुसऱ्या प्रकरणात आपण चरबीविषयी एका न सुटलेल्या कोड्याचा उल्लेख केला होता. चरबी आणि इन्सुलिन-विरोधाचा संबंध ती चरबी कुठं आहे यावर अवलंबून असतो, असं दिसतं. चरबी कुठं असावी हे कसं ठरतं यावर आहार आणि ऊर्जा-समतोलाच्या थिअरीनं काहीच प्रकाश पडत नाही. तो आता इथं पडतो. शरीरात चरबी कुठं साठावी याचा संबंध माणसाच्या आक्रमक वर्तनाशी आहे, आहाराशी किंवा ऊर्जेच्या ताळमेळाशी नाही.

आक्रमकता हा फक्त पुरुषांसाठी आवश्यक किंवा नैसर्गिक गुण आहे, स्त्रियांसाठी नाही, अशी एक समजूत आहे. ती चुकीची आहे. पुरुषापेक्षा स्त्रीचे आक्रमकता दाखवण्याचे संदर्भ वेगळे असतील; पण आक्रमकतेची आवश्यकता वेगळी नाही. निसर्गतः पिल्लांच्या रक्षणासाठी माद्या आक्रमक होतात, जिवावरचा धोकाही पत्करतात.[१८] हे नैसर्गिक आहे आणि मादीच्या उत्क्रांतीत अंगभूत आहे. मादीच्या शरीराच्या नैसर्गिक कार्याला आक्रमकतेची पुरुषाइतकीच गरज आहे.

आक्रमक वर्तनाचा आणखी एक महत्त्वाचा दुवा आहे तो मेंदूमधील डोपामाईन (Dopamine) नावाच्या रेणूशी. आक्रमकतेमुळे मेंदूमधील डोपामाईनची पातळी आणि डोपामाईनवर चालणाऱ्या चेतापेशींचं चलनवलन वाढतं.[१९] या डोपामाईनचा संबंध शरीर, मन, आणि बुद्धीमधल्या खूप महत्त्वाच्या गोष्टींशी खूपच निकटचा आहे. डोपामाईन आणि सिरोटोनीन (Serotonin) या दोघांच्या मेंदूतील संतुलनावर माणसाची वागणूक, व्यक्तिमत्त्व, संतोष, चलनवलन, चयापचय, भूक, इन्सुलिनसारख्या संप्रेरकांचं नियंत्रण अशा बऱ्याच गोष्टी अवलंबून असतात. डोपामाईनचं नियंत्रण हाडांची बळकटी, डोळ्यांचं आरोग्य राखण्यासाठीही महत्त्वाचं असतं.[२०] डोपामाईनचे व्यवहार नीट होण्यासाठी काही किमान आक्रमक वर्तनाची गरज असते.

आक्रमकपणासोबत लाळेच्या ग्रंथी EGF (Epidermal Growth Factor) नावाच्या पेशीसुधेची मोठ्या प्रमाणावर निर्मिती करतात.[२१] EGF आणि इतर पेशीसुधा इन्सुलिन तयार करणाऱ्या बीटा पेशींच्या, इतर अवयवांमधल्या मूळपेशींच्या आरोग्यासाठी आवश्यक असतात. जखमा भरून येणं, पेशींच्या मधल्या दरजा नीट असणं, पेशींच्या वाढीवर योग्य नियंत्रण असणं अशा कित्येक कामांसाठीसुद्धा पेशीसुधा महत्त्वाच्या असतात.

आक्रमणाबरोबर हाडांशी संबंधित ऑस्टिओकॅल्सिन (Osteocalcin) नावाच्या संप्रेरकाची निर्मितीही वाढते.[२२] ऑस्टिओकॅल्सिन हे इन्सुलिन-विरोध कमी करणारं, इन्सुलिनच्या निर्मितीला चालना देणारं, दाह कमी करणारं, चरबीपेशींमधून सोडला जाणारा आणि खाण्यावर वचक ठेवणाऱ्या ॲडिपोनेक्टिन (Adiponectin) नावाच्या रेणूची निर्मिती वाढवणारं, अशी अनेक आरोग्यपोषक कामं करणारं रसायन आहे.

आक्रमक वर्तनाने आणखी एक गोष्ट होते, ती म्हणजे मायोस्टॅटिन (Myostatin) नावाच्या दुसऱ्या एका नियंत्रक रेणूची निर्मिती रोखली जाते.[२३] मायोस्टॅटिन हा रेणू स्नायूंच्या वाढीला आवर घालण्याचं काम करत असतो. त्याचबरोबर चरबी वाढवणारा आणि इन्सुलिन-विरोध वाढवणारा हा एक घटक आहे. आक्रमक वर्तनाने याला चाप बसतो. त्यामुळे स्नायू बळकट होतात आणि इन्सुलिन-विरोधामुळे स्नायूंना रक्तातून ग्लुकोज उचलायला त्रास होत असेल तर तो दूर केला जातो.

आक्रमकतेमुळे रक्त आणि रक्तवाहिन्या तयार करण्यासाठी लागणाऱ्या संदेश-रेणूंची निर्मिती वाढते.[२४] त्यामुळे अधिक लाल रक्तपेशी बनतात आणि रक्तवाहिन्या बनवण्याची, त्यांचा मेंटेनन्स पाहण्याची यंत्रणा बळकट होते. या सगळ्या गोष्टींचे दुवे आक्रमक वर्तनाशी उगीच नाहीत. आपण आक्रमक झालो तर समोरचाही होणार, आपण दोन रट्टे दिले तर आपल्यालाही चार खावे लागणार, हे गृहीत धरूनच पुढची व्यवस्था लावण्याचं काम शरीरातील उत्क्रांत शहाणपण करत असतं. आधी मारामारी करायला हाडं आणि स्नायू बळकट हवेत. जखमा झाल्या तर त्या भरून काढण्याची यंत्रणा, रक्त वाहिलं तर पुन्हा लवकरात लवकर तयार करण्याची यंत्रणा, रक्तवाहिन्या तुटल्या तर नव्या बांधण्याची यंत्रणा आक्रमकतेला सांधलेलीच आहे. कारण तेव्हाच त्याची सर्वाधिक गरज पडू शकणार असते.

शरीरात दुसरं एक शहाणपण असतं, ते म्हणजे बचत करण्याचं. ज्या गोष्टी लागणार आहेत त्यातील गुंतवणूक जशी वाढवली जाते तशी ज्या गोष्टी लागणार नाहीत त्यातील गुंतवणूक काढूनही घेतली जाते. शारीरिक आक्रमकता आपण सोडूनच दिली तर स्नायू आणि हाडांची बळकटी, रक्तवाहिन्यांचा मेंटेनन्स यासारख्या कामांमधून गुंतवणूक काढून घेतली जाते. त्याचा परिणाम लगलीच जाणवत नाही. मात्र, कित्येक वर्षांनंतर जाणवतो. म्हणून आक्रमक शारीरिक हालचाली हे एक वर्तनसत्त्व आहे. शरीराच्या आरोग्यासाठी त्याची गरज आहे. ते मिळालंच नाही तर कालांतराने त्याच्या अभावाची अनेक लक्षणं दिसू लागतात; जशी जीवनसत्त्वाच्या अभावाची दिसतात तशीच!

लढवय्येपणा विरुद्ध मुत्सद्दीपणा

लढवय्या असण्यामध्ये काही संभाव्य तोटेही आहेत. तुम्ही इतरांपेक्षा बलवान असाल तर फार उत्तम. पण तुमच्यापेक्षा बलवान दुसरं कुणी असेल तर त्याच्याशी आक्रमकपणे वागून कसं चालेल?

गोष्ट आहे माकडांच्या टोळ्यांमधली. त्यात बलवान नर अव्वल असतो. त्याला बाकीचे टरकून असतात. माद्यांमध्येही थोड्याफार फरकानं अशीच उतरंड असते. छोट्या, दुबळ्या नराला किंवा मादीला बलिष्ठांपुढं आक्रमक होता येत नाही. फार तर आपल्याहून छोट्यांवर दादागिरी करता येते. मोठा समोर असेल

तर ताकदीनं घेण्यापेक्षा अक्कलहुशारीनं घेतलं तर जास्त चांगलं! शक्ती श्रेष्ठ की युक्ती, हे प्रसंगानुरूप ठरतं.

प्रत्यक्षात माकडांच्या टोळ्यांच्या अभ्यासात असं दिसलं आहे की, दुबळी माकडं चतुराई आणि फसवाफसवीचाही वापर जास्त प्रमाणात करतात. म्हणजे लढवय्या होऊन ज्याला फायदा मिळण्याजोगा नसेल तो मुत्सद्दीपणानं बाजी मारण्याचा प्रयत्न करतो. शक्ती काम करत नसेल तर युक्ती!

या स्वभावातल्या आणि वर्तनातल्या फरकाबरोबर शारीरक्रियांमध्येही फरक पडतात. ते आता या मुत्सद्दीपणाच्या भूमिकेला शरीर आणि मन तयार करण्यासाठी असतात. या भूमिकेत ताकद, बळकटी यांना महत्त्व कमी; चतुराई, समज, कल्पनाशक्ती यांना जास्ती! मग, सगळी जीवरासायनिक यंत्रणा मेंदूला आणि त्यातल्या युक्तीच्या यंत्रणेला बळकट करण्याकडे लागते. रासायनिकदृष्ट्या मेंदू म्हणजे सर्वांत जास्त प्रमाणात स्निग्ध पदार्थ. पण मेंदूला त्याच्या ऊर्जेसाठी खूप मोठ्या प्रमाणावर ग्लुकोज लागतं. माणसात शरीराच्या ३ टक्के वजनाचा मेंदू २० टक्के ग्लुकोज वापरतो.²⁵ मेंदूला जास्त प्रमाणात ग्लुकोज उपलब्ध करून द्यायचं आहे आणि आता स्नायूंना कमी लागणार म्हणून त्यांचं कमी करायचं आहे. ही गोष्ट शरीरातला उत्क्रांत शहाणपणा कशी करतो? तर, इन्सुलिनच्या मदतीनं. इन्सुलिन कशासाठी असतं? रक्तातील ग्लुकोज नियंत्रित करण्यासाठी नाही, तर निरनिराळ्या अवयवांना त्यांच्या गरजेप्रमाणे बजेट कमीअधिक करून त्याप्रमाणे वाटण्या करण्यासाठी! मेंदूला रक्तातून ग्लुकोज उचलून घेण्यासाठी इन्सुलिनची गरज नसते, स्नायूंना असते.²⁶

इन्सुलिनचा प्रभाव कमी झाला, म्हणजे इन्सुलिनच कमी झालं किंवा इन्सुलिन-विरोध वाढला तर स्नायू कमी उचलतात. मग मेंदूला जास्त उचलता येतं. पण, हे व्हायच्या आधी इन्सुलिनला त्याहून महत्त्वाचं काम प्रत्यक्ष मेंदूमध्ये करायचं असतं. इन्सुलिनची मेंदूच्या युक्तिकार्यामध्ये आणि निर्णयप्रक्रियेमध्ये महत्त्वाची भूमिका आहे. इन्सुलिनमुळे स्मरणशक्ती आणि विचारशक्ती वाढते हे प्रयोगांनी दाखवलं आहे.²⁷

त्याबरोबर इन्सुलिनच्या प्रभावाखाली मेंदू जास्त सावधपणाचे निर्णय घेतो. धोका टाळतो, मारामारी टाळतो. म्हणजे लढवय्या ते मुत्सद्दी या भूमिका-बदलात इन्सुलिनची स्वतःचीही भूमिका आहे. यासाठी मेंदूला जास्त प्रमाणात इन्सुलिनची गरज असते. ती भागवण्यासाठी तो पॅरासिम्पथेटिक (Parasympathetic)

मज्जापेशींमार्फत संदेश पाठवून बीटा पेशींची पिल्लावळ आणखी वाढवायला सांगतो.[२८] त्यांची संख्या वाढली की मेंदूला वाढीव इन्सुलिनचा पुरवठा होतो. या दरम्यान रक्तातील इन्सुलिनची पातळी वाढते. मात्र, त्याचा परिणाम ग्लुकोजवर काही दिसत नाही. ग्लुकोज कमी होणं मेंदूला परवडणारं नाही. म्हणून ग्लुकोज किती असावं हेसुद्धा इन्सुलिनला मध्ये न आणता मेंदूच प्रत्यक्ष ठरवतो.

स्वादुपिंड, यकृत यांना मज्जातंतूंमार्फत मेंदू थेट संदेश पाठवून इन्सुलिन आणि ग्लुकोजची पातळी काय असावी, हे ठरवत असतो. याची यंत्रणा कशी असते, त्याचा अभ्यास खूप पूर्वीपासूनच झाला आहे.

चिंपांझींवरच्या एका अभ्यासात असं दिसून आलं आहे की, सामाजिक उतरंडीमधल्या खालच्या प्रतीच्या नर किंवा माद्या यांच्यात अव्वल नरापेक्षा इन्सुलिनची पातळी जास्त असते. वास्तविक, अव्वल प्राण्यापेक्षा ते कमी खातात आणि त्यांच्यात चरबीचे साठेही कमी असतात. तरी, इन्सुलिनची पातळी मात्र जास्त असते. अव्वल नरांमध्ये इन्सुलिन-विरोध कमी, तर दुबळ्यांमध्ये अधिक.[२९] शारीरिक शक्तीपेक्षा सामाजिक चतुराईवर जीवन अवलंबून असणाऱ्यांच्या मेंदूला इन्सुलिनची जास्त गरज भासते, हे त्याचं कारण असावं. अव्वल स्थानावरच्या प्राण्यांच्या केमिस्ट्रीमध्ये इतरही अनेक फरक असतात, असं अनेक जातींच्या अभ्यासात दिसून आलं आहे. त्यांच्यात अनेक प्रकारच्या पेशीसुधांची पातळी जास्त, तर दाहखुणांची कमी असते.

१२ आवश्यक वर्तनसत्त्वे

इन्सुलिनचा जसा वर्तनविषयक निर्णय करण्यात वाटा आहे तसा कोलेस्टेरॉलचाही असावा, असे मानायला जागा आहे. पण याविषयीचा पुरावा सहसंबंध या स्वरूपाचा जास्त आहे. आक्रमक आणि हिंसाचारी स्वभावाच्या माणसांमध्ये कोलेस्टेरॉलची पातळी सरासरीपेक्षा खूपच कमी असते.[३०] शारीरिक आक्रमकता आणि कोलेस्टेरॉल यांच्यात उलटा सहसंबंध आहे. कमी आक्रमक लोकांमध्ये कोलेस्टेरॉलची पातळी अधिक; पण हे शारीरिक आक्रमकतेविषयी आहे. याच्यात आक्रमक वाचाळपणा धरलेला नाही. नुसत्या तोंडानं आक्रमक असणाऱ्यांमध्ये कोलेस्टेरॉल अंमळ जास्तीच असतं, असे काही अभ्यास दाखवतात. म्हणजे इन्सुलिन आणि कोलेस्टेरॉल यांचा माणसाच्या स्वभावाशी आणि वर्तनाशी संबंध आहे. यातील कुठलंही विधान हवेतला इमला नाही. यातील प्रत्येक गोष्ट प्रयोगांनी दाखवली गेली आहे आणि अधिकृत संशोधन वाङ्मयात नोंदली गेली आहे.

तर, आक्रमक शारीरिक हालचाली हे एक वर्तनसत्त्व आहे आणि आपले चयापचय, संप्रेरके, रक्तवाहिन्या, मज्जतंतू, स्नायू यांच्या आरोग्यासाठी त्याची आवश्यकता आहे, असं आपण म्हटलं. अशी आणखी अनेक वर्तनसत्त्वे सांगता येतील आणि त्यांच्या शारीरक्रियांवरील आणि आरोग्यावरील परिणामाविषयी मांडणी करता येईल. ज्या गोष्टींना शास्त्रीय प्रयोगाचा काही आधार, काही पुरावे आहेत, त्यांच्याविषयी बोलताना अधिक अभ्यासाची, तपासणीची ज्या ठिकाणी आवश्यकता आहे त्यावरही मतप्रदर्शन केलं पाहिजे. 'आक्रमकता' या वर्तनसत्त्वाविषयी आपण याआधीच बोलल्यामुळे ही यादी क्रमांक २ पासून सुरू करू.

२. ताकदवान वेगवान हालचाली

संथपणे बराच वेळ हालचाल करणं किंवा तेवढीच ऊर्जा लागणाऱ्या; पण ताकदवान आणि वेगवान हालचाली करणं यांचे शारीरक्रियांवरील परिणाम खूप वेगळे असतात. ताकदवान आणि वेगवान हालचालींनी स्नायूपेशींमध्ये ऊर्जा निर्माण करणाऱ्या मायटोकाँड्रियां (Mitochondria)वर जास्त कामाचा भार पडतो. यातून जीवरासायनिक प्रक्रियांच्या काही वेगळ्या वाटा प्रवाहित होतात. त्यात FGF21 (Fibroblast Growth Factor 21) नावाच्या पेशीसुधेची निर्मिती होते.[३१]

३. साहस

आपण होऊन धोका पत्करून एखादं कृत्य करणं म्हणजे साहस. ही गोष्ट निव्वळ आनंदासाठी केलेली असेल, काहीतरी मिळवण्यासाठी असेल किंवा दुसऱ्याला मदत करण्यासाठी! आदिमानवाच्या रोजच्या आयुष्यातच साहसाचे अनेक प्रसंग येत असणार. शोधफिरीला बाहेर पडलं की वाघ, सिंह, लांडगे, हत्ती, गेंडे, गवे यांसारख्या प्राण्यांचा कुठं ना कुठंतरी संबंध येणारच. मधमाश्यांची पोळी काढण्यासाठी उंच झाडावर किंवा कड्यावरसुद्धा चढावं लागणार. शेती असेल तर त्याच्या रक्षणासाठी हत्ती, गवे, रानडुकरं यांना हाकलावं लागणार. पाळीव प्राण्यांचं रक्षण करण्यासाठी लांडगे, बिबटे यांना तोंड द्यावं लागणार. त्यामुळे साहस हा एके काळी आयुष्याचाच भाग होता. साहसाने शारीरक्रियांवर होणारे परिणाम बऱ्याच अंशी आक्रमकतेसारखेच आहेत.

अमेरिकेतील वायुसेनेच्या प्रशिक्षणार्थींवर केलेला प्रयोग आपण पाहिला. यात साहसी कृत्याच्या नुसत्या कल्पनेनेसुद्धा NGF (Nerve Growth Factor)

नावाच्या पेशीसुधेची निर्मिती झालेली दिसली होती. पेशीसुधांची निर्मिती, रक्तवाहिन्यांचं आरोग्य यांसारखे फायदे तर आहेतच. त्याखेरीज साहसी कृत्यामुळे आत्मविश्वास कित्येक पटींनी वाढतो. नैराश्य, मानसिक विकलता दूर होतात. आपल्या स्वत:च्या मनातील आपली प्रतिमा उंचावते. त्यामुळे आपल्या शारीरक्रिया अव्वल नराच्या जशा असतात, त्याच्या जवळ जाऊ लागतात.

४. बोच, ओरखडा

जंगलातल्या माणसाच्या त्वचेला रोजच्या आयुष्यात टोचणं, बोचणं, ओरखडणं, खरचटणं, मुंग्या चावणं, मधमाशीचा किंवा गांधीलमाशीचा डंख, असं काही ना काही होतच असणार. अशा प्रत्येक लहानसहान जखमांनी शारीरक्रियांमध्ये काही महत्त्वाचे बदल घडत असतात. त्वचेच्या अगदी हलक्या ओरखड्यानेसुद्धा रक्तातल्या पांढऱ्या पेशी रक्तवाहिन्यांमधून बाहेर पडून त्या जखमेकडे धाव घेतात. किती पांढऱ्या पेशी तिथं गोळा होतात, ते जखम किती मोठी आहे त्यावर अवलंबून असतं. पण, अगदी हलक्या टोचण्या-बोचण्यालासुद्धा काही पांढऱ्या पेशींचा प्रतिसाद मिळतोच. पांढऱ्या पेशींच्या नेहमीच्या चलनवलनाचाच हा भाग आहे.

आता आजच्या जीवनात काय होतं ते पाहा. आपण कायम गाद्या-गिरद्यांमध्येच वावरतो. आपल्याला वर्षानुवर्षं मुंगीसुद्धा चावलेली नसते. त्यामुळे पांढऱ्या पेशींच्या चलनवलनात कसा फरक पडत असेल याची कल्पना करणं शक्य आहे. या पेशी तयार होऊन रक्तात उतरण्याची प्रक्रिया तशीच आहे. त्यात काही फरक पडलेला नाही. पण त्यांनी रक्तातून बाहेर पडून त्वचेकडे जाण्याचे प्रसंग खूपच कमी झाले आहेत. त्यामुळे या पेशी अधिक प्रमाणात रक्तवाहिन्यांमध्येच राहू लागतात.[३२] रक्तवाहिन्यांमध्ये अतिरक्त पांढऱ्या पेशींमुळे काही समस्या उभ्या राहू शकतात. याउलट, त्वचेखाली पांढऱ्या पेशींची कमतरता भासू लागते. जखमा भरून येण्यात त्यांचा महत्त्वाचा वाटा असतो. त्यात खोट येऊ लागते.

लठ्ठपणा, मधुमेह यांसारख्या अवस्थांमध्ये त्वचेखालच्या पांढऱ्या पेशींची संख्या खरोखरच कमी असल्याचं दिसून आलं आहे.[३३] त्याबरोबर चरबी-घरे, मूत्रपिंडं आणि रक्तवाहिन्या यांमध्ये त्यांची संख्या नको इतकी वाढत असल्याचंही आढळलं आहे. पांढऱ्या पेशींचं बदललेलं वर्तन आणि बदललेला आढळ रोगप्रतिकारशक्तीवर परिणाम करत असल्यास नवल नाही. त्याखेरीज शरीरातल्या दाह-प्रक्रियेवरही अनेक परिणाम होत असतात. त्यात या पांढऱ्या पेशींच्या बदललेल्या आढळाचंही काही योगदान असण्याची शक्यता आहे.

त्याखेरीज प्रत्येक लहानसहान जखमेबरोबर पेशीसुधांची निर्मिती वाढत असते. चयापचयात आणि चयापचयाचे नियंत्रण करणाऱ्या यंत्रणांमध्ये काही सूक्ष्म बदल होतात, तेही महत्त्वाचे असतात; आणि वर्षानुवर्षं अशा लहानसहान जखमा न होणं हे चयापचयाच्या आरोग्याला घातक ठरू शकतं.

५. दणके

उंच उडी मारली, लाथा-बुक्क्या मारल्या किंवा खाल्ल्या तर शरीराला एक दणका बसतो. असे दणके खाऊन शरीर स्वतःमध्ये काही बदल करून घेत असतं. जरुरीप्रमाणे हाडांच्या बळकटीचं नियंत्रण करणाऱ्या यंत्रणा शरीरात असतात. केवळ कॅल्शिअम आणि 'ड' जीवनसत्त्व मिळालं की हाडं आपोआप बळकट होतात, असं नाही. हाडांच्या बळकटीवर मेंदूचं नियंत्रण असतं आणि त्यात डोपामाईनचा महत्त्वाचा वाटा आहे.[२०] हाडांना किती बळकटीची गरज आहे, याचा अंदाज घेऊन मेंदू त्यातील गुंतवणूक कमीअधिक करत असतो. वर्षानुवर्षं हाडांना कसले दणके बसत नसले किंवा फार मोठा भार पेलावा लागत नसेल तर त्यांना फार बळकट ठेवण्याची गरज नसते. मग मेंदू त्यातील गुंतवणूक कमी करतो. याउलट, गरज भासली तर वाढवूही शकतो.

हाडांची बळकटी वाढवायला कॅल्शिअम आणि 'ड' जीवनसत्त्वाची गरज असते यात काही शंका नाही. पण, हाडं बळकट ठेवण्याची गरज वाटेल असं वर्तन नसेल तर नुसतं कॅल्शिअम आणि 'ड' जीवनसत्त्व देऊन ती बळकट होतील, हे संभवत नाही. आजच्या जीवनशैलीत अनेकांना हाडांच्या ठिसूळपणाचा त्रास होतो, तो कॅल्शिअम आणि 'ड' जीवनसत्त्व यांच्या अभावामुळे कमी आणि 'दणका' या वर्तनसत्त्वाच्या अभावामुळे अधिक आहे.

६. चपळता

चपळ हालचाली करण्यासाठी अनेक मज्जातंतूंची जाळी आणि स्नायू यांच्यामध्ये कमालीचा समन्वय असावा लागतो. शिकारीत आणि युद्धात चपळ हालचालींना पर्यायच नाही. अंगात पुरेसा चपळपणा नसेल तर मरण हा एकच परिणाम. चपळ हालचालींसाठी मेंदू आणि त्यातला मज्जातंतूंचा समन्वय सर्वांत महत्त्वाचा. शिवाय, ऊर्जेचा पुरवठा त्या-त्या स्नायूंना पटकन आणि पुरेसा व्हायला हवा. त्यासाठी रक्तवाहिन्या पुरेशा सक्षम हव्यात. दुर्दैवानं यात लागणाऱ्या यंत्रणांवर पुरेसा अभ्यास झालेला नाही.

व्यायामावर अलीकडच्या काळात बरंच संशोधन झालं असलं तरी त्याचा सगळा रोख ऊर्जा आणि ताकद यांच्यावर आहे. चपळतेचा चयापचयाशी, संप्रेरकांशी, चेतासंस्थेशी जवळचा संबंध आहे. मात्र, यात कुठल्या यंत्रणा कशा काम करतात, याबाबतची माहिती आज तरी खूपच मर्यादित आहे.

७. तोल

शरीराचा तोल सांभाळणाऱ्या नाजूक यंत्रणा शरीरात आहेत, ज्यांचं महत्त्व आजच्या शहरी जीवनात कळणं कठीण! कारण आपण नेहमी सपाट जमीन आणि फार-फार तर नेटक्या-सारख्या पायऱ्यांवरच चालतो. झाडावर चढणं, अवघड डोंगर-टेकड्या-कपारी चढणं-उतरणं, अशा गोष्टी करताना तोल सांभाळण्याचा कस लागतो.

आंतरकर्ण, दृष्टी, पायावरच्या भाराची संवेदना यांच्या समन्वयाशिवाय तोल समजत नाही आणि समजला तरी तो सांभाळण्यासाठी लागणारी छोट्यामोठ्या स्नायूंची शक्ती आणि त्यांचा समन्वय करणारं मज्जातंतूंचं कौशल्य यातील काहीही कमी पडलं तरी तोल सांभाळता येत नाही. उंच आणि अवघड जागी तोल सांभाळण्यात साहसाची भावनाही असते.

म्हातारपणाच्या अनेक समस्यांपैकी तोल सांभाळण्याची क्षमता जाणं ही एक गंभीर समस्या आहे. त्यामुळे पडून हाडं मोडण्याचाही धोका असतो. शरीरातल्या न वापरल्या जाणाऱ्या अवयवांतून आणि कार्यांमधून शरीर गुंतवणूक काढून घेतं, हेच तत्त्व इथं लागू पडतं. अवघड स्थितीत तोल सांभाळणारी यंत्रणा अशीच न वापरल्यामुळे कमकुवत होते. ही आवश्यक वर्तनातील त्रुटीच म्हटली पाहिजे.

८. नवीन कौशल्यं शिकणं

मेंदूतील मज्जातंतूंची मंडलं आणि जाळी लवचीक असतात. नवीन गोष्टी करायला, नवीन कौशल्यं शिकायला लागली की त्या जाळ्यांमध्ये सूक्ष्म बदल होत असतात. पण, आपण रोजच्या रूटीन जगण्यात त्याच-त्याच गोष्टी तशाच प्रकारे करत राहिलो तर नवीन गोष्टी शिकण्याची, मज्जातंतूंचे नवे धागे गुंफण्याची क्षमता हळूहळू नाहीशी होऊ लागते. जंगलातल्या माणसाला साध्या रोजच्या हालचालींमध्येही सतत नवीन आव्हानं मिळत होती. कारण प्रत्येक झाड वेगळं, झाडाची प्रत्येक फांदी वेगळी...

पहाडातली, रानातील वाट अवघड... प्रत्येक पावलाला वेगळा विचार, वेगळे स्नायू, वेगळे मज्जातंतू वापरावे लागणार. जिना चढताना लागणाऱ्या मज्जातंतू आणि स्नायूंच्या समन्वयाची आणि याची तुलनाच होऊ शकत नाही. मज्जातंतूंचे नवे धागे गुंफण्यासाठी जी यंत्रणा लागते, ती रूटीन आयुष्यात न वापरल्यामुळे कमकुवत होत जाते. तशी आज आपली होते आहे. ती ताजी आणि सक्षम ठेवण्यासाठी तिचा नेहमी वापर करत राहायला हवा. त्यासाठी छोटीमोठी नवीन शारीरिक कौशल्यं शिकत राहायला हवं – कुठल्याही वयात!

९. ऊन, थंडी, वारा

सूर्यकिरणांच्या ऊर्जेवर आपल्या त्वचेखाली 'ड' जीवनसत्त्व तयार होतं, हे आपण शाळेतच शिकतो आणि ते खूप महत्त्वाचं असूनही नेहमीच ऊन टाळतो. उन्हामुळे त्वचा खराब होते, असा एक प्रचार जाहिरातींच्या माध्यमातून करून लोकांची दिशाभूल बरीच वर्षं केली जात आहे. पण, उन्हाचा प्रत्यक्ष स्पर्श आरोग्यासाठी खूप महत्त्वाचा असून त्याची कारणं 'ड' जीवनसत्त्वापेक्षाही जास्त आहेत. कडाक्याच्या उन्हात माणसाचा मेंदू कार्ट तयार करतो. आणि ऊर्जेचं नियंत्रण करण्यात त्याचा खूप मोठा वाटा आहे. त्याखेरीज उन्हाचा चटका पांढऱ्या रक्तपेशींना त्वचेकडे आकर्षित करतो.

उन्हाइतकीच थंडीवाऱ्यामुळेसुद्धा कार्टच्या अभिव्यक्तीला चालना मिळते आणि त्वचेलाही. थंडीचा परिणाम शरीरातील चरबीवर होत असतो. गोरी चरबी आणि सावळी चरबी असे चरबीचे दोन प्रकार शरीरात असतात. त्यांपैकी गोरी चरबी आरोग्याला वाईट समजली जाते. सावळी चरबी चांगली. कडाक्याच्या थंडीला सामोरं गेल्यानं चरबी सावळी होण्याचा कल वाढतो.[३४] वातानुकूलित वातावरणात आयुष्य घालवणाऱ्याला हे कुठलेच आरोग्यलाभ मिळत नाहीत.

स्पर्श

माणूस एक समाजप्रिय प्राणी असून त्याच्या समाजजीवनात अनेक प्रकारच्या सामाजिक देवाणघेवाणी महत्त्वाच्या असतात. त्यांपैकी एक आज काहीशी दुर्मीळ झालेली दिसते, ती म्हणजे स्पर्श! आज अनेक समाजांच्या सभ्यतेच्या कल्पनेनं स्पर्शाला असभ्य मानलं आहे. काही समाजांमध्ये ओळखीच्या व्यक्ती एकमेकांना भेटल्यावर मिठी मारून स्वागत करतात – स्त्री-पुरुषसुद्धा; तर काही समाजांमध्ये आई-मूल, नवरा-बायको वगळता कुठलाही स्पर्श अनैतिक मानला जातो.

स्पर्श काही स्त्री-पुरुष लैंगिक संबंधांच्या संदर्भात होतो असं नाही. दोन व्यक्तींमधल्या अनेक प्रकारच्या भावना व्यक्त करणाऱ्या स्पर्शाच्या अनेक प्रकारांना माणसाच्या शारीरक्रियांमध्ये नैसर्गिक महत्त्व आहे. एखादा महत्त्वाचा सामना खेळण्यापूर्वी खेळाडू एक गोल करून एकमेकांच्या खांद्यावर हात ठेवतात. कुणी चांगली कामगिरी केली तर त्याला मिठी मारतात, उचलून घेतात. याचा शरीराच्या केमिस्ट्रीशी संबंध आहे.

उदाहरणार्थ, ऑक्सिटोसिन हे संप्रेरक अशा प्रकारच्या स्पर्शाला प्रतिसाद म्हणून शरीरात तयार होते.³⁵ ऑक्सिटोसिनचे परिणाम मनावरही आहेत आणि शरीरावरही! ऑक्सिटोसिनमुळे संघभावना वाढते. संघाच्या आत एकमेकांत सहकार्य आणि शत्रूशी अधिक आक्रमकता असा दुहेरी परस्परविरुद्ध परिणाम करणारे हे रसायन आहे. त्याचबरोबर ते इन्सुलिन-विरोध कमी करणारे आणि लठ्ठपणावर ताबा ठेवणारे रसायनही आहे.³⁶

स्पर्शामुळे काही प्रकारच्या पेशीसुधाही वाढतात, असंही दाखवलं गेलं आहे. जी नैसर्गिक स्पर्शाची भाषा आहे, ती माणसाच्या आरोग्याला आवश्यक अशी आहे आणि विश्वासातल्या व्यक्तींमध्ये, ते स्त्री-पुरुष असले तरी, स्पर्शाला गैर न मानता त्याचा योग्य पद्धतीनं स्वीकार केला गेला पाहिजे.

१०. मातीची, जिवाणूंची सलगी

आपल्या आजूबाजूला कोट्यवधी सूक्ष्म जीव असतात आणि त्यांचा शरीराशी निरनिराळ्या प्रकारे संबंध येणं नैसर्गिक आहे. आपल्या शारीरक्रिया त्यासाठी उत्क्रांत झालेल्या आहेत. त्यापैकी अगदी थोडे परजीवी आणि रोगकारक असतात. पण त्यांच्या भीतीपायी आजच्या शहरी संस्कृतीतला माणूस सगळ्यांचाच संपर्क कमी करण्याचा प्रयत्न करतो. माणसाच्या रोगप्रतिकारशक्तीचा विकास होत असताना त्यांचा संबंध आला पाहिजे. तो न आल्यास रोगप्रतिकारशक्तीमध्ये काही त्रुटी किंवा विकृती निर्माण होऊ शकतात. अनेक अभ्यासांनी असं दाखवलं आहे की, लहानपणी ज्यांचा मातीशी भरपूर संबंध येतो, त्यांच्यात मोठेपणी ॲलर्जीचे विकार दिसण्याची संभाव्यता कमी असते.³⁷ जी मुलं कायम शहरात सिमेंटच्या जंगलात वावरतात आणि मातीच्या संपर्कात येत नाहीत, त्यांच्यात ॲलर्जीचं प्रमाण बरंच जास्त दिसतं.

११. ऋतुचक्र

थंडीचा आणि उन्हाचा परिणाम कार्टवर कसा होतो ते आपण पाहिलं. हा फायदा पुरता मिळण्यासाठी आपल्या शरीरानं ऋतुचक्रातील हवामानबदलाला थोडं तरी अंगावर झेलायला हवं. कायम वातानुकूलित वातावरणात राहणाऱ्याला त्याची कमतरता जाणवते आणि त्याचे आरोग्यावरचे परिणामही! ऋतूप्रमाणे तापमान आणि पाऊसमानच फक्त बदलत नाही; तर फुलं, फळं, पशुपक्षीही बदलतात. आपल्या शरीरावर यांचा प्रभाव पडण्याचं एक कारण म्हणजे आपल्या प्रतिकारशक्तीला मिळणारी चालना बदलत असते, हे एक; आणि उपलब्ध अन्नप्रकार बदलत असतात, हे दुसरं!

जगाच्या वेगवेगळ्या भागातील ऋतुवैशिष्ट्ये वेगळी; पण ऋतूबदल हा सगळीकडेच होतो. आपण जे खातो त्याचा परिणाम आपल्या शरीरातील सूक्ष्मजीवांच्या विविधतेवर होत असतो. हे शरीरांतर्गत विश्व शरीरावर अनेक आश्चर्यकारक परिणाम करत असतं, असे अलीकडचे अनेक अभ्यास दाखवतात. वर्षभर तेच अन्न खात राहण्यापेक्षा ऋतूप्रमाणे अन्नात बदल होत गेले, तर पोटातल्या जिवाणूंची विविधता वाढते आणि ती आरोग्यासाठी चांगली असते, असे नवनवीन अभ्यासात दिसून येत आहे.[३८] याच्या मागचे बारकावे आणि कारणमीमांसा मात्र अजून पुरेशी स्पष्ट झालेली नाही.

१२. झोप आणि जागेपणाचं चक्र

माणूस दिनचर प्राणी आहे. दिवसा शोधफिरी, शिकार, इतर व्यवहार, आणि रात्री झोप हा निसर्गनियम! पण हे काही अगदी निरपवाद नाही. चंद्रप्रकाशात किंवा शेकोटीभोवती वनवासी माणसंसुद्धा अनेक व्यवहार करतात. त्यात नाच, गाणी, गोष्टी सांगणं, अनौपचारिक शिक्षण अशा गोष्टी होतात. तरीसुद्धा दिवस-रात्रीचं चक्र धरूनच बहुतेक सगळे व्यवहार होतात. दिवस-रात्रीच्या चक्राप्रमाणे शरीरात काही रसायनांची चक्रेही चालतात. त्यात मेलॅटोनिन (Melatonin) नावाचं एक रसायन महत्त्वाचं आहे. याचा धागा इन्सुलिन आणि त्याच्या प्रभावाशीही जोडलेला आहे.[३९] रात्र-दिवसाप्रमाणे झोप आणि जागेपणाचं चक्र सतत बदलत, मोडत राहिलं तर त्याचा आरोग्यावर परिणाम होतो.

खरं तर यामधील अनेक गोष्टी गेली अनेक वर्षं विज्ञानाला माहीत आहेत. पण वैद्यकशास्त्राच्या मधुमेहासंबंधीच्या मुख्य विचारप्रवाहात त्याचा समावेश अद्याप नाही, याचं कारण अजून ती विचारधरा म्हणून रुजलेली नाही.

रोगाच्या सहा प्रकारच्या कारणमीमांसा

१. मोडतोड किंवा जखम

२. विष किंवा अशुद्धी

३. जनुकीय वैगुण्य

४. जंतुदोष

५. आहार

६. वाढ-विकासादरम्यान निर्माण झालेलं वैगुण्य

वर्तनसत्त्वांचा अभाव हे रोगांचं कारण म्हणून एका सातव्या विचारधरेचा जन्म होऊ शकतो. या सातव्या संकल्पनेच्या पावलाने वैद्यकीय विज्ञानाची सप्तपदी पूर्ण होते. पण अजून आपण तिथपर्यंत पोहोचलेलो नाही. ही सातवी कारणमीमांसा सक्षम ठरली तर ते वैद्यकशास्त्राच्या इतिहासातील महत्त्वाचं पाऊल ठरेल.

आजवर झालेल्या संशोधनामधून ही गोष्ट निश्चित दिसते की, आपल्या वागण्यामधल्या अनेक गोष्टींचा शरीराच्या आणि मेंदूच्या केमिस्ट्रीवर बराच परिणाम होत असतो. त्यासाठी नुसतं एवढं बोलणं पुरेसं नाही. आजच्या युगात आपण ज्यांची प्रामुख्यानं काळजी करत आहोत, त्या मधुमेह, हृदयविकार, कर्करोग अशा आरोग्यसमस्यांशी वर्तनाचा नक्की काय आणि कसा संबंध आहे, आणि तो समजून घेतल्याचा आम्हांला हे रोग टाळण्यासाठी किंवा बरे करण्यासाठी काही उपयोग आहे का, हा खरा महत्त्वाचा प्रश्न. त्याचं उत्तर द्यायला मोघम नाही; तर अगदी नेमकेपणे मीमांसा केली पाहिजे.

या नवीन विचारधरेप्रमाणे

मधुमेह म्हणजे नक्की काय?

तो का होतो?

वर्तनसत्त्वाची कमतरता हे कारण त्यासाठी पुरेसं आहे का?

हे आम्ही मानलं तर आम्हांला हेही समजलं पाहिजे, की मधुमेह कसा टाळायचा आणि जमलं तर बरा कसा करायचा? नवीन विचार क्रांतिकारक आहे, असं तेव्हा म्हणता येईल जेव्हा मधुमेह बरा करता येईल.

मधुमेह बरा म्हणजे काय?

> मधुमेह बरा होणं म्हणजे साखर खाली येणं, हे नाही. कारण साखर खाली येऊन मधुमेहाचे दुष्परिणाम थांबवता येतात, असा पुरावा कुठेच नाही. मधुमेह बरा होणं म्हणजे मधुमेहाचे दुष्परिणाम निश्चितपणे टाळता येतील असा मार्ग सापडणं.

पल्ला दूरचा आहे; पण आता नक्की कुठं जायचंय याची आपण व्याख्या केली आहे. वर्तनसत्त्वाचे डोस कसे द्यायचे आणि त्यानं मधुमेह बरा होईल का, याचा विचार आता करायला लागू या. त्यासाठी मधुमेहाचे इतर पैलू नीट समजून घ्यायला हवेत.

■■■

६

'कामा'चं काय काम?

मागच्या प्रकरणात संभाव्य वर्तनसत्त्वांची यादी करताना आपण आरोग्यासाठी नितांत महत्त्वाच्या असलेल्या वागणुकीचा एक खूप मोठा भाग वगळला. कारण त्याला एका स्वतंत्र प्रकरणाचीच गरज आहे. तो म्हणजे, स्त्री-पुरुषांचं कामजीवन, लैंगिक आकर्षण, प्रेम, त्यातल्या तीव्र भावना, स्पर्धा, मत्सर हे एका बाजूला; आणि त्याची नैसर्गिक परिणती म्हणजे मातृत्व, पितृत्व, पालकत्व, लेकरांची संख्या, त्यांचं संगोपन, संसार, कुटुंब वगैरे दुसऱ्या बाजूला!

मधुमेह आणि त्यांसारख्या आरोग्य समस्यांवरच्या पुस्तकात कामजीवनावर एक अखखं प्रकरण कशासाठी पाहिजे? तर, या दोन्हींचा संबंध खूपच घनिष्ठ आहे. आपल्या संस्कृतीमध्ये हे विषय चारचौघांत न बोलण्याचे मानले गेले आहेत. त्यामुळे महत्त्वाचे असूनही त्याविषयी कुणी बोलत नाहीत, किंवा ते महत्त्वाचे आहेत, असंही सांगत नाहीत.

मधुमेहामध्ये अनेक प्रकारे लैंगिक व्यवहारांत बाधा, वैगुण्य, अपुरेपणा जाणवतो. ही गोष्ट वैद्यकशास्त्रालाही माहीत आहे. पण, त्याला महत्त्व दिलं गेलेलं नाही. मधुमेहात शरीराच्या अनेक व्यवहारांवर प्रतिकूल परिणाम दिसतो. त्यातच हे एक. त्यातून अगदी तरुणपणात सहसा टाईप-२ च्या मधुमेहाची लक्षणं दिसायला सुरुवात झालेली नसते. ज्या वयात ती दिसायला सुरुवात होते त्या वयात 'आता काय करायचं कामजीवन; मुलंबाळं होऊन गेली की!' अशी भूमिका घेतली जाते. त्यामुळे मधुमेहाच्या दुष्परिणामांमध्ये कामजीवनातल्या वैगुण्याविषयी बोलायचं

टाळलं जातं. मधुमेह समजून घेण्याचा उद्देश असेल तर मात्र हा महत्त्वाचा विषय टाळता येणार नाही.

कामजीवनाचा मधुमेहाशी खूपच घनिष्ठ संबंध असून तो नुसता मधुमेहाचा एक दुष्परिणाम एवढ्यापुरता मर्यादित नाही. कामजीवनामध्ये महत्त्वाची भूमिका बजावणारी संप्रेरके, मज्जासंस्थेचे सिम्पथेटिक-पॅरासिम्पथेटिक आणि इतर अनेक घटक, मेंदूची केमिस्ट्री, चयापचय या सगळ्यांचा मधुमेह होण्याच्या कारणांशी जवळचा संबंध आहे. कामजीवनामधील त्रुटींचा मधुमेहाशी नुसता परिणाम नाही; तर कारणसंबंध आहे.

'असु' व 'बदु' धोरण

उत्क्रांतीमध्ये पुनरुत्पादनाचं महत्त्व वादातीत आहे. ज्याची जास्त पिल्लं जगतील त्याचाच वंश टिकेल आणि त्याचेच जनुक पुढच्या पिढीचे गुणधर्म घडवतील. पण, जास्त पिल्लं घातल्यानंच जास्त पिल्लं जगतात असं नाही. परिसरात पिल्लांना वाढण्याच्या संधी भरपूर आणि स्पर्धा कमी असेल तर भरपूर पिल्लं घालणं नक्कीच फायद्याचं ठरेल. पण संधी कमी आणि स्पर्धा भरपूर असेल तर फार पिल्लं घालण्यापेक्षा मोजकीच; पण स्पर्धेसाठी अधिक सक्षम पिल्लं घातली तर ती जगण्याची शक्यता अधिक!

आईकडे किंवा दोन्ही पालकांकडे मिळूनसुद्धा पिल्लांमध्ये गुंतवणूक करण्याची एक मर्यादितच क्षमता असते. मग जास्त पिल्लं घातली तर पिल्लागणिक लक्ष कमी देता येतं. कमी पिल्लं घातली तर एकेका पिल्लाकडे जास्त लक्ष देता येतं. म्हणजे पिल्लं घालण्याच्या धोरणात बहु, पण दुर्लक्षित (बदु) किंवा अल्प, पण सुरक्षित (असु), असे दोन पर्याय असू शकतात.[१]

> कुठला पर्याय चांगला, हे अनेक प्रकारच्या परिस्थितींवर अवलंबून असतं. स्पर्धात्मकता हे एक कारण झालं. इतरही कारणं आहेत. पिल्लांना एखाद्या शिकारी प्राण्यानं खाण्याचा धोका खूप जास्त असेल तर 'असु' धोरणाचा उपयोग नाही. बरीच पिल्लं घातली तर संभाव्यतेच्या नियमानुसार त्यातील काहीतरी जगतील. म्हणून शिकारी खूप असतात अशा जातींमध्ये 'बदु' धोरण अधिक यशस्वी होतं.

बावीस महिने एकच पिल्लू पोटात वाढवून पुढंही अनेक वर्षं त्याची काळजी घेणारी म्हणून हत्ती ही असु धोरणाची जात; तर एकदा वाळूत खड्डा करून डझनावारी अंडी घालून झाली की निघून जाणारी कासवी ही बदु धोरणाचं उदाहरण. भुरुभुरु हवेत तरंगत्या बिया सोडणारी सावर ही बदु प्रजाती; तर कोंब रुजून चांगला मोठा होईपर्यंत त्याला टणक कवचाचं संरक्षण आणि वाढीसाठी भरपूर अन्न साठवण करणारा नारळ ही असु प्रजाती.

असु आणि बदु हा फरक केवळ वेगवेगळ्या प्रजातींमध्येच असतो असं नाही; तर एकाच प्रजातीमध्ये परिस्थितीनुरूप पिल्लांची संख्या आणि पिल्लागणिक गुंतवणूक कमी-जास्त करण्याचं स्वातंत्र्य मादीला आणि नरालासुद्धा असु शकतं आणि हे माणसालाही लागू पडतं. ज्या समाजामध्ये बालमृत्यूचं प्रमाण जास्त आहे तिथं जास्त मुलं होऊ दिली जाणं हे पालकांच्या दृष्टीनं शहाणपणाचं आहे. युद्धखोर समाजामध्ये जास्त मुलगे म्हणजे मारामारीसाठी जास्त हात! परिस्थितीच्या अशा अनेक घटकांवरून असु धोरण अधिक योग्य की बदु, हे ठरतं. हे ठरवण्याची यंत्रणा प्राण्यांच्या आणि माणसाच्याही मेंदूत आणि शरीरात उत्क्रांत झालेली आहे.

तुम्हांला आश्चर्य वाटेल; पण हे धोरण ठरवण्यात आणि अमलात आणण्यात ज्या यंत्रणांचा, संप्रेरकांचा वाटा आहे त्यात इन्सुलिनचा समावेश आहे. त्याचबरोबर IGF1, EGFसारख्या अनेक पेशीसुधा, मेंदूतील डोपामाईनसारखी रसायने, सिम्पथेटिक संस्था, आक्रमकतेची संप्रेरके यांचाही आहे. चपळ, आक्रमक, सशक्त जीवनशैलीबरोबर या घटकांमध्ये जे बदल होतात, ते मादीची गर्भधारणेची क्षमता वाढवणारे असतात.

याउलट, बैठ्या जीवनशैलीबरोबर या घटकांमध्ये जे बदल होतात त्यांनी गर्भधारणेची संभाव्यता कमी होते. पण, त्याचबरोबर गर्भधारणा झाली असेल तर त्या गर्भाकडे जास्तीची ऊर्जा आणि पोषण पाठवणाऱ्या यंत्रणा अधिक जोमानं काम करतात. म्हणजे बदुकडून असु धोरणाकडे असा हा बदल असतो.

इन्सुलिन-विरोधाची लक्षणं दाखवणाऱ्या स्त्रियांमध्ये गर्भधारणा जास्त अवघड असते. आजकाल तरुणींमध्ये PCOS (Polycystic Ovary Syndrome) नावाची एक समस्या खूपदा दिसू लागली आहे. त्यात मासिक चक्राचं तंत्र बिघडून अंडपेशी तयार होण्याची प्रक्रिया खंडित होते. याचा इन्सुलिन-विरोधाशी खूप जवळचा सहसंबंध आहे.२

तरुणपणी PCOSची समस्या असलेल्या स्त्रियांना नंतर मधुमेह होण्याची शक्यताही अधिक असते. यात फक्त इन्सुलिनच नव्हे; तर इतर अनेक संप्रेरके, पेशीसुधा, मज्जासंस्थेचाही सहभाग आहे. ज्या इन्सुलिन-विरोध, मधुमेहपूर्व अवस्था किंवा उघडउघड मधुमेह असलेल्या स्त्रियांमध्ये गर्भधारणा जास्त अवघड असते, त्याच अवस्थांमध्ये गर्भाची वाढ मात्र सरासरीपेक्षा जास्तच होते.[३]

मुलांची संख्या कमी असेल तर प्रत्येकामधील गुंतवणूक वाढवणं हा धोरणाचा भाग आहे. आणि या यंत्रणा या धोरणाच्या अंमलबजावणीसाठी उत्क्रांत झाल्या आहेत. त्या कशा काम करतात, त्याचाही अभ्यास झालेला आहे. गर्भाचं पोषण ज्याच्या माध्यमामधून होतं ती वार (Placenta) रक्तामधून ग्लुकोज आणि इतर पोषकद्रव्ये इन्सुलिनच्या मदतीशिवायच उचलते. आईच्या स्वतःच्या पेशींमध्ये इन्सुलिन-विरोध निर्माण होतो तेव्हा त्या पेशी कमी ग्लुकोज उचलतात.

परिणामतः जास्त ग्लुकोज गर्भाला उपलब्ध होऊ शकतं. गर्भाचं पोषण याहूनही जास्त वाढवायचं असेल तर आईच्या रक्तातील ग्लुकोज आणखी वाढवणं हा पुढचा उपाय वापरला जातो. म्हणजे गर्भार अवस्थेत आईच्या रक्तातील ग्लुकोज वाढवण्याची यंत्रणा विशिष्ट परिस्थितीत उपयुक्त म्हणून उत्क्रांत झाली आहे. उत्क्रांतितत्त्वाप्रमाणे ही यंत्रणा कुठल्या परिस्थितीमध्ये वापरात येणं अपेक्षित आहे?

स्त्रीचा गर्भवती होऊ शकण्याचा काळ मर्यादित असतो. त्यामुळे पहिली गर्भधारणा उशिराच्या वयात होत असेल तर एकूण आयुष्यात कमीच मुलं होणार, हा शारीरयंत्रणांचा आपोआप केला जाणारा हिशेब असतो. कमी मुलं होणार असतील तर प्रत्येक गर्भातील गुंतवणूक वाढवली पाहिजे, असा निर्णय मातेचं शरीर परस्परच घेऊन टाकतं. त्याप्रमाणे इन्सुलिन, ग्लुकोज आणि इतर चयापचयामधले बदल आपोआप घडवले जातात.

अर्थातच, पहिली गर्भधारणा उशिरा होणाऱ्या स्त्रियांमध्ये गर्भावस्थेत इन्सुलिन-विरोध आणि वाढलेली साखर दिसणं हे नैसर्गिक आहे.[४] काहीएक मर्यादेपर्यंत त्याला रोग म्हणणं योग्य नव्हे. वाढलेली साखर गर्भाच्या वाढीसाठी वापरली जात असते.

माता मधुमेही असेल तर होणारं मूल आकारानं, वजनानं मोठं निपजतं, हे वैद्यकशास्त्राला पूर्वीपासून माहीत आहे. परंतु मधुमेही मातेच्या उदरी जन्म घेणाऱ्या मुलांमध्ये काही प्रकारचे विकार किंवा व्यंग दिसतात. याचा संबंध वाढलेल्या साखरेपेक्षा बदललेल्या पेशीसुधांशी आणि इतर घटकांशी अधिक आहे. कारण आईच्या रक्तातील पेशीसुधांचा गर्भाच्या वाढीशी असलेला संबंध स्पष्टपणे दाखवला गेला आहे;[५] आणि मधुमेहात या पेशीसुधांची अभिव्यक्ती बदलते, हेही माहीत आहे. पण, उपचारांची दिशा अजून त्याप्रमाणे वळलेली नाही.

अजूनही मातृत्वातील मधुमेहासाठी साखर कमी करणे हीच उपचाराची एकमेव दिशा समजली जाते. त्यात बदल होणं आवश्यक आहे. योग्य त्या व्यायाम-उपचारांनी आईच्या रक्तातील पेशीसुधांची पातळी योग्य प्रमाणात राहू शकते. त्यामुळे गर्भाची वाढ निकोप होते. पण गर्भारपणात कुठले व्यायाम करता येतात, कुठले नाही यावर मर्यादा पडू शकतात. म्हणून गर्भधारणेपूर्वीच योग्य ते व्यायाम करून शरीर-मेंदू सुदृढ ठेवणं, हा सर्वोत्तम उपाय आहे.

बदु विरुद्ध असु हा आईच्या धोरणामधला फरक समजून न घेता केलेले उपचार कसे वेगळे आणि अनपेक्षित परिणाम करतात, हे आफ्रिकेमध्ये अलीकडेच घडलेलं एक उदाहरण दाखवून देतं. इथिओपियामधील एका मागासलेल्या, कुपोषणानं ग्रस्त असलेल्या गावात एका आरोग्य संघटनेनं लहान मुलांचे आरोग्य सुधारण्यासाठी मातांच्या पोषणावर आणि त्यांच्यावरील ताण कमी करण्यावर भर दिला. अपेक्षा अशी होती की, यामुळे मातांना आपल्या मुलांना अधिक वेळ आणि पोषणही देता येईल. त्यामुळे बालकांचं आरोग्य आपोआपच सुधारेल.

अनेक वर्षं हा मदत कार्यक्रम राबवल्यानंतर असं लक्षात आलं की, मातांचं आरोग्य सुधारल्यानंतर प्रत्येक मुलाकडे अधिक लक्ष दिलं जाण्याऐवजी मुलं होण्याचं प्रमाण वाढलं.[६] हा निर्णय त्या मातांनी फार विचारपूर्वक घेतलेला असण्याची शक्यता कमी! त्यांच्या जीवशास्त्रीय आणि सांस्कृतिक प्रेरणांनी घेतलेला हा निर्णय असावा.

वाढवून मिळालेल्या संसाधनांची प्रत्येक मुलामध्ये अधिक गुंतवणूक करण्याऐवजी त्यांच्या शरीरातील उत्क्रांत यंत्रणांनी अधिक मुलांमध्ये गुंतवणूक

करण्याचं ठरवलं. याचं कारण या समाजाचा इतिहास आणि तत्कालीन परिस्थिती ही असु धोरणापेक्षा बदु धोरणाला अनुकूल होती.

स्वातंत्र्यानंतर भारतीय समाजाची वाटचाल बदुकडून असुकडे होण्यासाठी अनेक प्रयत्न झाले आणि बऱ्याच प्रमाणात ते यशस्वी होत आहेत. तरीही, समाजाच्या वेगवेगळ्या थरांतील लोकांच्या धोरणात फरक दिसला आणि अजून दिसतोच आहे. हा फरक निव्वळ विचारांचा नसून त्यामागे जीवशास्त्रीय यंत्रणाही आहेत.

लोकसंख्या, गर्दी व स्पर्धा यांचा परिणाम

लोकसंख्या, गर्दी आणि स्पर्धा यांचा परिणामही असु-बदु धोरणांवर होणं अपरिहार्य असतं. वाढत्या गर्दीच्या आजच्या जगात असु धोरण अधिक योग्य आहे. पण हे माणसाच्या बुद्धिमत्तेला कळण्याआधी त्याच्या शरीराला कळलं असावं, कारण या दिशेनं होणारे बदल समाजामध्ये दिसत आहेत. एकीकडे गर्भधारणेच्या समस्या संपूर्ण समाजातच वाढत आहेत, तर दुसरीकडे बाळाचे जन्माच्या वेळचे सरासरी वजन पूर्वीपेक्षा अधिक असल्याचं दिसत आहे. आणि या दोन्हीशी संबंधित असलेला इन्सुलिन-विरोध जगभरातच वाढत आहे. अनेक प्राणिजातींमध्ये गर्दी वाढली तर प्रजननाचं धोरण बदलतं, असं निरीक्षकांनी नोंदवलं आहे. हीच गोष्ट माणसात घडत असेल, हे अशक्य नाही.

इन्सुलिन-विरोध एकीकडे गर्भधारणेची संभाव्यता कमी करतो आणि दुसरीकडे गर्भाचं पोषण वाढवतो, म्हणून तो बदु ते असु या प्रवासातला आवश्यक टप्पा असून तो त्याज्य नाही. पण, इतर सर्व शारीरक्रियांचे आरोग्य राखले तर गर्भारपणातील इन्सुलिन-विरोधाचे आरोग्यावर प्रतिकूल परिणाम होणार नाहीत. आधुनिक समाजातल्या गर्भधारणाविषयक धोरणांचा परिणाम म्हणून काही मर्यादेपर्यंत गरोदर अवस्थेतील इन्सुलिन-विरोध किंवा वाढलेली साखर अपरिहार्य आणि आवश्यकसुद्धा आहे. त्याबरोबर पेशीसुधा, सिम्पथेटिक मज्जासंस्था, मेंदूतील केमिस्ट्री हे सगळे योग्य व्यायामविहारानं ठीकठाक ठेवले तर गरोदरपणातील वाढलेल्या साखरेची चिंता करण्याचं कारण राहणार नाही.

समाजप्रिय प्राण्यांमध्ये पिल्लं कुणाला व्हावीत, किती व्हावीत किंवा होऊ नयेत यावर एक सामाजिक नियंत्रणसुद्धा असतं आणि ते प्रजातिगणिक वेगळं असू शकतं.

कोळसुंदे म्हणजे भारतातले रानकुत्रे टोळ्यांनी राहतात. टोळीमध्ये एकच मादी असते. एकापेक्षा जास्त माद्या असतील तर त्यातील फक्त मोठी, अधिक बलिष्ठ मादीच पिल्लं देते. दुय्यम मादी माजावर येतच नाही, नरांशी जुगत नाही आणि तिला गर्भधारणा होत नाही.

माकडांच्या काही जातींमध्येसुद्धा दुय्यम माद्या आपले सर्व लैंगिक व्यवहार, त्यामागच्या शारीरक्रियाही दडपून ठेवतात.[७] त्यांच्यात अंडपेशींची निर्मितीच होत नाही. गंमत म्हणजे 'ओव्ह्युलेशन' दाबून ठेवण्याच्या या प्राण्यांमधल्या यंत्रणेचं माणसामधल्या PCOSशी साम्य आहे. म्हणजे आपण दुबळे आहोत, दुय्यम दर्जाचे आहोत या भावनेनं ओव्ह्युलेशनला प्रतिबंध होण्याचा प्रकार माणसाच्या जवळच्या काही प्रजातींमध्ये नक्कीच आहे. याचा PCOSशी प्रत्यक्ष संबंध आहे का, हा प्रश्न कधी विचारला गेला नाही. त्यामुळे त्यावर पुरेसा अभ्यास झालेला नाही.

स्नायूंची ताकद कमी असलेल्या मुलींमध्ये मात्र PCOSचं प्रमाण बरंच जास्त दिसत आहे, ही गोष्ट खरी![८] योग्य प्रकारच्या व्यायामानं त्यापासून मुक्त राहता येतं, असंही अनेक अभ्यास दाखवतात.

लैंगिक आणि पुनरुत्पादन संस्थांचा आरोग्याशी संबंध दाखवणारा दुसरा मोठा पुरावा म्हणजे स्त्रियांमध्ये रजोनिवृत्तीनंतर म्हणजे वयापरत्वे मासिक पाळी बंद झाल्यानंतर इन्सुलिन-विरोध, मधुमेह, रक्तदाब, हाडांचा ठिसूळपणा यांसारख्या समस्या अचानक वाढलेल्या दिसतात.[९] एखाद्या स्त्रीमध्ये रजोनिवृत्तीच्या वयापूर्वींच गर्भाशय काढून टाकण्याची वेळ आली तर त्या स्त्रीमध्ये या समस्या आधीच उद्भवतात. लैंगिक प्रक्रियांमधील संप्रेरके मधुमेहासारख्या समस्यांपासून रक्षण करत असतात. त्यामुळे जोपर्यंत या प्रेरणा शारीरिक आणि मानसिक पातळीवर चांगल्या काम करतात तोवर शरीराला मधुमेह, रक्तदाब यांसारख्या समस्या भेडसावत नाहीत. मात्र, शारीरिक किंवा मानसिक पातळीवरसुद्धा स्त्रीच्या नैसर्गिक प्रेरणा दुबळ्या झाल्या तर या समस्यांचा जन्म होऊ शकतो.

पुरुषांमध्ये थोड्या वेगळ्या प्रकारे हेच तत्त्व काम करतं. पुरुषांमधली एक प्रधान लैंगिक समस्या म्हणजे योग्य वेळी लिंगाचा आवश्यक तेवढा ताठरपणा येऊ

न शकणं. मधुमेही पुरुषांमध्ये ही समस्या खूपदा असते.[१०] मधुमेहामुळे ही समस्या निर्माण होते, अशी आधीची समजूत होती. साखर नियंत्रण करून ही समस्या सुटत असलेली दिसलेली नाही. याउलट, ताठरपणासाठी उपचार केले तर इन्सुलिन-विरोध कमी होतो, असे अनेक प्रयोग दाखवतात.[११]

> याचा अर्थ मधुमेहामुळे लैंगिक समस्या उद्भवत नसून लैंगिक समस्यांमुळे मधुमेहाची शक्यता वाढते, असा दिसतो. रक्तवाहिन्यांच्या बांधणी आणि दुरुस्ती यासाठी जी यंत्रणा लागते त्यातील अनेक घटकांच्या अभावामुळे ताठरपणाची समस्या उभी राहते; रक्तातील साखर वाढल्यामुळे नाही. मधुमेहाच्या आणि हृदयरोगाच्या मुळाशीही रक्तवाहिन्यांमधले दोषच आहेत. बऱ्याचदा हृदयरोगाची लक्षणे दिसण्यापूर्वी ताठरपणा न येण्याची समस्या जाणवते. लैंगिक समस्या ही हृदयरोगाचा पहिला इशाराच असू शकतो.[१२]

ज्या घटकांच्या अभावामुळे रक्तवाहिन्यांमध्ये दोष निर्माण होतात ते घटक वर्तनसत्त्वांमुळे व्यक्त होतात, हे आपण याआधीच पाहिलं. म्हणून वर्तनसत्त्वांच्या अभावाचा थेट संबंध लैंगिक समस्यांशी आहे. त्याच्यामध्ये साखरेची वाढलेली पातळी कुठंही मध्ये येत नाही. अर्थात, साखर ताब्यावर आणून या समस्या निघून जाणार नाहीत, हे वेगळं सांगायला नको. पण रक्तवाहिन्यांमधील दोष दूर केले तर एकाच वेळी लैंगिक समस्याही दूर होतील आणि दुसरीकडे रक्तातील साखरही कमी होईल, असा निष्कर्ष या ताठरपण दोषावरील उपचार प्रयोगांमधून निघू शकतो.

स्त्रियांमध्ये जशी ठरावीक वयात रजोनिवृत्ती होते तशी पुरुषांमध्ये होत नाही. उतारवयात लैंगिक प्रेरणा आणि प्रजननक्षमता काही प्रमाणात कमी होतात, ही गोष्ट खरी; पण स्त्रियांप्रमाणे त्या पूर्णपणे लोप पावत नाहीत, किमान निसर्गतः तरी त्या नष्ट होत नाहीत. आजच्या शहरी जीवनशैलीत मात्र पुरुषांमध्ये रजोनिवृत्तीसारखी लक्षणं दिसण्याचं प्रमाण वाढत आहे.[१३] यामागच्या जीवशास्त्रीय कारणांचा शोध घेत गेलो तर त्यामागंही वर्तनसत्त्वांचा अभाव हेच कारण दिसतं. पुरुषांमध्ये आक्रमकता, धाडस यांसारख्या वर्तनासाठी लागणाऱ्या संप्रेरकांचा आणि मज्जासंस्थांच्या घटकांचा लैंगिक प्रेरणांमध्येही सहभाग असतो. आणि हे संधान उत्क्रांतीमधूनच आलं आहे.

माकडांच्या समाजात प्रबळ आक्रमक नराला अधिक माद्या मिळू शकतात. स्वत:ची मोठी पिल्लावळ जन्माला घालण्याची ही मोठी संधीच असते. पण ती फार काळ टिकेल हे सांगता येत नाही. कारण इतर नर बलिष्ठ होण्याची संधी शोधतच असतात. तेव्हा कमीत कमी वेळात जास्तीत जास्त माद्यांना फळवण्याची क्षमता बाळगायला हवी आणि ती योग्य वेळी व्यक्त व्हायला हवी. त्यामुळे आपण सामर्थ्यशाली आणि इतरांपेक्षा प्रबळ आहोत तोवरच जमेल तेवढं लैंगिक यश पदरात पडून घेतलं पाहिजे.

पुरुषानं असा विचार जाणिवेच्या पातळीवर केला असो-नसो, शरीरातल्या उत्क्रांत यंत्रणांनी तशी तजवीज करून ठेवलेली असते. म्हणूनच ताकद, साहस, प्रबलता, आक्रमकता, यश, सत्ता या भावनाचं लैंगिक भावनांशी उत्क्रांत जीवशास्त्रीय नातं आहे.

लैंगिक प्रेरणा व समाजव्यवस्था विसंवाद

आता आज आपण खूप वेगळी समाजव्यवस्था, कुटुंबव्यवस्था, नीतिशास्त्र, कायदे बनवले आहेत. त्याप्रमाणे वागणं हे आजच्या संदर्भात समाजाच्या आणि व्यक्तीच्याही हिताचं आहे, यात शंका नाही. पण आपल्या सगळ्याच शारीरक्रिया या अशा आदर्श नैतिक जीवनासाठी उत्क्रांत झालेल्या नाहीत. त्यामुळे माणसाच्या उत्क्रांत लैंगिक प्रेरणा आणि आजची समाजव्यवस्था यात एक विसंवाद आहे.

निसर्गत: कुठलं लैंगिक धोरण अवलंबायचं याबाबतीत व्यक्तिव्यक्तींमध्ये भेद होते. मात्र, आज आपण सगळ्यांना एकाच नीतिनियमात बांधण्याचा प्रयत्न करतो. त्यामुळे प्रत्येकाला जाणवणारा विसंवाद वेगळा असतो. या विसंवादातून काही संप्रेरकांचे, चयापचयाचे, मेंदूच्या केमिस्ट्रीचे प्रश्न निर्माण होतात. हेही माणसाच्या नैसर्गिक प्रेरणांप्रमाणे वागता न आल्यामुळे निर्माण झालेले प्रश्नच आहेत. म्हणजे वर्तनत्रुटींचेच प्रश्न आहेत. तेही काहींमध्ये सौम्य, काहींमध्ये अधिक तीव्र असतात. यातून मार्ग कसा काढायचा?

हेही अवघड नाही. आक्रमकता, साहस या वर्तनसत्त्वांच्या बाबतीत आपण असं म्हटलं की, परत पाषाणयुगीन जीवनशैलीकडे जाणं शक्य नाही, योग्यही नाही. मग ती पाषाणयुगीन वर्तनसत्त्वं आपण खेळांच्या माध्यमातून परत आणू शकतो. त्याला समांतर असा युक्तिवाद आपण इथं करू शकतो.

आजच्या समाजातील नीतिव्यवस्था, कुटुंबव्यवस्था मोडण्याचं काहीच कारण नाही. त्यात न मिळणाऱ्या गोष्टींची आवश्यकता भासली तर ती पूर्ण

करण्याचे अनेक मार्ग आहेत आणि त्याचा वापर समाजात होतही असतो. त्यासाठी कल्पना, स्वप्नं, वाचन, चित्रपट, आवश्यकता वाटल्यास पोर्नोग्राफी, जरूर तेव्हा हस्तमैथुनाचा वापर करावा. वस्तुत: हे समाजात घडतच असतं. जोवर दुसऱ्याला त्रास होत नाही तोवर यात गैर, अनैतिक, विकृत असं काही नाही.

व्यावहारिक-सामाजिक बंधनं पाळणं एकीकडे आवश्यकच आहे. पण, त्यातून आपल्या उपजत प्रेरणांशी विसंवाद निर्माण होत असेल तर त्यावर असे उपाय वापरणं योग्य आहे. पूर्णपणे अनैतिक अशी एकच गोष्ट आहे, ती म्हणजे दुसऱ्या व्यक्तीला त्रास होईल असं कुठलंही वर्तन! आपल्या खासगी कल्पनाविश्वात कुठलीही गोष्ट अनैतिक नाही.

लैंगिक अवयवांमध्ये सर्वांत महत्त्वाचा अवयव म्हणजे मेंदू. सर्व उत्कट भावना-कल्पना इथंच निपजतात; आणि मग त्याचा परिणाम सर्व शारीरक्रियांवर होतो. प्रत्यक्ष व्यवहारात निकोप लैंगिक संबंधांची संधी मिळणं न मिळणं प्रत्येकासाठी वेगळं असेल. कुणी विवाहित, कुणी अविवाहित, कुणी विवाहित असूनही शारीरिक वा मानसिक दुरावा, कुणी घटस्फोटित! काही समाजांमध्ये विवाहबाह्य संबंधांना कमीअधिक प्रमाणात मान्यता आहे, काही समाजांमध्ये अजिबात नाही. त्यामुळे याबाबतीत आरोग्यासाठी सर्वांना समान सल्ला देता येत नाही. पण फँटसी तयार करण्याची क्षमता प्रत्येकाकडे असते आणि ती आपली हक्काची असते.

दोन किंवा अधिक व्यक्तींचा प्रत्यक्ष संबंध आहे अशी कुठलीही कृती करायची असेल तर प्रत्येकाच्या संपूर्ण स्वखुशीसह, सहमतीसह ती झाली पाहिजे, असा नियम नक्कीच सांगितला पाहिजे. बाकी नीतिमत्तेच्या कल्पना समाजाप्रमाणे, काळाप्रमाणे बदलतात. आरोग्यावरील पुस्तकात आपण त्याची चर्चा करत बसण्याचं कारण नाही. आरोग्यासाठी महत्त्वाची गोष्ट ही की, आपल्या नैसर्गिक लैंगिक प्रेरणा अगदी वृद्धापकाळापर्यंत मनोमन तरी ताज्या ठेवणं आरोग्यासाठी आवश्यक आहे. त्या जर अवेळी कोमेजत असतील तर काहीतरी चुकत आहे, आणि त्याचा प्रतिकूल परिणाम आरोग्यावर झाला तर त्यात आश्चर्य नाही.

जोडीदार निवडणं हा लैंगिक जीवनाचा खूप महत्त्वाचा भाग. जोडीदार निवडीची एकूण प्रक्रिया खूप गुंतागुंतीची आहे. पण, आरोग्याच्या दृष्टीनं महत्त्वाचा

भाग म्हणजे सौंदर्य आणि आकर्षकता यांचा संबंध. आपल्या सौंदर्याच्या कल्पनांमध्ये काही भाग मूलभूत जीवशास्त्राचा आहे, तर काही संस्कृती आणि सामाजिक बंधनांचा.

शरीराची प्रमाणबद्धता आणि त्वचेची कांती हे सौंदर्याचे अविभाज्य भाग आहेत. त्याचा आरोग्याशी सरळसरळ संबंध आहे. बाकी रंग गोरा असावा की नाही, नाक चाफेकळी असावं की नाही, डोळे निळे अधिक चांगले का काळे, याला मूलभूत जीवशास्त्रीय पाया काही नाही. या गोष्टी संस्कृतीप्रमाणे बदलतात. पण, स्त्रीचं किंवा पुरुषाचं सुंदर शरीर म्हणजे प्रमाणबद्ध शरीर यात काही फरक नाही. समाजाच्या पोषणविषयक परिस्थितीप्रमाणे त्यात थोडे फरक पडू शकतात.

म्हणजे जिथं वर्षभर अन्नपुरवठ्याची हमी नसते तिथं किंचित लठ्ठपणा चांगला मानला जातो. जिथं अन्नाची समृद्धी आणि स्थिरता आहे तिथं सडपातळ असण्याला अधिक महत्त्व मिळतं. पण छातीच्या आणि पोटाच्या घेरामधलं गुणोत्तर अशा बाकीच्या निकषांमध्ये फार फरक पडत नाही. पोट सुटलेलं असणं सगळीकडेच वाईट मानलं जातं.

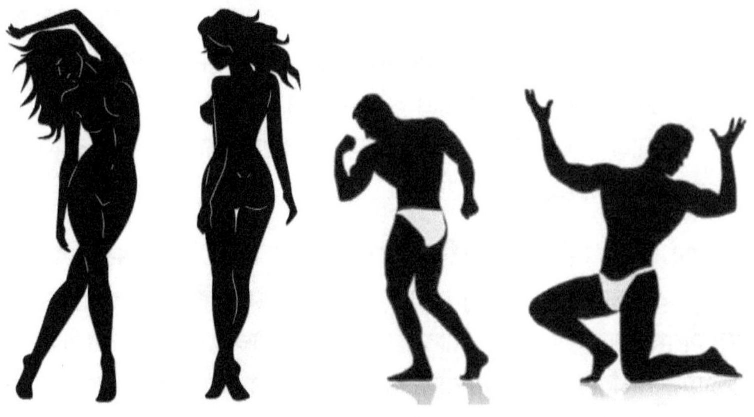

अनेक अभ्यास असं दाखवतात की, पोट सुटणं आणि वंध्यत्वाचा सहसंबंध आहे. प्रमाणबद्ध शरीराला सुंदर, आकर्षक मानणं म्हणजे गर्भधारणेच्या चांगल्या क्षमतेची निवड करणं झालं.[१४] पुरुषाचं प्रमाणबद्ध शरीर म्हणजे ताकद आणि क्षमता चांगली असल्याचं द्योतक!

याचा अर्थ चांगल्या जोडीदाराच्या निवडीच्या निकषांमागे जीवशास्त्र आणि आरोग्यशास्त्र यांचा पाया आहे. असं प्रमाणबद्ध आणि भिन्नलिंगी व्यक्तींना आकर्षक वाटणारं शरीर जोवर आहे तोवर मधुमेह आणि कंपनी जवळ येण्याची शक्यता नगण्य समजायला हरकत नाही.

लैंगिक व्यवहार महत्त्वाचं वर्तनसत्त्व

लैंगिक वर्तनाचा परमोच्च बिंदू म्हणजे प्रत्यक्ष संभोग क्रिया. याच्याविषयी फारसं बोललं जात नसलं तरी त्याविषयी जीवशास्त्रीय अभ्यास बरेच आहेत. मज्जासंस्था, संप्रेरके, ऊर्जेचं-चयापचयाचं चलनवलन संभोगक्रियेत खूप मोठ्या प्रमाणावर बदलतं. निकोप संभोगसुखासाठी सुदृढ सिम्पथेटिक-पॅरासिम्पथेटिक मज्जासंस्थेची गरज असते. मेंदूमधील डोपामाईनची यंत्रणा बळकट असावी लागते. सिरोटोनीन किंवा प्रोलॅक्टिन (Prolactin) फार जास्त असून चालत नाही. मुख्य म्हणजे रक्तवाहिन्या निकोप असाव्या लागतात.[१५] या सगळ्या गोष्टींचा वर्तनसत्त्वांशी संबंध आहे, वर्तनसत्त्वांची कमतरता असेल तर निकोप संभोगसुखात अडथळे निर्माण होण्याची शक्यता असते. पण, त्याचबरोबर संभोग आणि इतर लैंगिक वर्तनाचा अनुकूल परिणाम शारीरक्रियांवरही होत असतो.

नैसर्गिक रीतीनं घडणाऱ्या लैंगिक वर्तनाबरोबर टेस्टोस्टेरोन, ऑक्सिटोसिनसारखी अनेक संप्रेरके तयार होतात, मेंदूतील अनेक स्थानं उत्तेजित होतात, डोपामाईनचे मेंदूतील व्यवहार वाढतात, रक्तवाहिन्यांचं आरोग्य सुधारून रक्तदाब कमी होतो, मेंदूची वेदना सहन करण्याची क्षमता वाढते. संभोगातील सर्वोच्च अवस्थेनंतर काही काळ सिरोटोनीनचं प्रमाण वाढतं. एन्डॉर्फिन (Endorphin) या समाधान देणाऱ्या दुसऱ्या प्रकारच्या रेणूची मेंदूतील अभिव्यक्तीही वाढते. याचा नैराश्य भावना कमी होण्यासाठी उपयोग होतो.

या साऱ्यांचा अर्थ इतकाच, की लैंगिक व्यवहार हेच एक महत्त्वाचं वर्तनसत्त्व आहे. त्याची शरीराला आणि त्याहीपेक्षा मेंदूला कमतरता जाणवणार नाही अशा तऱ्हेनं जगलं पाहिजे. थोडक्यात, शारीरक्रियांचं आरोग्य आणि नैसर्गिक प्रेरणांना धरून घडणारे लैंगिक व्यवहार एकमेकांना पूरक असतात. लैंगिक प्रेरणा ताज्या असणं हे चांगल्या आरोग्याचं लक्षणही आहे आणि कारणही!

▪▪▪▪

७

मधुमेह आणि कंपनी

मधुमेह आरोग्याला वाईट का आहे? चांगलं जीवन जगण्यात अडथळा का आहे? रक्तातील साखर वाढते म्हणून नाही; तर मधुमेहाचे हृदय, मूत्रपिंड, डोळे, मेंदू, त्वचा, जखमा भरून येण्याची प्रक्रिया यावर जे दुष्परिणाम होतात, ते वाईट आहेत. मधुमेह आणि मधुमेहपूर्व अवस्थेतील अनेकांना लैंगिकता आणि गर्भधारणेमध्येही समस्या जाणवू शकतात. जुन्या मधुमेहींमध्ये स्मरणशक्ती आणि मेंदूच्या इतर काही क्षमतांमध्ये ऱ्हास होताना दिसतो. हे मधुमेहाचे खरे धोके! साखर कमी की अधिक यापेक्षा ही लक्षणं दिसण्याची शक्यता किती, हे जास्त महत्त्वाचं असतं. मधुमेहाच्या उपचारांचं ध्येय काय असलं पाहिजे? तर, साखर नियंत्रणात आणणं हे नसून; मधुमेहाचे सर्व दुष्परिणाम टाळणं हे आहे. हे दुष्परिणाम का होतात, हे समजून घेणं हा मधुमेहाच्या अभ्यासाचा गाभा असला पाहिजे.

मधुमेहाच्या सगळ्या प्रकारच्या दुष्परिणामांमांगे काही सामायिक प्रक्रिया आहेत. त्या म्हणजे दाह-प्रक्रिया, रक्तवाहिन्यांमधील अनेक प्रकारचे दोष, ऑक्सिताण, जखमा भरून येण्याच्या प्रक्रियेतल्या त्रुटी आणि चेतापेशींचा ऱ्हास. या सगळ्या गोष्टी रक्तातील साखर वाढल्यामुळे होतात, अशी प्रचलित समजूत आहे.[१] पण साखरेवर नियंत्रण ठेवून त्या पूर्णपणे थांबत नाहीत. त्यामुळे त्यांची काही वेगळी कारणमीमांसा असली पाहिजे. हे समजून घेतलं तर त्यांना रोखायचं कसं, याचा नीट विचार आणि नियोजन करता येईल.

माणसाची रोगप्रतिकारशक्ती ही एक जटिल यंत्रणा आहे. त्यात अनेक प्रकारच्या पेशी, अनेक प्रकारची रसायनं, प्रतिपिंडं (Antibodies) तर असतातच; पण शरीराच्या निरनिराळ्या भागांत पसरलेल्या अवाढव्य यंत्रणेमध्ये समन्वय आणि सुसूत्रता ठेवण्यासाठी एक संदेश यंत्रणांचं जाळं असतं. हे जाळं फक्त प्रतिकारशक्तीशीच जोडलेलं असतं असं नाही; तर मेंदू आणि इतर शारीरक्रियांशीही जोडलेलं असतं.

जखम आहे तिथं आणखी धक्का लागू नये याची काळजी घेणं, त्यासाठी जरुरीप्रमाणे सगळ्या शरीराच्या हालचालीच बदलणं, त्या जागेला पुरेशा ऊर्जेचा पुरवठा करणं, त्यासाठी आवश्यक तर इतर अवयवांचं काम आणि त्याप्रमाणे त्यांना ऊर्जा पुरवठा कमी-जास्त करणं; अशा सगळ्याच गोष्टींमध्ये समन्वय साधायचा असतो. या समन्वयात विविध प्रकारचे संदेश-रेणू तर असतातच; शिवाय, मज्जातंतूही महत्त्वाचं काम करत असतात. वेदनांची जाणीव हा या समन्वयाचाच एक आवश्यक भाग असतो.

एखाद्या ठिकाणी जखम होते किंवा जिवाणूंचा हल्ला होतो तेव्हा तो नक्की कुठं झाला आहे ते निश्चित करणं, मग अचूकपणे त्या ठिकाणी पांढऱ्या पेशींची फौज पाठवणं, अनेक प्रकारच्या पांढऱ्या पेशींनी आपापली नेमून दिलेली कामं करून तिथल्या जंतूंचा नायनाट करणं, आणि मग सरतेशेवटी झालेलं स्थानिक नुकसान दुरुस्ती करून भरून काढणं; अशा पायऱ्यांनी हे काम होत असतं.

ज्या ठिकाणी जखम झाली आहे तिथल्या घायाळ पेशी अनेक प्रकारचे संदेश-रेणू तयार करून आपल्या परिसरात सोडतात. पांढऱ्या पेशींना हे रेणू ओळखू येतात. मधमाश्या जशा फुलांच्या वासानं आकर्षित होतात, तसे या संदेश-रेणूंनी पांढऱ्या पेशी आकर्षित होतात. तिथं जमलेल्या पांढऱ्या पेशी मग स्वत: आणखी संदेश पाठवून आणखी फौजेला गोळा करतात.

दाह-प्रक्रियांचा समूह

इथं ज्या गुंतागुंतीच्या प्रक्रिया होतात त्या वेदना, दाह, सूज अशा स्वरूपात आपल्याला जाणवत असतात. या सगळ्या घटनांच्या समूहाला 'दाह-प्रक्रिया' म्हटलं जातं. पांढऱ्या पेशींना जखमेकडे आकर्षित करण्याचं काम आणि त्यांचं एकमेकांशी संदेश पोहोचवण्याचं काम ज्या प्रकारच्या रेणूंमार्फत होतं, त्या रेणूंना 'दाह-प्रक्रियेच्या खुणा' म्हणून संशोधनात ओळखलं जातं. सामान्यत: रक्तात अगदी कमी प्रमाणात हे रेणू नेहमीच आढळतात.

शरीरात कुठंही दाह-प्रक्रिया घडत असेल तर त्या ठिकाणी त्यांची स्थानिक निर्मिती मोठ्या प्रमाणावर होते. त्यातील काही रक्तात मिसळतात आणि अर्थातच त्यांचं रक्तातील प्रमाण वाढतं.

मधुमेहपूर्व अवस्था, मधुमेह आणि त्याचे दुष्परिणाम या सगळ्या प्रक्रियांच्या वेळेस रक्तातील दाहाच्या खुणा वाढलेल्या दिसतात.[२] त्यावरून मधुमेहाच्या सगळ्या घडामोडींमध्ये दाह-प्रक्रियेचा बराच वाटा असणार, असं समजलं जातं. तो नक्की कसा, याविषयी मात्र स्पष्टता नाही. काहींच्या म्हणण्याप्रमाणे दाह-प्रक्रियेमुळे इन्सुलिन-विरोध तयार होतो, तर काहींच्या म्हणण्याप्रमाणे साखर वाढल्यामुळे दाह-प्रक्रिया सुरू होते. दाह-प्रक्रियेचं मधुमेहाशी काहीतरी नातं आहे, याबद्दल सर्वांचं एकमत आहे. नक्की कार्यकारणभाव काय, याबद्दल मात्र गोंधळच गोंधळ आहे!

वर्तनसत्त्वाच्या थिअरीप्रमाणे याची अधिक चांगली सांगड घालता येते. त्वचेच्या टोचणं, बोचणं, खरचटणं, ओरखडणं यांसारख्या अनुभवांमुळे नैसर्गिकरीत्या अगदी छोट्या प्रमाणावर; पण जवळपास रोजच्या रोज अशा अनेक दाह-प्रक्रिया घडत असतात. अशा प्रत्येक सूक्ष्म जखमांबरोबर पांढऱ्या पेशी रक्तवाहिन्यांमधून बाहेर पडून त्वचेकडे जात असतात. ही गोष्ट नैसर्गिक आहे आणि पांढऱ्या पेशींचं चलनवलन याला अनुकूल असंच उत्क्रांत झालं आहे. आता बैठ्या शहरी जीवनात आपल्याला या वर्तनसत्त्वाची कमतरता जाणवते. त्यामुळे पांढऱ्या पेशींचे सर्वच व्यापार बदलतात.[३]

शरीराच्या निरनिराळ्या अवयवांमधली त्यांची संख्या बदलू लागते. त्वचेखाली त्या गरजेपेक्षा कमी; तर रक्तवाहिन्या, चरबी-घरं आणि मूत्रपिंड यामध्ये गरजेपेक्षा जास्त दिसू लागतात. जशी त्यांची संख्या बदलते तशी त्यांची केमिस्ट्रीही बदलते. त्याची कारणंही अधिक सूक्ष्म आहेत.

दाह-संदेश रेणूंचं कार्य

जी गोष्ट वापरली जात नाही, त्यातील गुंतवणूक काढून घ्यायची अशी प्रवृत्ती उत्क्रांतीनंच शरीरातल्या सगळ्या यंत्रणांना दिली आहे. आता लहानमोठ्या जखमा होण्याची संभाव्यता अगदी कमी झाली असेल तर जखमांमधून शिरू पाहणाऱ्या

जिवाणूंचा प्रतिकार करण्यासाठी फार मोठी यंत्रणा असण्याची गरज नाही. त्यामुळे त्वचेकडे जाणाऱ्या पांढऱ्या पेशींचा ओघ आणखी कमी करता आला तर फार उत्तम! या पांढऱ्या पेशी त्वचेकडून येणाऱ्या संदेश-रेणूंचं ऐकून तिकडे जात असतात.

सगळीकडे शांतता असेल तर अगदी छोटे-छोटे आवाजही ऐकू येतात. गलक्याची पार्श्वभूमी असेल तर संदेश पुरेसे मोठे असल्याखेरीज ऐकू येणार नाहीत. तसेच दाह-संदेश देणाऱ्या रेणूंची रक्तामधली स्थायी पातळी वाढवली, तर छोट्या-छोट्या कारणांसाठी पांढऱ्या पेशी उगीचच रक्तवाहिन्या सोडून धावणार नाहीत. शरीराला पडणाऱ्या एकूण खर्चाचा विचार केला तर नको तितक्या पेशी गरज न पडणाऱ्या ठिकाणी पाठवण्यापेक्षा दाह-संदेश रेणूंची रक्तातील पातळी थोडीशी वाढवण्याचा खर्च बराच कमी असतो. त्यामुळे ही वाढलेली पातळी हा शरीराचा एक बचतीचा मार्ग आहे. याचा अर्थ सगळ्या शरीरभर दाह सुरू आहे, असा मुळीच नाही.

रक्तातील पातळी वाढवायची झाली तर कुठंतरी कुठल्यातरी पेशींना हे रेणू तयार करावे लागणार. त्याचा परिणाम म्हणजे जिथून हे रेणू येतात तिथं या पेशी आकर्षित होणार. चरबीपेशी आणि मूत्रपिंडातल्या काही पेशी काही प्रकारचे दाह-संदेश-रेणू तयार करतात. त्यामुळे तिथं पांढऱ्या पेशींची संख्या वाढलेली दिसते. ती थोड्या प्रमाणात वाढली तर बिघडत नाही. मर्यादिबाहेर वाढली तर मात्र काही समस्या उद्भवू शकतात.

पांढऱ्या पेशी जिवाणूंचा खात्मा कसा करतात, त्याचे अनेक मार्ग आहेत. त्यांपैकी एक आहे त्यांना जाळून मारण्याचा. इथं जाळून म्हणजे आग लावून नव्हे. ऑक्सिडेशन म्हणजे एक प्रकारे ज्वलन. पांढऱ्या पेशी मोठ्या प्रमाणावर 'रॉस' (चाळवलेला प्राणवायू - Reactive Oxygen Species - ROS) तयार करतात. यामुळे जिवाणूंचा प्रभावीपणे नाश होऊ शकतो.[४] पण, रॉसचा दुष्परिणाम शरीराच्याच पेशी, प्रथिनं आणि डीएनएवरसुद्धा होऊ शकतो. तो रोखण्यासाठी शरीरात प्रतिरॉस (Anti-oxidents)सुद्धा तयार केले जातात. म्हणजे, जेव्हा जिवाणूंविरुद्ध नित्याच्या चकमकी घडत असतात तेव्हा रॉस आणि प्रतिरॉस करण्याच्या प्रक्रिया सक्षम असतात. त्यांची गरज कमी झाल्यावर त्यांच्यातील गुंतवणूकही काढून घेतली जाते.

मधुमेहामध्ये ऑक्सिताण वाढतो आणि मधुमेहाच्या बऱ्याच दुष्परिणामांसाठी त्याला जबाबदार धरलं जातं.[५] असं होण्याचं कारण काय? दोन कारणं असू

शकतात; एक म्हणजे काही कारणानं रॉस तयार होण्याचं प्रमाण वाढतं आणि दुसरं म्हणजे प्रतिरॉस यंत्रणा काम करत नाहीत. पेशीमध्ये रॉस तयार करण्याचं काम जिथं ग्लुकोज जाळून ATP (Adenosine TriPhosphate) तयार केलं जातं, त्याच मायटोकॉंड्रियामध्ये होत असतं. पेशीला अतिरिक्त ग्लुकोज दिल्यास अतिरिक्त रॉस तयार होतं, असं काही प्रयोगांनी दाखवलंही आहे. हा ग्लुकोज वाढल्याचाच परिणाम असणार, असं मानलं जातं.

अतिरिक्त रॉस तयार करण्यापूर्वी मायटोकॉंड्रियामध्ये अनेक बदल होत असतात. हे सूक्ष्मदर्शकात दिसू शकतील असे ढोबळ दर्शनी बदल असतात.[६] हे बदल रॉस तयार करायला लागण्यापूर्वींच होत असतात. हे बदल रोखले तर रॉस तयार होणंही रोखलं जातं, ग्लुकोज वाढलं असलं तरी! असे कुठले बदल असतात हे?

मायटोकॉंड्रिया हे रचनेनं थोडेफार जिवाणूंसारखे असतात. मात्र, कायम त्याच स्वरूपात राहत नाहीत. अधूनमधून अनेक मायटोकॉंड्रिया एकत्र येऊन एकमेकांना सांधले जातात. कालांतरानं परत वेगळेही होतात. याला 'मायटोकॉंड्रियल फिशन-फ्युजन' (Mitochondrial Fission-Fusion) असं म्हणतात. आपण याला थोडक्यात 'फिसफुस' म्हणू. हे फिसफुस होत राहणं मायटोकॉंड्रियाच्या आरोग्यासाठी आवश्यक असतं. मधुमेहामध्ये ते नीट होत नाही.[७] फिसफुस नीट न झाल्यामुळे मायटोकॉंड्रियाच्या कार्यात अनेक प्रकारचे दोष निर्माण होतात. अशा सदोष मायटोकॉंड्रियामधून रॉसची निर्मिती जास्त प्रमाणात होते. मग हे फिसफुस कशाच्या नियंत्रणाखाली असतं? तर, त्याचीही पेशीमध्ये एक यंत्रणा आहे. ही यंत्रणा पेशीबाहेरच्या अनेक संदेशांना प्रतिसाद देणारी असते.

या संदेशांमध्ये लैंगिकता, आक्रमकतेची संप्रेरकं आणि पेशीसुधांचे अनेक प्रकार आहेत. हे बाहेरचे संदेश दुबळे झाले तर त्याचा परिणाम होऊन मायटोकॉंड्रियाच्या फिसफुसमध्ये व्यत्यय येतात.[८] परिणामतः मायटोकॉंड्रिया सदोष बनून सदोष काम करू लागतात. अशा मायटोकॉंड्रियामधून रॉसची निर्मिती अधिक होते. म्हणजे केवळ ग्लुकोजचं प्रमाण वाढलं म्हणून रॉसची निर्मिती वाढत नाही; तर आधी मायटोकॉंड्रियामध्ये दोष निर्माण झालेले असतील तरच प्रमाण वाढतं.

ही कारणमीमांसा तर्कशुद्ध आणि प्रयोगांवर आधारलेली आहे. आक्रमकता, साहस यांसारख्या वर्तनसत्त्वांच्या अभावामुळे सेक्स आणि आक्रमकतेची संप्रेरकं आणि पेशीसुधा कमी होतात. त्यामुळे मायटोकॉंड्रियामध्ये दोष उत्पन्न होतात. असं

असेल तरच ग्लुकोज जाळताना रॉसची अतिरिक्त निर्मिती होते. टेस्टोस्टेरोनसारख्या संप्रेराकांची आणि पेशीसुधांची निर्मिती नेहमीसारखीच असेल तर केवळ ग्लुकोज वाढलं म्हणून रॉस वाढेल हे संभवत नाही.

दुसऱ्या बाजूला त्वचेची टोच-बोच आणि आक्रमकता, साहस यांसारख्या गोष्टींमुळे प्रतिरॉसची निर्मितीही वाढते. थोडक्यात, योग्य ती वर्तनसत्त्वं असतील तर ऑक्सिताण ही काळजी करण्यासारखी गोष्टच राहत नाही.

मधुमेहाच्या दुष्परिणामांची कारणं

मधुमेहामध्ये ऑक्सिताण वाढलेला दिसतो आणि त्याचा मधुमेहाच्या दुष्परिणामांशी कारणसंबंध असावा, अशा संशयावरून ऑक्सिताण कमी करणारी अनेक औषधं निर्माण केली गेली. १९८०-९०च्या दशकात अनेक वैद्यकीय चाचण्या करण्यात आल्या.[९] पण त्यांचा काहीच परिणाम दिसला नाही. म्हणजे ऑक्सिताण हे मधुमेहाच्या दुष्परिणामांचं एकमेव किंवा प्रधान कारण असावं असं तरी दिसत नाही.

वर्तनसत्त्वाच्या लगोलग दिसणाऱ्या परिणामांमध्ये पेशीसुधांची अभिव्यक्ती हा खूप मोठा घटक असल्याचं आपण पाहिलं. शरीरातल्या जवळपास प्रत्येक गोष्टींच्या नियंत्रणात आणि समन्वयात पेशीसुधांचा वाटा खूप मोठा आहे. त्यावर खूप अभ्यास झाला आहे, होत आहे, अजून बाकीही आहे. पेशीसुधा तयार होण्याचं नियंत्रण कोण करतं, यावर मात्र खूपच कमी काम झालं आहे. जे आहे त्यावरून असं दिसतं की, त्यामध्ये वर्तन आणि मानसिक अवस्थांचा सर्वांत मोठा वाटा आहे. आक्रमकता, साहस, भीती, नैराश्य अशा अनेक भावनांनी पेशीसुधांची अभिव्यक्ती बदलत असते.

शारीरिक आणि मानसिक क्रियांमध्ये अनेक दुवे आहेत. मज्जासंस्था आहेच, इतर अनेक संप्रेरकं आहेतच. पण अधिकाधिक संशोधनाबरोबर पेशीसुधांचा वाटा अधिकाधिक उजेडात येत आहे. भावना आणि पेशीसुधांची निर्मिती यांचा संबंध दाखवणारे अनेक प्रयोग उंदरांवर आणि माणसांवरही झाले आहेत.[१०] वर्तनसत्त्वं आणि मधुमेहाचा संबंध बऱ्याच अंशी पेशीसुधांमुळे असतो, याच्या पुराव्याची ही झाली एक बाजू! दुसरीकडे मधुमेहात अनेक प्रकारच्या पेशीसुधांची पातळी मोठ्या प्रमाणावर बदललेली दिसते, याचीही आकडेवारी आहे.[११] तिसरी बाजू म्हणजे, पेशीसुधांची मधुमेहातील भूमिका दाखवणारे अनेक प्रयोग केवळ विस्मयकारक आहेत.

२०१६मध्ये प्रसिद्ध झालेल्या एका प्रयोगात लठ्ठ आणि मधुमेही उंदरांच्या मेंदूच्या विशिष्ट भागात FGF1 (Fibroblast Growth Factor 1) नावाच्या पेशीसुधेचं एकच इंजेक्शन दिल्यावर त्यांच्यातील साखर पूर्णपणे नियंत्रणात आली आणि तीही कायमची![१२] आता याला मधुमेह बरा झाला असं म्हणायचं की नाही, हा वादाचा विषय होऊ शकेल. पण FGFच्या एका इंजेक्शननं केलेल्या कामगिरीची तुलना मधुमेहावरच्या आजपर्यंतच्या कुठल्याही औषधाशी होऊ शकतच नाही. मधुमेहाच्या बाबतीत एका डोसमध्ये रक्तातील साखर कायमची मूळ पदावर आली, असं आजपर्यंत कधीच झालं नव्हतं. अर्थात, उंदरामध्ये झालं ते लगेच माणसामध्ये होऊ शकेल, असं नाही. उंदरांमध्येही असं का झालं, त्यामागची कारणं बारकाव्यासहित अजूनपर्यंत कळलेली नाहीत. पण, हा प्रयोगही मधुमेहामधलं पेशीसुधांचं महत्त्व अधोरेखित करणारी एक ठळक ऐतिहासिक घटना आहे.

इन्सुलिन तयार करणाऱ्या बीटा पेशींना स्वतःच्या आरोग्यासाठी आणि वाढीसाठी अनेक प्रकारच्या पेशीसुधांची आवश्यकता असते. पेशीसुधाच नाहीत तर जखम भरून येण्याच्या प्रक्रियेत जी रसायनं लागतात, जवळपास तीच सगळी बीटा पेशींच्या पुनरुत्पत्तीसाठीही लागतात.[१३] यावरून असा तर्क करू शकू की, त्वचेची टोच-बोच गायब होते आणि साहस, आक्रमकताही आपल्या जीवनातून नाहीशी होते, तेव्हा जखमा बऱ्या होण्याची यंत्रणा जशी कमी होऊ लागते, तशी बीटा पेशींच्या आरोग्याची स्थितीही खंगत जाणं शक्य असते. ही गोष्ट अजून पक्क्या प्रयोगांनी सिद्ध केलेली नाही. पेशीसुधांचं बीटा पेशींसाठी आणि पर्यायानं इन्सुलिनसाठी असलेलं महत्त्व मात्र निर्विवादपणे दाखवलं गेलं आहे. इन्सुलिनचा प्रभाव राखण्यातही काही पेशीसुधांचा हात आहे, असंही दाखवलं गेलं आहे.[१४]

जखमा बऱ्या होण्यात पेशीसुधांना तर त्यांच्या नावाप्रमाणेच अमृताएवढं महत्त्व! जखमा बऱ्या होताना तिथल्या मेलेल्या पेशींची जागा घेण्यासाठी नवीन पेशी बनवाव्या लागतात. त्यासाठी मूळ पेशींपासून नव्यानं सुरुवात करावी लागते. ही सगळी प्रक्रिया पेशीसुधांच्या नियंत्रणाखालीच असते. मूळपेशींचं आरोग्यही त्यांच्या कृपेनंच राखलं जातं. चेतापेशी आणि मज्जातंतूना आपली कार्यक्षमता राखण्यासाठी NGF, BDNF (Brain Derived Neurotrophic Factor) अशा काही विशिष्ट पेशीसुधांचीच गरज असते.[१५] त्या कमी पडल्या तर या पेशींचं हळूहळू खच्चीकरण सुरू होतं. असं होणं तर फारच वाईट! कारण या पेशींमध्ये पुनरुज्जीवनाची शक्यता शून्यवत असते.

मधुमेहात मज्जासंस्थेच्या अनेक भागांचा ऱ्हास होत असतो. आणि तो एकदा होऊ लागला की त्याला उलट फिरवता येत नाही. शरीरातल्या आणि विशेषत: पायातल्या मज्जातंतूंचा ऱ्हास मधुमेहाच्या दुष्परिणामांमध्ये वारंवार दिसून येणारा आहे.[१६] आणि त्यामागे मज्जातंतूंच्या वाढीसाठी, देखभालीसाठी लागणारा अनेक प्रकारचा आधार कमी पडणं हे आहे.

रक्तवाहिन्यांचं जाळं उभारणं

याहूनही जास्त महत्त्वाची अशी एक भूमिका पेशीसुधांकडे असते; ती म्हणजे रक्तवाहिन्यांचं जाळं उभारणं आणि देखभाल! मधुमेह समजून घेण्यातला हा सर्वांत महत्त्वाचा दुवा म्हणता येईल. एके काळी मधुमेहाच्या सगळ्याच दुष्परिणामांचं वर्गीकरण छोट्या रक्तवाहिन्यांचे दोष आणि मोठ्या रक्तवाहिन्यांचे दोष या दोनच वर्गांमध्ये केलं जायचं. पहिल्यामध्ये मूत्रपिंड, डोळे आणि मज्जातंतूंवर दिसणारे दुष्परिणाम आणि दुसऱ्यामध्ये प्रामुख्याने हृदयरोग!

म्हणजे मधुमेहाच्या सगळ्या दुष्परिणामांमागे रक्तवाहिन्यांमधली वैगुण्यं कारणीभूत आहेत हे स्पष्ट होतं. परंतु वाढलेल्या साखरेमुळे रक्तवाहिन्यांमध्ये ही वैगुण्यं निर्माण होतात, अशी कारणमीमांसा केलेली दिसून येते. म्हणजेच रक्तवाहिन्यांमधली वैगुण्यं ही मधुमेहाला कारण नसून त्याचा एक परिणाम आहे, अशी समजूत होती. आता हा संबंध उलटा असल्याचं दिसून येत आहे. कारण रक्तवाहिन्यांमधले बदल साखर वाढायच्या आधीच दिसायला सुरुवात झालेली असते.[१६]

वर्तनसत्त्वाच्या थिअरीची कारणमीमांसा वेगळी आहे. रक्तवाहिन्यांची वाढ अनेक प्रकारच्या संदेश-रेणूंवर अवलंबून असते. यामागेसुद्धा उत्क्रांतीनं दिलेलं बचतीचं तत्त्व आहे. आईच्या पोटात असल्यापासून जसजशी शरीराची वाढ होत जाते तसतशी रक्तवाहिन्यांचीही वाढ होत जाते. त्या वेळेला तर वाढीसाठी लागणारी सर्व रसायनं आणि पेशी त्यांना उपलब्ध करून दिल्या जातातच.

एकदा शरीराची वाढ पूर्ण झाली की नवीन रक्तवाहिन्या तयार करण्याची आवश्यकता संपते का? तर, नाही असंच म्हणावं लागेल. लहानमोठ्या जखमा होतात तेव्हा तुटलेल्या रक्तवाहिन्या परत नव्याने तयार कराव्या लागतात.

त्याखेरीज अगदी छोट्या केशवाहिन्याही कायमच्या असत नाहीत. त्या अधूनमधून नवीन तयार होत राहतात आणि मग जुन्या मोडीत काढल्या जातात.

या संरचनेत शरीरानं किती गुंतवणूक करावी? तर, आवश्यक आहे तेवढीच! या बचतीच्या तत्त्वाप्रमाणे ज्या जीवनशैलीमध्ये लहानसहान जखमा वारंवार होत राहतात, त्यात या यंत्रणा कायम सजग राहतात. मारामारी, आक्रमकता, साहस, शारीरिक इजेचा धोका मेंदूला जाणवतो तेव्हासुद्धा मेंदू रक्तवाहिन्या परत बांधण्याची यंत्रणा तयार ठेवण्याच्या सूचना देतो. या सूचना मज्जातंतूंबरोबरच इतर अनेक संप्रेरकं आणि पेशीसुद्धा यांच्यामार्फत दिल्या जातात. पण शरीराला जराही तोशीस लागू न देणाऱ्या बैठ्या जीवनशैलीमध्ये जखमा होण्याची फारशी संभाव्यताही मेंदूला दिसत नाही. त्यामुळे मेंदूकडून या सूचना जात नाहीत. परिणामतः रक्तवाहिन्यांचा रखरखाव खूपच कमजोर पडत जातो. न वापरली जाणारी यंत्रं गंजू लागतात, तसं काहीसं होऊ लागतं.

रक्तवाहिन्यांची संरचना आणि देखभाल यंत्रणा खूप गुंतागुंतीची असते.[१७] त्यामध्ये जशा अनेक प्रकारच्या संदेश-रेणूंचा सहभाग असतो तसा अनेक प्रकारच्या पोषकद्रव्यांचा, अनेक प्रकारच्या पेशींचाही! त्यात पांढऱ्या पेशींची एक मोठी जात अनेक कारणांमुळे खूप महत्त्वाची आहे. तिला 'मॅक्रोफेज' (Macrophage) म्हणतात. नवीन छोट्या रक्तवाहिन्यांच्या बांधकामाला सुरुवात करताना त्यात यांची महत्त्वाची भूमिका असते.[१८]

बदललेल्या जीवनशैलीमध्ये रक्तवाहिन्यांची शरीराच्या वेगवेगळ्या भागातील संख्याही बदललेली असते. त्यामुळे आता दुबळ्या झालेल्या यंत्रणा सगळीकडे सारखाच परिणाम दाखवतात असं नाही. दुसरं म्हणजे न वापरल्यामुळे यंत्रणा खच्ची होऊ लागते, तेव्हा तिचे सगळे भाग सगळीकडे सारख्याच प्रमाणात खराब होतात असंही नाही. त्यामुळे रक्तवाहिन्यांमध्ये अनेक प्रकारची वैगुण्यं निर्माण होत असली तरी त्यात बरीच असमानता असू शकते. अंशतः या एका कारणामुळे आणि दुसऱ्या संभाव्य कारणामुळे, मधुमेहात रक्तवाहिन्यांची वैगुण्यं सर्वत्र दिसत असतात. वेगवेगळ्या अवयवांमध्ये त्यांचं स्वरूप वेगळं आणि परस्परविरोधीही असतं.

काही ठिकाणी रक्तवाहिन्या, विशेषतः केशवाहिन्यांचं जाळं खूपच विरळ आणि अपुरं असतं, तर काही ठिकाणी नको इतक्या वाहिन्या तयार होतात; पण त्या सदोष असतात.

चरबीपेशी व रक्तवाहिन्या

चरबीपेशींची वागणूक आणि रक्तवाहिन्यांचा संबंध मजेशीर आहे. चरबीचे ढोबळ मानाने गोरी चरबी (White Fat - White Adipose Tissue) आणि सावळी चरबी (Brown Fat - Brown Adipose Tissue) दोन प्रकार शरीरात दिसतात. त्यांचे रंग वेगळे असण्याची दोन मुख्य कारणं आहेत. एक म्हणजे रक्तवाहिन्यांचं जाळं आणि दुसरं मायटोकाँड्रियाची संख्या.[१९] या दोन्ही गोष्टी जास्त असल्यामुळे सावळी चरबी गडद रंगाची दिसते, तर गोरी चरबी पांढरी. त्यांपैकी गोरी चरबी आरोग्याला वाईट समजली जाते, तर सावळी चांगली! साहस, धोका यांसारख्या भावनांनी चरबीमधल्या रक्तवाहिन्या आणि मायटोकाँड्रियासुद्धा वाढतात. याउलट, बैठ्या शहरी जीवनशैलीत त्या कमी होतात. पण गोष्ट इथंच थांबत नाही.

निसर्गतः माणसाच्या शरीरात ऊर्जा नियंत्रणाच्या अनेकविध यंत्रणा आहेत. त्यांपैकी मेंदूतून काम करणारी लेप्टिन-कार्ट ही यंत्रणा आपण आधी पाहिली आहे. मेंदूचा संबंध न येता काम करणारीही एक यंत्रणा चरबी-घरातूनच सुरू होते. चरबीपेशी ऑडिपोनेक्टिन (Adiponectin) नावाचं एक संप्रेरक मोठ्या प्रमाणावर तयार करतात. हा रेणूही माणसानं किती खावं त्यावर नियंत्रण आणण्याचं काम करत असतो. म्हणजे चरबी जास्त असेल तर जास्त ऑडिपोनेक्टिन तयार होऊन ते भूक कमी करेल. परिणामी, आणखी चरबी न साठता आहे ती वापरली जाईल.

चरबीपेशींना ऑडिपोनेक्टिन तयार करण्यासाठी दोन गोष्टींची गरज भासते. एक म्हणजे FGF[२०] आणि दुसरं रक्तवाहिन्यांचं पुरेसं जाळं आणि त्यातून मिळणारा प्राणवायू.[२१] या दोन गोष्टी कमी पडल्या तर चरबीपेशी ऑडिपोनेक्टिन पुरेशा प्रमाणात तयार करू शकत नाहीत. त्यामुळे ऊर्जेचं संतुलन बिघडून लठ्ठपणा आणखीन वाढतो. हेच रक्तवाहिन्या पुरेशा असत्या आणि FGFसुद्धा पुरेसं असतं, तर ऑडिपोनेक्टिनचं योग्य प्रमाण राखलं गेलं असतं. मग लठ्ठपणा वाढलाच नसता. थोडक्यात, रक्तवाहिन्यांमधला दोष हे लठ्ठपणाचं कारण आहे, परिणाम नव्हे.

मधुमेहाच्या पाठ्यपुस्तकी थिअरीनं ही कारणमीमांसा उलटी करण्याचा प्रयत्न केला आहे. लठ्ठपणामुळे इन्सुलिन-ग्लुकोजमध्ये समस्या, आणि वाढलेल्या ग्लुकोजमुळे रक्तवाहिन्यांमध्ये समस्या असं मानलं गेलं आहे. मात्र, याच्या पुष्टीसाठी प्रयोग आणि पुरावे नाहीत. लठ्ठपणामुळे इन्सुलिन-विरोध कसा निर्माण होतो, त्याचा मार्ग नक्की सापडलेला नाही. इन्सुलिन-विरोधामुळे किंवा वाढलेल्या ग्लुकोजमुळे रक्तवाहिन्या नक्की कशा खराब होतात, हेही नीट माहीत नाही.

याउलट, वर्तनसत्त्वाच्या थिअरीमधल्या अनेक पायऱ्या या प्रयोगांनी दाखवल्या गेल्या आहेत. ॲडिपोनेक्टिनचं कार्य, लठ्ठपणामध्ये चरबी-घरातल्या रक्तवाहिन्या कमी होणं, हे दाखवलं आहे. ॲडिपोनेक्टिन तयार होण्यासाठी रक्तपुरवठ्याची आणि FGFची गरज असते, हेही स्पष्ट केलं आहे. त्यामुळे रक्तवाहिन्यांमधले दोष लठ्ठपणाला कारणीभूत आहेत, या कारणमीमांसेला भक्कम आधार आहे. अर्थात, वर्तनसत्त्वांचा पुरवठा योग्य प्रकारे होऊन रक्तवाहिन्या बळकट राहिल्या तर लठ्ठपणा संभवत नाही, हे ओघानं आलंच!

डोळ्यांवरील परिणाम

डोळ्यांमधील रेटिना म्हणजे डोळ्यांच्या पडद्यामध्ये जिथं प्रतिमा तयार होते, त्यामध्ये एरवी रक्तवाहिन्या नसतात. कारण रंगीत रक्त वाहून नेणाऱ्या रक्तवाहिन्या प्रतिमा तयार होण्यात अडथळा निर्माण करतात. इथल्या पेशींना पोषकद्रव्यं आणि प्राणवायूचा पुरवठा कसा होतो? तर, कडेच्या पेशी बाहेरच्या रक्तवाहिन्यांकडून ते घेतात आणि एका पेशीकडून दुसऱ्या पेशीकडे हळूहळू वाहत-वाहत ते सगळ्या पेशींना पोहोचतात. यात रेटिनाच्या पेशींचा एकमेकांमधला निकटचा स्पर्श महत्त्वाचा असतो. तो या पेशींचा आकार नीट राहण्यावर अवलंबून असतो. या पेशींच्या नेहमीच्या व्यवहारासाठीही पेशीसुधा महत्त्वाच्या असतातच. त्याची कमतरता निर्माण झाली तर पेशींमध्ये किंचित अंतर पडू शकतं. तसं झालं तर प्राणवायू पोहोचण्यात अडथळे येतात.

शरीरात कुठंही प्राणवायू कमी पडला तर रक्तवाहिन्यांनी तिथं घुसखोरी करायची, अशी एक प्रतिक्रिया आपल्यात उत्क्रांत झाली आहे. तीच इथं काम करते. नव्या रक्तवाहिन्या इथं घुसू लागतात. परंतु रक्तवाहिन्या तयार करण्याची यंत्रणा सदोष असल्यामुळे या घुसलेल्या वाहिन्या वैगुण्यपूर्ण असतात. त्या दृष्टीला अडथळा निर्माण करतात.[२२] असं करता-करता दृष्टी संपूर्णपणे जाऊही शकते. फक्त रक्तातील साखर कमी करून ती वाचवता येत नाही.

मधुमेहाच्या दृष्टीवरल्या दुष्परिणामाची ही कारणमीमांसा अजून तपासून पाहिली गेलेली नाही. पण, साखर वाढल्यामुळे रक्तवाहिन्या वाढतात, यालाही काही सुसंगत तर्क किंवा प्रत्यक्ष पुरावा नाही. सध्यातरी ही दृष्टिदोषाची गोष्ट अंधारातच आहे, असं आपण म्हणू!

मूत्रपिंडावरील परिणाम

मधुमेहाची मूत्रपिंडावर दिसणाऱ्या दुष्परिणामामागची कारणमीमांसासुद्धा अजून धूसर आहे. पण इथंसुद्धा रक्तवाहिन्यांचं अतिरिक्त आणि सदोष जाळं निर्माण होतं, हे स्पष्ट आहे.[२३] म्हणजे काही ठिकाणी रक्तवाहिन्या कमी पडण्याची समस्या, तर काही ठिकाणी अतिरिक्त होण्याची समस्या, असा हा विचित्र खेळ आहे. याची समाधानकारक कारणमीमांसा अद्याप कुणालाच सापडलेली नाही. पण या ना त्या प्रकारे सदोष रक्तवाहिन्याच मधुमेहाच्या दुष्परिणामांच्या मागे आहेत, यामध्ये तरी काही शंका नाही.

अलीकडचे अभ्यास असं दाखवतात की, रक्तवाहिन्यांमधले दोष साखर वाढण्याच्या बरेच आधी निर्माण होऊ लागलेले असतात. म्हणून साखर वाढल्यामुळे रक्तवाहिन्यांमध्ये दोष उत्पन्न होतात, हे म्हणणं बरोबर नाही. अर्थात, रक्तातील साखर नियंत्रणात आणून ते दूर होतील, अशी अपेक्षा करणंही योग्य नाही.

जखम भरून न येण्याची कारणं

मधुमेहींच्या जखमा लवकर बऱ्या होत नाहीत, हे पूर्वीपासून माहीत आहे. पूर्वी अशी समजूत होती की, रक्तातील वाढलेली साखर जखम बरी होण्यात अडथळे निर्माण करते. पण हे खरं दिसत नाही. जखमा बऱ्या होण्यासाठी काही पारंपरिक वैद्यकीय पद्धतीत मधाचा वापर केला जातो. यावर पद्धतशीर प्रयोग आणि वैद्यकीय चाचण्याही झाल्या आहेत. त्यातून जखमा बऱ्या होण्यात मधाचा फायदा होत असल्याचं दिसून आलं आहे. मध म्हणजे ७० टक्के साखर होय. जखमेवर थेट मध लावल्यामुळे जखम भरायला मदतच होत असेल तर साखरेमुळे जखम भरण्यात व्यत्यय येतो, असं म्हणण्यात काही अर्थ नाही.[२४]

> मधुमेहात जखम भरण्यात जो व्यत्यय असतो तो साखरेचा नसून, जखम भरण्याच्या यंत्रणेमधील अनेक घटकांच्या अभावामुळे असतो. यात जखमेच्या आजूबाजूला त्वरित उपलब्ध असणाऱ्या पांढऱ्या पेशींची कमतरता, पेशीसुधांच्या अनेक प्रकारांची कमतरता, मूळपेशींची कमतरता, बदललेली दाह-प्रक्रिया अशा अनेक गोष्टींचा हात असतो. जखम भरून येण्याची यंत्रणा नेहमी न वापरल्यामुळे निकामी होऊ लागलेली असते. फक्त साखर कमी करण्यानं ती पूर्ववत होते, असं दिसत नाही.

जखमा होतात तेव्हा रक्तस्राव होतो. गेलेलं रक्त परत तयार करावं लागतं. ही रक्त परत निर्माण होण्याची यंत्रणासुद्धा वर्तनसत्त्वांच्या नियंत्रणाखाली असते. रक्तातील हिमोग्लोबिन बनण्यासाठी नुसता लोहाचा पुरवठा असून चालत नाही. एरिथ्रोपोइटिन (Erythropoietin) नावाचं एक संप्रेरक लागतं. आक्रमकता, साहस यांसारख्या वर्तनांनी त्याची निर्मिती वाढते. ते नसेल तर लोह आणि जीवनसत्त्वं असूनही रक्त तयार होण्याची प्रक्रिया रखडते.

हृदयरोगाचं प्रमाण जास्त ?

मधुमेहींमध्ये कधीकधी एक प्रकारचा रक्तक्षय आढळतो.[२५] तो काही लोहाच्या किंवा बी-१२ जीवनसत्त्वाच्या अभावी होत नसतो. अनेकदा मधुमेहींच्या काही प्रकारच्या पेशींमध्ये अतिरिक्त लोहाचे साठे दिसतात.[२६] तरीही, रक्त कमी असतं. याचं कारण एरिथ्रोपोइटिन हा रक्ताचा प्रेरक कमी असतो. एरिथ्रोपोइटिनचा सहभाग रक्तवाहिन्या तयार करण्यातही आहे आणि याची कमतरता निर्माण झाली तर रक्तवाहिन्यांही सदोष होतात.[२७]

रक्ताप्रमाणेच हाडांच्या बळकटीला लागणारी संप्रेरकं वर्तनसत्त्वांच्या प्रभावाखाली व्यक्त होतात. हाडावर पडणारा ताण आणि दणके ही ती वर्तनसत्त्वं. हाडांच्या बळकटीचा इन्सुलिन-विरोधाशी प्रत्यक्ष संबंध दाखवला गेला आहे. ऑस्टिओकॅल्सिन (Osteocalcin) नावाचं एक संप्रेरक हा हाडांच्या बळकटीचा निवेदक रेणू आहे. ऑस्टिओकॅल्सिनमुळे इन्सुलिन-विरोध कमी होतो.[२८] ऑस्टिओकॅल्सिनमुळे रक्तवाहिन्या बनवण्याच्या प्रक्रियेलाही चालना मिळते.[२९] मधुमेहाला संपूर्ण बरे करण्याची क्षमता एकट्या ऑस्टिओकॅल्सिनमध्ये असू शकते, अशी शक्यता एका अभ्यासानं व्यक्त केली आहे. पण यावर अजून प्रत्यक्ष प्रयोगाची मोहर उठायची आहे.

मधुमेहींमध्ये हृदयरोगाचं प्रमाण बरंच जास्त असतं. या हृदयरोगांमागंही रक्तवाहिन्यांची समस्याच मुख्य आहे. हृदयाच्या स्नायूंना स्वतःला रक्तपुरवठ्याची गरज असतेच आणि त्यांना रक्तपुरवठा करणाऱ्या रोहिण्या असतात. या रोहिणीमध्ये गाठ निर्माण झाली तर हृदयाच्या काही भागाचा रक्तपुरवठा एकदम बंदच पडू शकतो. हृदयरोगाचं हे सर्वांत महत्त्वाचं कारण आहे. या गाठीची सुरुवात रोहिणीच्या भिंतीमध्ये कोलेस्टेरॉल साचल्यामुळे होते, असं म्हटलं जातं. मग हे कोलेस्टेरॉल गिळायला तिथं पांढऱ्या पेशी येतात. त्यामुळे गाठ आणखी मोठी होऊन त्यातून एक साखळीक्रिया सुरू होते. सरतेशेवटी, ही गाठ मोठीच समस्या होऊन बसते.

कोलेस्टेरॉलपासून सुरुवात होत असल्यामुळे रक्तात जितकं कोलेस्टेरॉल जास्त तितकी या गाठी तयार होण्याची संभाव्यता जास्त असणार, असा तर्क केला गेला. म्हणून कोलेस्टेरॉलला दोषी मानलं गेलं आहे. रोहिणीच्या गाठीमध्ये कोलेस्टेरॉल सापडतं, ही गोष्ट खरी आहे. पण कोलेस्टेरॉल तिथं साचण्याआधीच रोहिण्यांच्या भिंतीमध्ये काही बदल व्हायला सुरुवात झालेली असते. या भिंतींचा लवचीकपणा कमी होतो, जाडी वाढू लागते, पांढऱ्या पेशींचा अड्डा तिथं आधीच जमा व्हायला लागलेला असतो. कोलेस्टेरॉलमुळे पांढऱ्या पेशी तिथं येत नाहीत, तर आधीच जमलेल्या पांढऱ्या पेशी कोलेस्टेरॉल गोळा करू लागतात, असे काही अभ्यास दाखवतात.[३०] असं का होतं आणि ते मधुमेहातच का होतं, हा मुख्य प्रश्न आहे.

वर्तनसत्त्वाची थिअरी

वर्तनसत्त्वाच्या थिअरीची मांडणी अशी आहे की, रक्तवाहिन्यांची देखभाल यंत्रणा सदोष असण्याचा हा परिणाम आहे. एक तर बैठ्या जीवनशैलीत पांढऱ्या पेशी रक्तवाहिन्यांमधून बाहेर पडण्याचं प्रमाण कमी होतं, हे आपण पाहिलं. त्यामुळे त्यांनी रक्तवाहिन्यांमध्ये बसून राहण्याचं प्रमाण वाढतं. रक्तवाहिन्यांच्या भिंतींच्या देखभालमध्येच खरं तर पांढऱ्या पेशींची महत्त्वाची भूमिका आहे. ही यंत्रणा खराब असल्यामुळे कामं तुंबून राहत असावीत. त्याहून महत्त्वाचं म्हणजे रक्तवाहिन्यांमध्ये या ना त्या प्रकारचा दोष निर्माण होणं, ही खरं तर नेहमीचीच गोष्ट आहे. पण असं काही झालं तर लगेच पर्यायी व्यवस्था निर्माण करण्याची यंत्रणाही शरीरात असते.

उदाहरणार्थ, समजा, एक छोटी वाहिनी काही कारणानं तुंबलीच तर लगेच त्याला पर्यायी (बायपास) दुसरी तयार केली जाते. अल्पावधीतच तिथून रक्तप्रवाह सुरूही होतो. मग ही खराब वाहिनी यथावकाश मोडीत काढली जाते. आज आपण हृदयरोगाच्या ज्या समस्या पाहतो त्यात ही पर्यायी वाहिनी तयारच होत नाही, ही सर्वात मोठी चिंतेची बाब आहे.[३१] रोहिण्यांमध्ये नुसत्या गाठी होणं, हे हृदयरोगाच्या मुळाशी नाही, तर गाठ झाल्यावर त्यावर उपाय करणाऱ्या नैसर्गिक यंत्रणा काम करेनाशा होणं, हे आहे. ही यंत्रणा कोलमडण्याचं कारण त्यांना लागणाऱ्या योग्य पेशीसुधा, संप्रेरकं, इतर घटकांचा अभाव आणि वर्तनसत्त्वांची कमतरता हे आहे.

रक्तवाहिन्यांचे दोष मेंदूमध्येही असतात आणि त्याचे परिणाम तर विस्मयकारकच आहेत. मेंदूचा अभ्यास करणं ही गोष्ट मुळातच अवघड आहे. मधुमेहात स्नायू, त्वचा आणि इतर अवयवांमधलं केशवाहिन्यांचं जाळं विरळ होतं,

हे खूप पूर्वींच निदर्शनाला आलं होतं. पण मेंदूतील जाळ्याचं काय होतं, हे कुणी पाहण्याच्या भानगडीत पडलं नव्हतं. मात्र, अलीकडे याच्यात बदल झाला आहे.

रक्तातून पोषकद्रव्यं बाहेर पडून पेशींना मिळत असतात. केशवाहिन्यांचं जाळं विरळ असेल तर ही पोषकद्रव्यं बाहेर पडण्याचा वेग अर्थातच कमी पडतो. मेंदूमध्ये रक्ताच्या वाहण्याचा वेग आणि रक्तातून ग्लुकोज बाहेर पडण्याचा वेग निरोगी माणसापेक्षा मधुमेहींमध्ये बराच कमी असतो, असं आता काही आधुनिक तंत्रज्ञानाच्या साहाय्यानं दाखवलं गेलं आहे.[३२] एवढंच नव्हे; तर रक्तातील साखर वाढायच्या आधीच हा वेग कमी व्हायला सुरुवात झालेली असते. प्रयोगांनी हा वेग कमी केला तर मधुमेहाची सगळी लक्षणं दिसू लागतात.

मेंदूमधील रक्तवाहिन्यांचं जाळं विरळ

आज तंत्रज्ञानाच्या अनेक प्रकारांनी जिवंत मेंदूच्या वेगवेगळ्या प्रकारच्या प्रतिमा घेता येतात. त्यांपैकी एका प्रकारामध्ये मधुमेही तसेच उच्च रक्तदाब आणि इतर काही आजार असलेल्या लोकांमध्ये, तसेच अतिवृद्धापकाळातही मेंदूच्या काही भागांची प्रतिमा कोरीच राहते, असं दिसून आलं. अशा कोऱ्या जागा तयार होतात त्या रक्तवाहिन्यांची कमतरता असल्याने![३३] म्हणजे मधुमेह आणि उच्च रक्तदाब यात मेंदूमध्ये रक्तवाहिन्यांचं जाळं विरळ होतं किंवा सदोष होतं, याचा बराच पुरावा आज आपल्याकडे आहे.

मेंदू हा शरीरातला सर्वांत महत्त्वाचा अवयव आहे. त्यालाच पोषण कमी पडून कसं चालेल? काहीही करून पोषण पुरेसं मिळालंच पाहिजे. शरीरातल्या अनेक प्रक्रियांचं नियंत्रण मेंदूकडे असलं तरी सगळ्यांचं नाही. त्यामुळे ज्या गोष्टी करायला सोप्या आहेत, त्या करून मेंदू आपलं पोषण परत नेहमीसारखं करण्याचा प्रयत्न

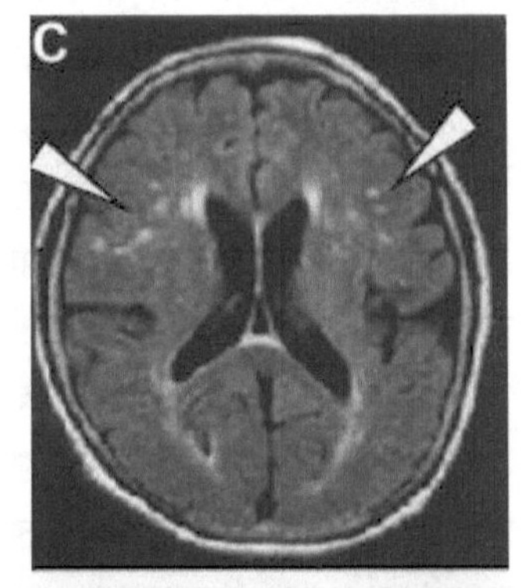

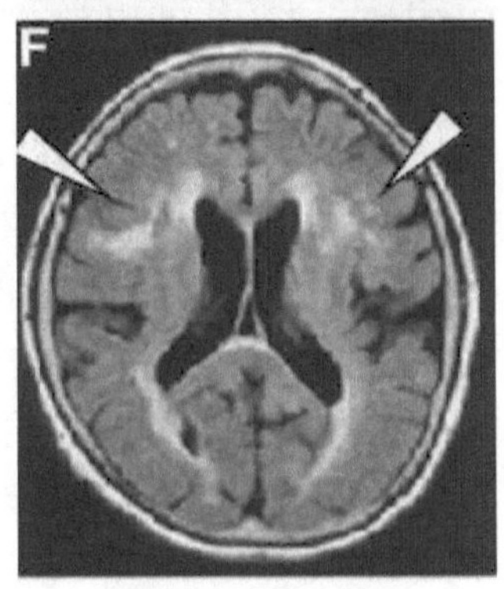

मेंदूमधील रक्तवाहिन्या

करतो. रक्तवाहिन्या कमी झाल्या असतील, पण रक्ताचा दाब वाढवला तर परत एकूण रक्तप्रवाह नेहमीएवढा मिळू शकतो. ग्लुकोजची रक्तवाहिन्यांमधून बाहेर पडण्याची गती कमी झाली असेल तर रक्तातील ग्लुकोजचं प्रमाण वाढवून ती परत पहिल्यासारखी करता येईल. रक्तदाब किंवा रक्तातील ग्लुकोज कमी-जास्त करण्याच्या यंत्रणा मेंदूकडे आहेतच.

हा प्रस्ताव तपासण्याच्या हेतूनं नव्हे, तर अनवधानाने एक प्रयोग केला गेला. कर्करोगावर उपचार शोधण्यासाठी मोठ्या प्रमाणावर संशोधन सुरू आहे. त्यातील एक कल्पना अशी की, कर्करोगाच्या गाठीच्या वाढीसाठी रक्तपुरवठ्याची गरज असते. गाठीमध्ये रक्तवाहिन्याच तयार झाल्या नाहीत तर त्या गाठीला पोषकद्रव्य न मिळाल्यामुळे तिची वाढ होणं थांबेल. अशी युक्ती वापरून पाहण्याचे प्रयोग सुरू झाले.

या प्रयोगांमध्ये असं दिसून आलं की, रक्तवाहिन्यांचं जाळं उभारणारी यंत्रणा थांबवणारी औषधं दिल्यानंतर रक्तदाब एकदम वाढू लागतो.[३४] याचं साधं कारण असं आहे की, गाठीमधल्या रक्तवाहिन्या कमी करण्याच्या नादात आपल्या औषधानं मेंदूतील रक्तवाहिन्याही कमी होऊ लागतात. मग मेंदूला रक्तपुरवठा कमी पडून रक्तदाब वाढतो.

या प्रयोगांमध्ये रक्तातील साखर मात्र वाढली नाही. रक्तामधून बाहेर येऊन मेंदूला ग्लुकोजचा पुरवठा होण्यासाठी नुसत्या रक्तवाहिन्या किती आहेत ते महत्त्वाचं नसून, रक्तवाहिन्यांच्या भिंतीमध्ये बसून ग्लुकोज उचलून बाहेर टाकणारी विशिष्ट प्रथिनंसुद्धा महत्त्वाची आहेत. ग्लुकोजची वाहतूक करणाऱ्या प्रथिनांचा एक वर्ग आहे. त्यात अनेक प्रथिनं सदस्य आहेत. त्यांपैकी काहींचं काम इन्सुलिनवर अवलंबून असतं, काहींचं नसतं. त्यांपैकी रक्तवाहिन्या ते मेंदू अशी वाहतूक करणारे Glut-1 नावाच्या प्रथिनाला इन्सुलिन लागत नाही.[३५] ते किती प्रमाणात असावं यावर मात्र काही प्रकारच्या पेशीसुधांचा प्रभाव असतो. त्यात FGF, EGF, TGF beta-1, HIF-1 या प्रकारच्या पेशीसुधांना खूप महत्त्व आहे.[३६] त्या कमी पडल्या तर Glut-1 कमी पडू शकतं.

मेंदूतील रक्तवाहिन्यांत असं झालं तर मेंदूकडे होणारी ग्लुकोज वाहतूक कमी पडू लागते. मग मेंदूला ग्लुकोजची म्हणजे ऊर्जेची चणचण भासू लागते. ती कमी करण्याचा एकच उपाय मेंदूकडे आहे, तो म्हणजे रक्तातील साखरेचं प्रमाण वाढवणं! जेणेकरून परत पहिल्यासारखा ग्लुकोजचा पुरवठा होत राहील.

प्रत्यक्ष प्रयोगात एका पेशीसुधेचा पुरवठा थांबवून Glut-1ची पातळी कमी केली गेली तर रक्तातील साखर ताबडतोब वाढते.[३७] हे करण्यासाठी मेंदू सिम्पथेटिक मज्जातंतूंमार्फत यकृताला थेट संदेश पाठवतो की, मला अधिक ग्लुकोज हवं आहे. यकृत अधिक ग्लुकोज रक्तात सोडतं. याच्याशी इन्सुलिनचा फारसा संबंध येत नाही. जास्त ग्लुकोज सोडण्यात इन्सुलिनचा अडथळा येऊ लागला तर मात्र स्वादुपिंडाला थेट संदेश पाठवून मेंदू इन्सुलिन कमीही करू शकतो.

थोडक्यात, रक्तवाहिन्यांमधील दोषांमुळे रक्तातील ग्लुकोज वाढतं. ग्लुकोज वाढल्यामुळे रक्तवाहिन्यांमध्ये दोष उत्पन्न होत नाहीत, याचा एक महत्त्वाचा पुरावा उंदरांमधले काही प्रयोग देतात. लठ्ठ आणि मधुमेही उंदरांच्या मेंदूमध्ये FGFच्या एकाच इंजेक्शननं त्यांच्या रक्तातील साखर कायमची कमी झाली! परत तेच इंजेक्शन देण्याची वेळही आली नाही.[३७] याचं कारण FGFच्या प्रभावाखाली रक्तवाहिन्या आणि त्यातील Glut-1 नेहमीसारखं काम करू लागलं. तसेच मेंदूतील ग्लुकोजचं नियंत्रण करणाऱ्या चेतापेशींची यंत्रणा नीट काम करू लागली होती. मग रक्तातील ग्लुकोज हां-हां म्हणता नियंत्रणात आलं. हे करताना इन्सुलिन आणि त्याचा प्रभाव यात कुठंही आणि कसलाही बदल करण्याची गरज भासली नाही.

हे प्रयोग आणि ही कारणमीमांसा जुन्या थिअरीला मुळापासूनच उखडणारी आहे. कारण यात उपाशीपोटी साखर किती असावी, हे ठरवण्यात इन्सुलिनचा काहीच हात नाही. मात्र, जेवणानंतर किती असावी आणि ती किती वेगानं परत मूळपदाला यावी, यावर इन्सुलिनचा प्रभाव असू शकतो.

हृदय, मूत्रपिंड, डोळे आणि इतर अवयवांमध्ये दिसून येणाऱ्या दुष्परिणामांमध्ये ग्लुकोजची फार महत्त्वाची भूमिका नाही. त्यामुळे ग्लुकोजची पातळी खाली आणून दुष्परिणाम टळतील, अशी अपेक्षाच योग्य नाही. मधुमेहाच्या दुष्परिणामांमागच्या प्रक्रिया वेगळ्याच आहेत आणि त्यात ग्लुकोजला फार मोठं स्थान नाही. थोडक्यात, जो खलनायक नव्हताच आणि नाहीच त्याला मारून खलकर्म संपतील कशी?

> 'आग रामेश्वरी बंब सोमेश्वरी' एवढंच या समस्येचं स्वरूप नाही. मेंदूला कमी पडते म्हणून रक्तातील साखर वाढत असेल, तर रक्तातील साखर प्रयत्नपूर्वक नियंत्रित केल्यानं मेंदूला त्याचा तोटाच होणार आहे. रक्तातील साखर वाढणं ही समस्या नसून समस्येवर उपाय करण्याची शरीराची खटपट आहे.

थोडक्यात, रक्तातील साखर कमी करणं म्हणजे शरीरातल्या स्वत:वर उपचार करण्याच्या यंत्रणांमध्ये खोडा घालणं आहे. म्हणून काहीतरी करून रक्तातील साखर कमी करणं हे नुसतं निरुपयोगीच नाही, तर शरीराला आणि मेंदूला घातक असू शकतं. साखर वाढण्यामागचं मूळ कारण दूर करणं वेगळं आणि कशीही करून साखर कमी करणं वेगळं!

आपण केलेल्या मधुमेहावरील उपचारांमुळे मेंदूला साखर कमी पडायला लागते तेव्हा मेंदू काय करतो? तर, कमी साखरेत काम भागवण्याचा प्रयत्न करतो. पण तसं करताना मेंदूच्या अत्यावश्यक कार्यांवर परिणाम होऊ देणं परवडण्यासारखं नसतं. मग मेंदूच्या न लागणाऱ्या किंवा कमी लागणाऱ्या कार्यांत ज्या भागांचा सहभाग असतो, त्यांच्यासाठी असलेली तरतूद थोडी-थोडी कमी करायला सुरुवात होते.

या सगळ्या गोष्टी बैठ्या शहरी जीवनाविषयीच चालल्या आहेत. त्यात आपण कधी झाडावर चढणं, चपळ हालचाली करणं, अवघड अवस्थेत तोल सांभाळणं अशा गोष्टी करतच नाही. त्यामुळे अशा शारीरिक समन्वयासाठी असणाऱ्या मज्जासंस्थेचा वापर आणि त्याला लागणाऱ्या क्षमता त्यांचं पद्धतशीर खच्चीकरण करायला सुरुवात होते. हा दुष्परिणाम आपल्याला फारसा जाणवत नाही. कारण आपण या यंत्रणा वापरणं जवळपास पूर्णपणे सोडूनच दिलेलं असतं. पण हळूहळू या न वापरल्या जाणाऱ्या भागांचा, त्या क्षमता ज्या चेतापेशींमुळे असतात त्यांचाही मृत्यू होऊ लागतो.

मधुमेहामध्ये उत्तरोत्तर मेंदूचा आकार आतून कमी-कमी होत असतो असं दिसून आलेलं आहे.[३८] याला अंशत: पेशीसुधांची आणि अंशत: ग्लुकोजची कमतरता कारणीभूत असते. आधी न वापरलेले भाग कामातून गेल्यामुळे मेंदूमधला एकूण ग्लुकोजचा वापर कमी झाला, तर आहे त्यात भागवून पुढचा ऱ्हास काही काळ तरी टाळला जाऊ शकतो. पण तेवढ्यानं भागलं नाही तर मेंदू आणखी काही उपाय वापरतो. त्यातला एक म्हणजे, ऊर्जेसाठी ग्लुकोजला पर्याय शोधणं. ऊर्जेसाठी मेंदू इतर पेशींसारखी स्निग्धाम्लं वापरू शकत नाही; पण कीटो आम्लं वापरू शकतो. ही नेहमी रक्तात खेळत नसतात.

मेंदूच्या ऊर्जेची गरज ग्लुकोजनं भागत नाही तेव्हा तो यकृताला ही आम्लं तयार करून रक्तात सोडायला सांगतो. ती मिळाली तर मेंदूची गरज तात्पुरती का होईना भागते. दुर्दैवानं रक्तात ही आम्लं दिसणं ही मधुमेहाची पुढची अवस्था समजली जात असल्यामुळे औषधांचा मारा करून रक्तातील त्याची पातळीही खाली आणली जाते.

स्मृतिभ्रंशासारखी लक्षणे

दीर्घ काळ मेंदूला ऊर्जेचा पुरवठा कमी होत राहिला तर मेंदूच्या आवश्यक कार्यामधल्या पेशींचाही मृत्यू होऊ लागतो. मग स्मृतिभ्रंशासारखी लक्षणे दिसू लागतात. यात एक आशादायक शक्यताही आहे. साखर कमी करण्यासाठी जी औषधं वापरतात, त्यांपैकी काही औषधं ग्लुकोजला मध्ये न आणता थेट रक्तवाहिन्यांची ताकद वाढवण्याचं काम करत असतात. खुद्द इन्सुलिनचा रक्तवाहिन्यांवरचा थेट परिणाम चांगला असतो. त्यामुळे मधुमेहाच्या औषधांनी मेंदूवर एकूण परिणाम चांगला होतो का वाईट होतो, हे ठरवणं अवघड आहे.

मधुमेहावरचे आजचे उपचार मेंदूचा हा ऱ्हास थांबवतात की वाढवतात, याचं उत्तर देणं कठीण आहे. मधुमेह आणि अल्झायमर यांसारखे स्मृतिभ्रंशाचे आजार यांचं नातं आहे, यात शंका नाही.[३९] जुन्या मधुमेहींमध्ये हे दिसण्याची शक्यता बरीच जास्त असते. मधुमेहाचे उपचार घेतले आणि साखर नियंत्रणात ठेवली तर त्यांना दूर ठेवता येतं, असा एक पारंपरिक विश्वास आहे.

रक्तातील साखर कमी करण्याच्या नादात मेंदूला साखरेचा तुटवडा पडू लागला तर स्मृतिभ्रंशाची शक्यता वाढते. या शक्यतेला अधिकाधिक संशोधनांचा दुजोरा मिळू लागला आहे.[४०] यासंबंधी वैद्यकीय चाचण्यांचे निकाल उलटसुलट आहेत. काहींमध्ये उपचार घेणाऱ्यांमध्ये स्मृतिभ्रंश होण्याचं प्रमाण कमी झालेलं दिसलं, तर काहींमध्ये वाढलेलं![४१] म्हणजे साखर कमी करण्याच्या उपचाराचा मेंदूवर चांगला परिणाम होतो की वाईट, याबद्दल अजून स्पष्टता नाही.

आता इथं एक प्रश्न उपस्थित होणं साहजिक आहे. ते म्हणजे, मेंदूच्या हातात शरीराची इतकी नियंत्रणं आहेत, तर स्वतःला रक्तपुरवठा कमी पडू लागल्यावर रक्तदाब किंवा रक्तातील ग्लुकोज वाढवण्याचा घातक मार्ग अनुसरण्याचं सोडून मेंदू अधिक चांगल्या रक्तवाहिन्या तयार करण्याचेच आदेश का देत नाही? हा प्रश्न जीवशास्त्र आणि वैद्यकशास्त्र यांतील कारणमीमांसेच्या तत्त्वज्ञानालाच हात घालणारा आहे.

आपल्या शरीराच्या यंत्रणांमध्ये बराच सुज्ञपणा आहे असं एकीकडे ठायीठायी जाणवतं; तर दुसरीकडे रक्तवाहिन्या चांगल्या करण्याचे आदेश देण्याचं सोडून रक्तदाब वाढवण्याचा घातक आदेश मेंदू देतो, हा खुळचटपणाही असतो. एकच व्यवस्था इतकी सुज्ञ आणि त्याच वेळी इतकी खुळचट कशी असू शकते?

आपल्या पूर्वजांच्या सहस्त्रावधी पिढ्यांच्या इतिहासात जी आव्हानं वारंवार झेलण्याचे प्रसंग आले त्या आव्हानांना योग्य ती उत्तरं उत्क्रांतीत सापडतात. जी आव्हानं आपल्या पूर्वजांना कधीच झेलावी लागली नाहीत, त्यांना तोंड देण्यासाठी लागणारा शहाणपणा आपल्या यंत्रणांमध्ये उत्क्रांत झालेलाच नाही.

आदिमानवाच्या आहारात चढउतार होणं ही गोष्ट नेहमीचीच होती. आज आपण चौरस आहार घेतो, तेव्हा तसं नव्हतंच. एखाद्या हंगामात खूप फळं मिळाली तर फक्त फळंच खायची. एखाद्या मोठ्या प्राण्याची शिकार केली तर दोन-तीन दिवस फक्त मांसच खायचं. ज्या हंगामात इतर काही मिळणार नाही, त्या हंगामात साठवलेली धान्य-बिया खायच्या. म्हणजे कधी खूप साखर, कधी प्रथिनंच प्रथिनं. अशा आव्हानांना कसं तोंड द्यायचं, ते आपल्या यंत्रणांना चांगलंच माहीत आहे.

आज बैठ्या जीवनशैलीनं जे आव्हान उभं केलं आहे ते सर्वस्वी नवीन आहे. वर्षानुवर्षं साहस, शारीरिक आक्रमणाची भीती, आक्रमकता, चपळ हालचाली, त्वचेला टोच-बोच, जखमा नाहीत, अशा जीवनशैलीला माणूस हजारो पिढ्यांमध्ये कधीच आजच्यासारखा सामोरा गेलेला नाही. त्यामुळे या नव्या जीवनशैलीनं उभी केलेली आव्हानं कशी पेलायची, हे आपल्या शरीरातल्या आणि मेंदूतल्या सुज्ञतेला माहीतच नाही.

पेशीसुधांची कमतरता निर्माण होऊन रक्तवाहिन्यांचं जाळं विरळ होत जाणं, ही अवस्था आजवरच्या माणसाच्या पूर्वजांनी जवळपास कधीच झेललेली नाही. नव्या आव्हानांना जुन्याच पद्धतींनी तोंड देण्याचा प्रयत्न आपल्या यंत्रणा करत आहेत. आजच्या बहुतेक सगळ्या आरोग्यसमस्या या अशा प्रकारच्या विसंवादामधून उद्भवलेल्या आहेत.

आपली कारणमीमांसा योग्य असल्याचे काही पुरावे आहेत! मधुमेहामध्ये रक्तातील पेशीसुधांच्या पातळ्या बदललेल्या असतात, यावर अभ्यास कमी आहेत. कारण पेशीसुधा मधुमेहाच्या कारणमीमांसेत महत्त्वाच्या आहेत, ही गोष्ट अलीकडेच लक्षात येऊ लागली आहे. काही अभ्यास उपलब्ध आहेत, त्यात अनेक प्रकारच्या पेशीसुधांची अभिव्यक्ती बदललेली निश्चितपणे दिसते. अनेक

प्रकारच्या पेशीसुधांच्या पातळ्या जशा कमी झालेल्या दिसतात तशाच काहींच्या वाढलेल्याही दिसतात.[११] यामागची नियंत्रणव्यवस्था महत्त्वाची आहे आणि त्याचा अभ्यास व्हायला पाहिजे, इकडे आता संशोधकांचं लक्ष गेलं आहे.

रक्तवाहिन्यांमधील दोष साखर वाढण्याच्या आधीपासूनच दिसू लागतात, मज्जासंस्थेच्या ऱ्हासाची काही लक्षणं साखरेची पातळी बदलण्याच्या बऱ्याच आधी दिसू लागलेली असतात, असं अनेक अभ्यास दाखवतात. कार्यकारणभावामध्ये कारण हे कार्याच्या आधी अस्तित्वात असलं पाहिजे, अशी अपेक्षा आहे. त्यानुसार साखर वाढणं हे रक्तवाहिन्या आणि मज्जातंतूंमधल्या दोषाचं कारण नसून परिणाम असला पाहिजे, असं म्हणणं तर्कशुद्ध आहे.

शरीरामधील पांढऱ्या पेशींची बदललेली भूमिका समोर आली आहे. आणखी काही मजेशीर शक्यता आहेत. यांपैकी एक निरीक्षण असं आहे की, स्मृतिभ्रंशाचं प्रमाण वाढू लागतं तेव्हा रक्तातील साखर आपोआप खाली यायला लागते. काही मधुमेहींमध्ये तर रक्तातील साखर कमी करणारी औषधं बंद करावी लागतात. याचं कारण असं की, मेंदूचा प्रमाणाबाहेर ऱ्हास झालेला असतो तेव्हा मेंदूची ग्लुकोजची मागणीही कमी झालेली असते. त्यामुळे रक्तातील साखर जास्त ठेवण्याचं कारण राहत नाही.

याउलट, काही कारणानं मेंदूला जास्त काम करावं लागतं तेव्हा त्याला जास्त साखर लागते. रक्तवाहिन्यांचं जाळं पुरेसं असेल तर मेंदूला हवी तेवढी साखर उचलणं सोपं असतं. ते विरळ किंवा सदोष झालं असेल तर रक्तातील साखर वाढवणं भाग पडतं. रोजच्या ताणापासून मेंदूला आठवडाभर विश्रांती दिली तर काही काळ तरी रक्तातील साखर खाली येऊ शकते. मेंदूच्या ताणात रक्तातील साखर वाढते असं अनेक जण मान्य करतात. पण त्यामागची इतकी साधी-सरळ कारणमीमांसा आपल्या नव्या थिअरीमुळेच शक्य होते.

'सोमोगीची भानगड'

मधुमेही माणसाला इन्सुलिन जास्त दिलं गेलं तर रक्तातील साखर कमी होण्याऐवजी वाढते, असं एक पूर्वीपासून माहीत असलेलं निरीक्षण आहे. ही 'सोमोगीची भानगड' (Somogyi Phenomenon) या नावानं प्रसिद्ध आहे.[४२] यात इन्सुलिन घेतल्यामुळे रक्तातील साखर वाढते. निरोगी माणसामध्येही रक्तातील साखर योग्य प्रमाणापेक्षा धोकादायक होईल इतकी कमी झाली तर त्याला सिम्पथेटिक

मज्जारज्जूंची तीव्र प्रतिक्रिया जाणवते आणि ती यकृताला जास्तीची साखर रक्तात सोडायला भाग पाडते.

मधुमेही माणसात मात्र प्रत्यक्षात रक्तातील साखर सामान्य पातळीपेक्षा खाली न जाताच सोमोगीची भानगड सुरू झालेली पाहायला मिळते. याचंही तर्कशुद्ध कारण नवीन कारणमीमांसेत मिळू शकतं. रक्तातील साखर प्रमाणापेक्षा खाली गेल्यावर जी प्रतिक्रिया येते, ती रक्तातल्या साखरेला नाही तर मेंदूतल्या साखरेला येत असते. मधुमेहात मेंदूतील रक्तवाहिन्या कमी झाल्यावर रक्तातील साखर आणि मेंदूतील साखर यांचं गुणोत्तर बदलतं. त्यामुळे रक्तातील साखर धोकादायकरीत्या खाली गेलेली नसतानाही मेंदूला धोकादायक उणीव जाणवू लागते. त्यामुळे सिम्पथेटिक संस्थेचा प्रकोप सुरू होऊन रक्तातील साखर वाढते.

एक अलीकडचीच घटना, रक्तातील साखर कमी करण्यासाठी वेड्यासारखा खटाटोप सुरू आहे, त्यात एक नवीन पिढीचं औषध गाजावाजा करत बाजारात आलं आहे. रक्तातील साखर जशी वाढते तशी एका पातळीच्या वर गेल्यावर ती मूत्रातून बाहेर पडू लागते. रक्तातील साखर किती वाढली की ती मूत्रातून बाहेर पडते, त्याची पातळी ठरलेली असते. पण अनेक अभ्यास असं दाखवतात की, टाईप-२ च्या मधुमेहात ही पातळी आणखी वर सरकलेली असते.[४३] ही गोष्ट खूपच तर्कसंगत आहे.

स्वतःला ग्लुकोजचा पुरेसा पुरवठा व्हावा म्हणून मेंदू रक्तातील साखर वाढवत असेल तर वाढलेली साखर मूत्रातून वाहून जाऊ देणं ही घोडचूक ठरेल. त्यामुळे ज्या सिम्पथेटिक प्रभावाखाली रक्तातील साखर वाढते त्याच प्रभावाखाली मूत्राची ही पातळीही वर सरकते. हे नवीन औषध ही पातळी बरीच खाली आणतं. त्यामुळे जास्तीचं ग्लुकोज वाहून जाईल आणि मधुमेह आटोक्यात येईल, अशी या उपचाराची अपेक्षा आहे. या उपचारामुळे ग्लुकोज वाहून जातंही! मात्र, मेंदूला जेवढी गरज होती तेवढं ग्लुकोज तुम्ही घेऊ दिलं नाही म्हटल्यावर मेंदूची पुढची नीती कीटो आम्लं तयार करण्याचे आदेश देण्याची असली पाहिजे. आणि प्रत्यक्षात तसं होतंही![४४] कीटो आम्ल तयार होणं हा जुन्या थिअरीप्रमाणे या औषधाचा 'साइड इफेक्ट' आहे; तर नव्या थिअरीप्रमाणे मेंदूची अपेक्षित प्रतिक्रिया आहे.

इन्सुलिन-विरोधाच्या थिअरीमध्ये नीट संगत लागत नव्हती, असे अनेक प्रयोग आणि निरीक्षणं आपण पाहिली. त्या सगळ्याची संगत या नव्या थिअरीमध्ये नीट लागते. उपाशीपोटी असणारी ग्लुकोजची पातळी इन्सुलिन ठरवत नसून मेंदू

ठरवत असतो. त्यामुळे इन्सुलिनचा त्रिफळा उडवला काय किंवा इन्सुलिनची पातळी कमी-जास्त केली काय, ग्लुकोजमध्ये काहीच फरक पडत नाही. त्यामुळे या सगळ्या प्रयोगांमध्ये आश्चर्यकारक असं काही राहत नाही. साखर ही मधुमेहाच्या दुष्परिणामांना प्रामुख्याने जबाबदार नसल्यामुळे ती नियंत्रणात आणून दुष्परिणाम कमी होत नाहीत, यातही काही आश्चर्य नाही.

नवीन थिअरीसाठी अजून खूप अभ्यासाची आणि वैद्यकीय चाचण्यांची गरज असली तरी आजच ती जुन्या थिअरीपेक्षा अधिक तर्कशुद्ध आणि आश्वासक दिसते आहे. पण 'ती सिद्ध झाली आहे' असं म्हणण्याची घाई केली तर आपण आधीचीच चूक परत करतो आहोत, असं होईल.

टाईप-२च्या मधुमेहासाठी इन्सुलिन-विरोधाची थिअरी इतके वर्ष टिकली त्यामागे चिकित्सक वृत्ती पुरेशी न वापरणं हे फार मोठं कारण होतं. अध्र्या शतकापूर्वी विज्ञानात आणि वैद्यकशास्त्रात जी परिस्थिती होती त्यापेक्षा आपण तांत्रिकदृष्ट्या तरी बरंच पुढे गेलो आहोत. आता आपली प्रयोग करण्याची क्षमता बरीच वाढली आहे. त्यामुळे नवीन थिअरीसुद्धा वारंवार तपासून पाहत राहिलं पाहिजे.

▪▪▪

८

उत्क्रांत शरीरातील उत्क्रांती

उत्क्रांती ही कधीही न थांबणारी प्रक्रिया आहे. सजीवांची, त्यातही माणसाची उत्क्रांतीही थांबलेली नाही. उत्क्रांतीसाठी सजीवच लागतात असंही नाही. स्वतःची प्रत तयार करण्याची क्षमता ज्यांच्यामध्ये असते, अशा कुठल्याही गोष्टीची उत्क्रांती होऊ शकते. याचं अलीकडचं उदाहरण म्हणजे कॉम्प्युटर व्हायरस. मूळचे कॉम्प्युटर व्हायरस हे माणसानं तयार केलेले प्रोग्राम होते. हे प्रोग्राम स्वतःची प्रत तयार करत असत. क्वचित ही प्रत तयार करताना त्यात चूक होणं शक्य होतं. या प्रती इंटरनेटच्या माध्यमातून इकडून तिकडे उड्या मारत असत. एवढी गोष्ट उत्क्रांतीसाठी पुरेशी असते.

प्रत्यक्षात काही कॉम्प्युटर व्हायरसांमध्ये मुळात नसलेले काही गुणधर्म आपोआप तयार झालेले दिसले. हा उत्क्रांतीचाच परिणाम आहे.

म्हणजे, जी गोष्ट स्वतःची प्रत तयार करू शकते आणि तसे करताना त्यात कधीकधी चूक होऊ शकते, अशा कुठल्याही गोष्टीची तत्वतः उत्क्रांतीच होत असते. आता ही उत्क्रांती कुठल्या दिशेनं होईल, हे त्यासाठी लागणारी नैसर्गिक निवड ठरवते. प्रती तयार करण्यातील चूक तथा म्युटेशन आणि नैसर्गिक निवड या दोन गोष्टी उत्क्रांतीसाठी आवश्यक आहेत आणि पुरेशाही आहेत.

प्राणी आणि वनस्पती जशा स्वतःच्या प्रती बनवतात, तशा त्यांच्या शरीरातल्या पेशीसुद्धा बनवतात. पुनरुत्पादन अख्ख्या सजीवाचं होतं; तसेच सजीवांमधल्या प्रत्येक प्रकारच्या पेशींचंही वेगवेगळ्या वेळी आणि वेगवेगळ्या प्रकारे होत असतं. ते

।१६९

होताना म्युटेशनही होत असतात. मग त्यांच्यात उत्क्रांती होणं हेही ओघानं आलंच. उत्क्रांतीचे परिणाम दिसण्यासाठी अनेक पिढ्या जाव्या लागतात. पण सजीवाच्या एका आयुष्यात त्याच्या पेशींच्या कित्येक पिढ्या तयार होतच असतात. त्यामुळे एका शरीराच्या आतमध्येही उत्क्रांतीची प्रक्रिया सुरूच असते.

एका आयुष्यात झालेली ही उत्क्रांती बहुधा तिथंच संपते, पुढच्या पिढीकडे जात नाही. कारण फक्त अंडं आणि शुक्रजंतू एवढ्याच पेशी पुढच्या पिढीमध्ये जातात. त्यांच्या डीएनएमध्ये काही म्युटेशन झाली तर तेवढीच फक्त पुढच्या पिढीमध्ये जाऊ शकतात. इतर कुठल्याही पेशींमध्ये कितीही बदल झाले तरी त्या शरीराबरोबरच ते संपतात; पुढच्या पिढीमध्ये जाऊ शकत नाहीत. एका आयुष्यात शरीरांतर्गत जी उत्क्रांती होते ती पूर्णपणे थांबवता येत नाही. पण नैसर्गिक निवड कोणत्या दिशेनं काम करते, त्यानुसार ही उत्क्रांती कशी होईल, त्यामध्ये फरक नक्कीच पडू शकतो.

शरीरांतर्गत उत्क्रांती धोकादायक

शरीरांतर्गत होणाऱ्या या उत्क्रांतीचे परिणाम सहसा चांगले नसतात. खूपदा वाईटच असतात. कर्करोग हा अशा उत्क्रांतीचाच सरळसरळ परिणाम आहे. यात शरीरातील कुठल्यातरी अवयवातील मूळ पेशींमध्ये म्युटेशन होतात. ती म्युटेशन अशा प्रकारे होतात, की त्यामुळे पेशींवरच्या वाढीवर आणि विभाजनावर असलेलं नियंत्रण जातं आणि या पेशींची अमर्याद, अनियंत्रित वाढ सुरू होते. कर्करोगाची गाठ म्हणजे ही अनियंत्रित वाढच असते.

शरीरामध्ये निरनिराळे अवयव असतात आणि त्यांचं काम वेगवेगळं असतं. त्यामुळे त्यांच्या वाढीचे वेगही वेगवेगळे असणं आवश्यक आहे. रक्तातल्या लाल पेशी किंवा आतड्याच्या आतल्या फरसबंदीच्या पेशी खूप मोठ्या संख्येनं लागतात. त्यांचं आयुष्यही कमी असतं. कायम नवीन पेशी तयार होऊन जुन्या मोडीत काढल्या जातात. त्यामुळे या पेशी तयार करण्याचा वेग खूप जास्त असणं आवश्यक आहे.

याउलट, मेंदूमधल्या चेतापेशी एकदा बनल्या की आयुष्यभरासाठी साथ करतात. तिथं नवीन पेशी जुन्यांना मोडीत काढून त्यांची जागा घेत नाहीत. याचं कारण या पेशींच्या जाळ्यामध्ये आणि मंडलांमध्ये आपण शिकलेलं सगळं ज्ञान

आणि स्मरण साठवलेलं असतं. या पेशी गेल्या तर ते ज्ञानही जाईल. म्हणून या पेशींना आयुष्यभरासाठी अढळपद मिळालेलं असतं. यांच्यामध्ये पेशीविभाजनाचा संबंधच येत नाही. रक्ताद्वारे पोषकद्रव्यं तर सगळीकडेच पाठवली जात असल्याने त्यामुळे होणारी वाढ आणि विभाजन यावर कोणाचंच नियंत्रण न राहिल्यास नको त्या पेशींची भरमसाट वाढ आणि हव्या त्या पेशी कमी असे व्यस्त प्रमाण होईल. असं होऊ नये म्हणून याची सगळी योजना, सगळं गणित आधीच तयार असलं पाहिजे. विशेष म्हणजे ही योजना शरीरयंत्रणेमध्ये उत्क्रांत झाली असून त्याचा सगळा आराखडा जनुकांमध्ये तयार आहे.

आता एक रास्त शंका अशी येईल की, जनुकांचा अख्खा संच तर सगळ्या पेशींमध्ये सारखाच असतो, मग वेगवेगळ्या अवयवांमधल्या पेशी वेगवेगळ्या प्रकारे कशा वागतात? आपण कोण आहोत आणि आपल्याला कुठलं काम करायचं आहे, हे त्यांना कसं समजतं? तर, वाढीच्या काळात निरनिराळे अवयव आकार घेत असतात तसतसे जनुकं तीच असली तरी त्यांची अभिव्यक्ती बदलत असते. उदाहरणार्थ, इन्सुलिन तयार करणारा जनुक सर्व पेशींमध्ये असतो. पण स्वादुपिंडातील विशिष्ट पेशी वगळता बाकी पेशींमध्ये या जनुकाच्या अभिव्यक्तीला कायमचं कुलूप लावलेलं असतं. अंड आणि शुक्रजंतूच्या संयोगातून जी एक पेशी तयार होते, तिचाच गर्भ बनतो आणि या गर्भाची वाढ होत असताना प्रत्येक प्रकारच्या पेशीला तिनं करण्याच्या कामाचा आराखडा दिला जातो.

आता फक्त दिलेल्या आराखड्याप्रमाणे आयुष्यभर वागायचं एवढंच असेल तर प्रश्न सोपा होता. पण शरीर आपल्या परिसराशी जुळवून घेण्यासाठी स्वतःमध्ये अनेक सूक्ष्म बदल करत असतं. त्याला अनुकूल अशी पेशींची कार्यंसुद्धा बदलावी लागतात. म्हणजे हा आराखडा पुरेसा लवचीक हवा, त्याचबरोबर वेगवेगळ्या अवयवांचा एकमेकांशी संवाद हवा, तरच हा लवचीकपणा उपयुक्त ठरेल. हा संवाद साधण्यासाठी अनेक प्रकारचे संदेश इकडून तिकडे पाठवले जात असतात. पेशींच्या वाढीचा वेग या संदेशांप्रमाणे कमी-जास्त केला जातो. उदाहरणार्थ, मेंदूला अधिक इन्सुलिनची गरज असेल तर तसा संदेश स्वादुपिंडाला पाठवला जातो. यामुळे बीटा पेशींची संख्या झपाट्यानं वाढून जास्त इन्सुलिन तयार केलं जातं. म्हणजे कुठल्या पेशींनी कसं आणि किती वाढायचं हे एकदाच आयुष्यभरासाठी ठरवून चालणार नसतं; तर त्यात लवचीकपणा असावा लागतो. आणि येणाऱ्या संदेशांवरून वाढीचा वेग कमी-जास्त करावा लागतो.

बरं, प्रत्येक पेशी स्वतंत्रपणे वाढू शकते असंही नाही. काही प्रकारच्या पेशी वाढीची आणि विभाजनाची क्षमता बाळगून असतात, तर काहींमध्ये ती काढून घेतलेली असते. उदाहरणार्थ, लाल रक्तपेशी किंवा काही प्रकारच्या पांढऱ्या रक्तपेशींचं पुनरुत्पादन होत नाही, पांढऱ्या पेशींच्या इतर काही प्रकारांचं होतं. यकृतातील पेशी किंवा इन्सुलिन तयार करणाऱ्या बीटा पेशींचं पुनरुत्पादन होऊ शकतं. ज्या पेशींचं पुनरुत्पादन होत नाही त्यांची नव्यानं निर्मिती मूळ पेशींपासून होत असते. या मूळ पेशींची फौज याच कारणासाठी आयुष्यभर बाळगलेली असते आणि ती फार महत्त्वाची असते.

'म्युटेशन' होणं अपरिहार्य

पेशींच्या पुनरुत्पादनामध्ये काही प्रमाणात तरी चुका म्हणजे म्युटेशन होणं हे अपरिहार्य असतं. एका विभाजनात, एका जनुकात म्युटेशन होण्याची संभाव्यता साधारणतः अब्जामध्ये एक एवढीच असते. आपल्या शरीरातल्या एकूण पेशी विभाजनाची संख्या खर्व-निखर्वामध्ये जाते. त्यामुळे कुठल्या ना कुठल्या पेशीमध्ये म्युटेशन तर होतच राहतात. अशी ती होत राहिली तर पेशींच्या, परिणामतः त्या अवयवाच्या कार्यावरच त्याचा परिणाम होतो.

याच्यावर एक उपायही उत्क्रांत झालेला आहे. समजा, एखाद्या मूळ प्रतीची सतत झेरॉक्सवरून झेरॉक्स काढत राहिलं तर त्याची स्पष्टता कमी-कमी होत जाते. मग काही दिसेनासं होतं. यावर उपाय हा की, परत मूळ प्रतीवरून झेरॉक्स करायला सुरुवात केली पाहिजे. शरीराच्या प्रत्येक अवयवामधल्या मूळ पेशी या मूळ प्रतीसारख्या असतात. प्रत्येक पेशीचं अनिर्बंध विभाजन होत गेलं तर जास्त चुका होत जातील. अधूनमधून परत मूळ पेशींपासून सुरुवात केली तर जास्त चांगलं!

यात एक मेख अशी आहे, मूळ पेशीमध्येच म्युटेशन वा बिघाड असेल तर ते तिच्या सगळ्या वंशावळीमध्ये उतरतं. तरीसुद्धा कुठल्याही पेशीला विभाजनाची परवानगी देण्यापेक्षा मोजक्या मूळ पेशींपासून सुरुवात करणं जास्त फायद्याचं असतं. म्हणून या मूळ पेशींच्या आरोग्याची खूप चांगली जपणूक करणं आवश्यक असतं. मूळ पेशींच्या देखभालीमध्ये अनेक प्रकारच्या पेशीसुधांचा खूप मोठा सहभाग असतो.

या पार्श्वभूमीवर कर्करोग समजून घेतला पाहिजे. कर्करोग काही कुठल्या एका म्युटेशनमुळे होत नाही. जशी सरपटणाऱ्या प्राण्यांपासून पक्ष्यांची निर्मिती काही एका म्युटेशनमुळे झाली नाही. अंगावरचे खवले गेले, पिसं आली, पुढचे पाय गेले, पंख आले, दात गेले, चोच आली. असे अनेक बदल होऊन नवीन जात निर्माण होण्यासाठी म्युटेशनची एक मोठी मालिकाच लागते. त्याखेरीज एवढे मोठे बदल होऊ शकत नाहीत.

हीच गोष्ट कर्करोगाला लागू आहे. अनेक म्युटेशनच्या मालिकेनंच साध्या मूळ पेशींचं कर्करोगाच्या पेशीमध्ये रूपांतर होऊ शकतं. हे नक्की कसं होतं, हा उत्क्रांतिशास्त्रामधला एक जुना आणि खूप मोठा वाद आहे.

याला 'माकडाच्या टंकलेखनाचा वाद' असं म्हणतात. एका माकडाला टाईपरायटरवर एखादं अर्थपूर्ण वाक्य टाईप करता येऊ शकेल का? माकडाला तर भाषा, लिपी वगैरे काही समजत नाही. पण माकड कुठलीतरी अनेक अक्षरं बडवत राहिलं तर त्यातून अर्थपूर्ण वाक्य निर्माण होण्याची शक्यता किती? तर, जवळजवळ शून्य असं म्हणावं लागेल.

म्युटेशन म्हणजे डीएनएच्या प्रती काढण्यातील चूक असते. चूक काय कुठंही आणि कशीही होऊ शकते. अशा अनेक चुका एकत्र येऊन त्यातून एखादी सुंदर कलाकृतीसारखी भासणारी नवी प्राणिजात तयार होईल, हे कसं शक्य आहे? हा उत्क्रांतीच्या विरोधकांचा आजवरचा सर्वांत मोठा आक्षेप राहिला आहे. याला उत्क्रांतीच्या समर्थकांनी दिलेलं उत्तरही गमतीदार आहे. त्यांचं म्हणणं, माकडाला अर्थपूर्ण वाक्य टाईप करणं शक्य आहे; त्यासाठी एक विशिष्ट पद्धत वापरली पाहिजे!

ती पद्धत अशी, माकडानं एक अक्षर टाईप केलं की त्या कागदाच्या अनेक प्रती काढायच्या, त्या परत टाईपरायटरमध्ये घालायच्या.

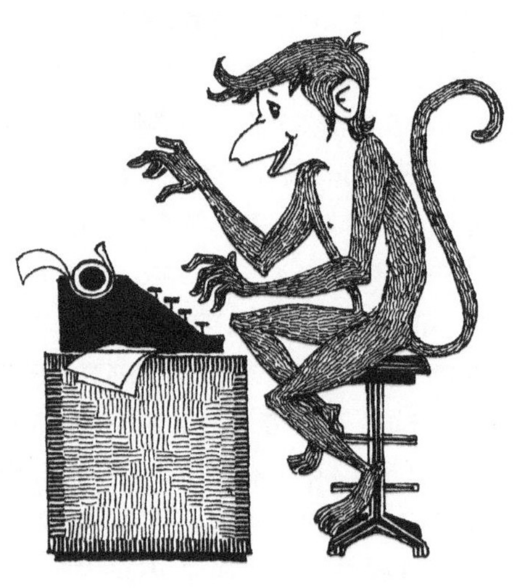

माकडाच्या टंकलेखनाचा वाद

प्रत्येकावर त्याला दुसरं अक्षर टाईप करू द्यायचं. माकडाला भाषा काही कळत नसल्यामुळे ही अक्षरं काहीही असतील. पण दोन अक्षरांच्या अनेक जोड्या तयार होतील. त्यांपैकी काही जोड्यांपासून कुठलाच शब्द निर्माण होऊ शकणार नाही, ते कागद फाडून टाकायचे. ज्याच्यापासून काही अर्थपूर्ण शब्द बनू शकतो त्याच्या परत अनेक प्रती काढायच्या. त्या परत द्यायच्या. आता तो तिसरं अक्षर टाईप करेल. त्यातून पुन्हा निरर्थक मालिका फाडून टाकायच्या. ज्यांचा काही अर्थ होऊ शकतो त्याच्या परत प्रती काढायच्या. असं करत गेलं तर त्यातून अर्थपूर्ण वाक्य खरंच तयार होऊ शकेल. माकडाला मात्र त्यातलं एक अक्षरही कळत नसेल! उत्क्रांती अशीच होते.

उत्क्रांतीला काही ध्येय नसतं. अमुक दिशेनं जायचंय असा हेतू नसतो. ती चुकांमधूनच होत असते. एक चूक झाली आणि त्यातून हानी होत असेल तर तो जीव मरतो. पण चुकून थोडंसं जरी भलं झालं तरी त्याची पिल्लावळ वाढते. त्याच्यात परत म्युटेशन होतात. त्यातील वाईट मरतात. चांगली जगतात आणि वाढतात. असं करता-करता अनेक चांगले बदल एकत्र येऊन नवा सक्षम सजीव तयार होतो.

कर्करोगामागंही असंच टाईपरायटरवर बसलेलं माकड आहे. काही विशिष्ट म्युटेशन एकत्र येण्यानं कर्करोग होतो. वेगळ्या प्रकारच्या कर्करोगांमध्ये वेगळ्या म्युटेशनची मालिका असते.[१] ही मालिका काही एकाएकी तयार होत नाही. एक म्युटेशन झाल्यावर त्या बदललेल्या पेशीच्या अनेक प्रती होतात. अनेक प्रती झाल्यामुळे त्यातल्या एकामध्ये तरी दुसरं म्युटेशन होण्याची संभाव्यता वाढते. ते झाल्यावर त्याच्याही अनेक प्रती होतात.[२] असं करत-करत कर्करोगाला लागणारी म्युटेशनची पुरेशी जंत्री एकत्र जमते. मगच ती पेशी कर्करोगाची पेशी होते.

आधीची समजूत अशी होती की, ज्या म्युटेशनमुळे पेशीविभाजनावरचं नियंत्रण अंशतः तरी उठतं, त्या पेशीला इतर पेशींच्या तुलनेत आपोआपच जास्त फायदा होतो. मग या पेशीची संख्या भरपूर वाढते. त्यांपैकी किमान एकातरी पेशीमध्ये दुसरं म्युटेशन होण्याची संभाव्यता वाढते. असं करत-करत तिचा प्रवास कर्करोगापर्यंत होतो. पण कर्करोगाला कारणीभूत असलेल्या प्रत्येक म्युटेशनमुळे पेशीला फायदाच होतो, असा पुरावा नाही. दुसरं म्हणजे, संभाव्यतेचं हे गणित नीट मांडून सोडवलं तर प्रत्यक्षात कर्करोगात घडताना दिसतात, अशा गोष्टी या

गणितात घडत नाहीत. म्हणून एकेक म्युटेशन झालेल्या पेशीच्या इतर पेशींच्या तुलनेत जास्त प्रती होतात हे गृहीत संशयास्पद ठरतं.

कर्करोगाचा इतर काही गोष्टींशी सहसंबंध दिसतो; जसा तंबाखू सेवनाचा तोंडाच्या किंवा फुप्फुसांच्या कर्करोगाशी दिसतो. आधी अशी समजूत होती की, ज्या गोष्टींनी म्युटेशनची संभाव्यता वाढते अशा गोष्टींनी कर्करोग वाढतो. पण हे नेहमीच खरं होताना दिसत नाही. मधुमेहात कर्करोगाची संभाव्यता बरीच वाढते. पण मधुमेहात म्युटेशनची वारंवारता वाढते, असा काही पुरावा नाही. इन्सुलिनमुळे कर्करोगाची संभाव्यता वाढते असं दाखवणारे अनेक अभ्यास आहेत. पण इन्सुलिनमुळे म्युटेशनचा दर काही वाढत नाही. त्यामुळे कर्करोगाची संभाव्यता वाढवणारा म्युटेशनखेरीज आणखी काही घटक असले पाहिजेत, असं अगदी अलीकडे स्पष्ट होऊ लागलं आहे.

म्युटेशन व नैसर्गिक निवड

म्युटेशन आणि नैसर्गिक निवड ही उत्क्रांतीची दोन चाकं आहेत. दुचाकीचं एक चाक दिशा देण्याचं काम करतं तर दुसरं जोर लावण्याचं. मग लावलेला जोर आणि रस्ता चढाचा की उताराचा, सपाट की खडबडीत यावरून वेग ठरतो. उत्क्रांतीमध्ये म्युटेशनचं चाक जोर लावतं तर नैसर्गिक निवडीच्या चाकानं दिशा मिळते. या दोन्ही गोष्टी उत्क्रांतीसाठी महत्त्वाच्या असल्या तरी सजीवांच्या उत्क्रांतीविषयी बोलताना नैसर्गिक निवडीविषयी जास्त बोललं गेलं आहे; तर कर्करोगाविषयी बोलताना म्युटेशनविषयी जास्त बोललं गेलं आहे. काहींना कर्करोग होतो, तर काहींना नाही. याचं कारण योगायोगानं काहींच्या पेशींमध्ये कर्करोगाचे म्युटेशन होतात, तर काहींच्या नाही, असं कारण दिलं गेलं आहे. म्हणजे कर्करोग हा निव्वळ नशिबाचा खेळ आहे असं अनेकांचं मानणं आहे.[३]

आता ही समजूत झपाट्यानं बदलत आहे. कर्करोगाच्या उत्क्रांतीमध्येही म्युटेशन झालेल्या पेशीवर नैसर्गिक निवड कशी काम करते, यावर कर्करोग होणार की नाही, हे ठरतं. अनेक नवे प्रयोग आणि गणितं यांनं कर्करोगाबद्दलच्या सगळ्याच समजुती गेल्या दहाएक वर्षांत बदलू लागल्या आहेत. शरीरात पेशींची संख्या इतकी असते, की एखाद्या जनुकामध्ये म्युटेशन होणार की नाही, असा प्रश्नच येत नाही. ते प्रत्येकाच्या शरीरात होतंच. प्रत्येक प्रकारच्या पेशीसमूहामध्ये एखादं कर्करोगकारक म्युटेशन झालेली एकतरी पेशी निर्माण होणारच, असं छातीठोकपणे सांगता येतं. मात्र, ही पेशी जगणार की मरणार हे त्या पेशीच्या परिसरावर अवलंबून असतं.

एखादं कर्करोगकारक म्युटेशन झालेल्या पेशीला इतर निरोगी पेशींशी स्पर्धा करून वाढायचं असतं. या स्पर्धेत ती जास्त सक्षम ठरली तरच वाढू शकते. स्पर्धेत मार खाल्ला तर ती मागे पडते. मग कर्करोगांश असलेली पेशी आणि निरोगी पेशी यांच्या लढाईत कोण जिंकणार, हे कशावर ठरतं? तर, या पेशी ज्या परिसरात वाढतात त्या शरीरांतर्गत परिसरावर ते ठरतं.[४]

एका उदाहरणावरून हे स्पष्ट होईल. EGF (Epidermal Growth Factor) नावाची एक पेशीसुधा आहे. अनेक पेशी प्रकारांच्या मूळपेशींचं आरोग्य चांगलं राखण्यात आणि पेशींची सुदृढ वाढ होण्यात EGFचा महत्त्वाचा वाटा असतो. सामान्यत: शरीरात केंद्रीय नियंत्रणाखाली EGFची निर्मिती होते. बाकीच्या पेशींना त्याचा आपोआपच पुरवठा होतो. सामान्यत: बहुतेक प्रकारच्या पेशी स्वत: EGF बनवत नाहीत. काही प्रकारच्या कर्करोगाच्या पेशी मात्र एका म्युटेशनमुळे स्वत:च EGF बनवू लागतात. आता रक्तामधून या आवश्यक घटकाचा पुरेसा पुरवठा होत असेल तेव्हा स्वत: तो तयार करण्यात फायदा तर काहीच नाही. स्वत: करण्याचा खर्च आणि उपद्व्याप तेवढा आहे. त्यामुळे स्वत: EGF तयार करणारा म्युटंट इतर पेशींच्या स्पर्धेला तोंड देऊन वाढू शकणार नाही. पण समजा, बाहेरून होणारा पुरवठा अपुरा अथवा अनियमित असेल तर EGF स्वत: तयार करणाऱ्या पेशीला निश्चितपणे फायदा आहे. इतर पेशींची वाढ जेव्हा EGF कमी मिळाल्यामुळे खुंटलेली असेल त्या वेळी स्वत: ते तयार करणाऱ्या पेशीला निश्चितच स्पर्धात्मक फायदा मिळेल. असा मिळाला तरच स्वत: EGF तयार करणारी कर्करोगांश पेशी वाढेल आणि स्वत:च्या अनेक प्रती तयार करेल.[४]

तत्सम एखाद्या घटकाचा किंवा EGFचा तुटवडा असेल तर स्वत: ते तयार करण्याखेरीज इतरही काही उपाय असू शकतात. आजूबाजूला EGF रेणू असला तर त्याचा अचूक झेल घेणारे सोलकरसारखे रेणू पेशींच्या पृष्ठभागावर असतात. त्यांच्यामुळेच EGFचा संदेश वाचून त्याची पुढची अंमलबजावणी सुरू होते.

क्रिकेटच्या इतिहासात 'अचूक झेल टिपणारा खेळाडू' म्हणून एकनाथ सोलकर याचं नाव कोरलं गेलं आहे. त्याचप्रमाणे चोहोबाजूंनी सोलकरांच्या क्षेत्ररक्षणाप्रमाणे पेशीच्या पृष्ठभागावरची सोलकर रेणूंची संख्या वाढवली तर EGFच्या तुटवड्यावर मात करता येईल. EGFच्या संदेशाची अंमलबजावणी करणाऱ्या पुढच्या यंत्रणेला EGF असल्याचं खोटंच भासवलं तरी काम होईल. निरनिराळ्या प्रकारच्या कर्करोगांमध्ये या तिघांपैकी कुठलंतरी एक म्युटेशन सापडतं. याचा अर्थ मुळात

EGFच्या संदेशाचा तुटवडा पडतो तेव्हाच यांच्यापैकी कुठल्याही एका प्रकारच्या म्युटेशनला फायदा मिळतो. म्हणून त्यांची निवड होत असणार.

केवळ EGFच नव्हे; तर अनेक प्रकारच्या पेशीसुधांच्या बाबतीत वेगवेगळ्या प्रकारच्या कर्करोगांमध्ये बरोबर असंच घडत असावं. आपल्याला सर्व प्रकारच्या कर्करोगकारक म्युटेशनच्या खोलात शिरता येणार नाही. मूळ मुद्दा हा की, शरीरांतर्गत परिसरामुळे कर्करोगकारक म्युटेशनला काही फायदा होऊ शकतो तेव्हाच या कर्करोगांश पेशी स्थिरावतात, वाढतात आणि कर्करोगाच्या प्रवासातला पुढचा टप्पा गाठतात. आता कर्करोगासाठी सर्वांत महत्त्वाचा मुद्दा हा ठरतो की, हा शरीरांतर्गत परिसर कसा ठरतो? इथं आपली वर्तनसत्त्वं महत्त्वाची ठरतात. पेशीसुधांची अभिव्यक्ती माणसाच्या वागण्यावर, मानसिकतेवर, मेंदूमधील प्रक्रियांवर ठरते, हे आपण मागंच पाहिलं. आता जर वर्तनसत्त्वांअभावी समजा EGF कमी पडत असेल तर त्याच्या कमतरतेवर मात करू शकणाऱ्या तिघांपैकी कुठल्यातरी एका म्युटेशनची निवड कुठल्या ना कुठल्या पेशीमध्ये होणार हे जवळजवळ नक्की!

पेशींची वाढ

पेशींची वाढ दोन वेगवेगळ्या परिस्थितींमध्ये होते. एक म्हणजे नेहमीच्या आयुष्यात काही पेशी मरतात, झिजून किंवा निघून जातात. त्यांची जागा घेण्यासाठी नवीन पेशी तयार करत राहावं लागतं. दुसरा प्रकार अधूनमधून घडतो. तो म्हणजे एखादी जखम झाली, बऱ्याच पेशी एकदम मेल्या तर ती जखम भरून काढायची असते. त्या वेळी पेशींची वेगानं आणि योग्य प्रकारे वाढ व्हावी लागते आणि ती जखम शक्य तितकी पूर्ववत भरण्याचा प्रयत्न करायचा असतो.

म्हणजे पेशींच्या वाढीवर आणि विभाजनावर नियंत्रण ठेवायचं असतं; पण ते दोन पातळ्यांवर! या दोघांपैकी या क्षणाला कुठलं नियंत्रण लागू आहे यासंबंधी स्पष्टता असणं आवश्यक आहे. ही स्पष्टता पेशीसुधांच्या पातळीवरून येते. जेव्हा त्यांची पातळी सामान्य असेल त्या वेळी रोजच्या व्यवहारांसाठी योग्य तितकीच वाढ झाली पाहिजे. पण, जवळच जखम झाली आहे असा संदेश पेशीसुधा आणि दाह-रेणूंकडून मिळाला तर पेशींची वर्तणूक एकदम बदलते.

जखम भरून काढण्यासाठी स्वतःमध्ये करावे लागणारे अनेक बदल पेशीसुधांच्या प्रेरणेखाली या पेशी करू लागतात. त्यात त्यांचा चयापचय बदलतो, वाढीचा वेग बदलतो, आकार बदलू शकतो, पेशींचे एरवी एका जागी राहणारे समूह जखमेच्या दिशेनं स्थलांतर करू लागतात. या सगळ्या गोष्टी होताना त्यांना अनेक

प्रकारच्या संदेशांचं मार्गदर्शन मिळत असतं. हे संदेश पेशीसुधांच्या, दाह-रेणूंच्या तथा मज्जातंतूंकडून येणाऱ्या वीजकीय संदेशांच्या स्वरूपात असतात. रोजच्या सामान्य परिस्थितीतील वागणूक आणि जखमा भरून येण्यासाठी म्हणून बदललेली वागणूक या दोन्हीचे संदेश त्यांच्यात असतातच; पण दोन्हीपैकी या क्षणी कोणता संदेश वापरायचा हे बाहेरून येणाऱ्या संदेशांवरून ठरतं.

जखमी भागाकडून अनेक प्रकारचे संदेश बाहेर पडत असतात. यामध्ये एक प्रकारची भाषा असते. जखम कुठं आहे, ती किती तीव्रतेची आहे, किती ताजी आहे, हे या संदेशांवरून कळत असतं. त्याप्रमाणे पेशींची वागणूक बदलण्याचा प्रोग्राम त्यांच्यात असतोच. जखम जसजशी भरत जाते तसतसे तिथून येणारे संदेशही बदलतात. त्यामुळे त्या भागाच्या पुनर्बांधणीची प्रक्रिया कधी थांबवायची, हेही कळतं.

सामान्य परिस्थितीमध्ये जी वागणूक आणि वाढीचा वेग लागतो, त्यासाठी पेशीसुधांची एक पायाभूत पातळी असावी लागते. जखमेच्या वेळेची पातळी एकदम वरची असते.५ जेव्हा वर्तनसत्त्वांची कमतरता निर्माण होते त्या वेळेस पेशीसुधा नेहमीइतक्यासुद्धा मिळत नाहीत. अशा वेळेस स्वतःच पेशीसुधा निर्माण करणाऱ्या किंवा इतर मार्गानि त्यांच्याशिवाय जगू शकणाऱ्या म्युटेशनला फायदा मिळू शकतो, असं आपण पाहिलं आहे.

आता जखमेकडून एक नाही तर अनेक संदेश येत असतात. त्यामुळे एका पेशीमध्ये एका संदेश-रेणूसंबंधी म्युटेशन झालं तर फार मोठी उलथापालथ होत नाही. जखमेसंबंधी अनेक संदेशांची अशीच अवस्था झाली तर मात्र अनर्थ होऊ शकतो. जखमेचे संदेश आल्यानंतर त्या पेशींकडून दिला जाणारा प्रतिसाद ती जखमेचा संदेश नसतानाच देऊ लागते. मग जखमेच्या वेळी होतो तसाच तिचा चयापचयाचा वाढीचा वेग बदलतो, वागणूक बदलते. ही पेशी मग स्वतःच्या अनियंत्रित प्रती तयार करू लागते. जणू जखमेच्या दिशेनं कूच करायचं आहे अशा आविर्भावात त्या पेशी प्रवासाची तयारी करतात. पण नेहमी संदेश कुठून येत आहेत, यावरून जखम कुठं आहे आणि आपल्याला कुठल्या दिशेनं जायचं आहे, याचं मार्गदर्शन होत असतं. आता हा पेशीसमूह प्रत्यक्षात जखम नसताना जखमेच्या भ्रमात काम करत असल्यामुळे त्यांची वाढ दिशाहीन असते. त्यांनी शरीरांतर्गत केलेला प्रवासही दिशाहीन असतो. जखम भरण्याचे काम करणाऱ्या पेशी जखम भरल्याचे संदेश आले की थांबतात आणि पूर्ववत होतात. जखमेच्या भासामुळे

काम करणाऱ्या पेशींना कुठं थांबायचं हेही कळत नाही. त्यांची अमर्याद वाढ होतच राहते. कधीकधी शरीरांतर्गत दिशाहीन प्रवासही होतो. यालाच कर्करोग म्हणतात.

कर्करोग : नसलेली जखम भरण्याचा उपद्व्याप

कर्करोगाची गाठ तयार होण्यामध्ये ज्या-ज्या प्रक्रिया काम करतात त्या सगळ्या मूलत: जखमा भरण्याच्या प्रक्रियाच असतात. काही म्युटेशनमुळे जखम असल्याचा भास होऊन त्या काम करत असतात, त्यामुळे त्याच प्रक्रिया नेहमीसारखे काम न करता विकृतपणे काम करतात. हाच कर्करोग. तो कुठल्या प्रकारच्या पेशींमध्ये घडतो आणि नक्की कुठल्या म्युटेशनच्या मालिकेमुळे घडतो, यावर त्याचे अनेक प्रकार पडतात. तत्त्वत: त्यांच्यामागची प्रक्रिया एकच असते. ती म्हणजे, जो प्रतिसाद एखाद्या अवयवाचं नुकसान, अपघात, जखम भरण्यासाठी, एखाद्या प्रकारच्या पेशी कमी पडत असतील तर त्यांची संख्या भरून काढण्यासाठी प्रोग्राम केला गेला आहे, तो प्रत्यक्षात काही जखम किंवा नुकसान नसतानाच काही प्रकारच्या म्युटेशनमुळे कार्यप्रवण होतो.

एके काळी अशी मांडणी केली गेली होती की, कर्करोगाच्या पेशी या लबाड असून, इतर पेशी काही नियंत्रणं पाळून वाढतात तेव्हा या स्वार्थी पेशी अमर्याद वाढतात.[६] ही लबाडी त्यांच्यामध्ये म्युटेशननं येते. परंतु या म्हणण्यात फारसं तथ्य नाही, असं लक्षात येतं. कर्करोगाच्या पेशीचं वागणं निरोगी पेशींपेक्षा इतक्या प्रमाणात, इतक्या निरनिराळ्या प्रकारांनी वेगळं आणि तरी इतकं योजनाबद्ध असतं, की एवढे सगळे बदल चार-दोन म्युटेशनमुळे येतील हे संभवत नाही. कर्करोगाच्या पेशींना लागणाऱ्या सगळ्या वागणुकीचे प्रोग्राम शरीरात आधीच उत्क्रांत झालेले असतात. ते जखमा भरून येण्याच्या कामासाठी उत्क्रांत झालेले आहेत. चार-दोन म्युटेशनमुळे जखम नसताना ती असल्याचा भ्रम निर्माण होतो आणि मग ते जखम भरून येण्याचा गुंतागुंतीचा प्रोग्राम जवळजवळ पूर्णपणे अमलात आणतात. फक्त प्रत्यक्षात जखम नसल्यामुळे ही सगळी प्रक्रिया दिशाहीन आणि अंतहीन होते. याचा शेवट त्या शरीराच्या मृत्यूमध्येच होतो. म्हणजे कर्करोगाच्या पेशी या लबाडपेशी नसून स्वत:च भ्रमित झालेल्या पेशी असतात, असं म्हटलं पाहिजे.

या प्रक्रियेमध्ये म्युटेशन ही गोष्ट थांबवता न येणारी आहे. पण त्यावर होणारी निवड थांबवता येऊ शकते. रोजच्या आयुष्यात पेशीच्या परिसरामध्ये पेशीसुधा आणि इतर आवश्यक संदेश आणि पोषकतत्त्वांची कमतरता राहिली नाही तर मूळपेशींमधल्या म्युटेशनला काही फायदा मिळायचा बंद होईल. म्हणजेच, पेशीचा परिसर निरोगी ठेवणं हीच गुरुकिल्ली कर्करोगाला प्रतिबंध करण्याची! पेशीसुधांची अभिव्यक्ती बऱ्याच अंशी वर्तनावर अवलंबून असल्यामुळे निरोगी वर्तन पेशींचा परिसर निरोगी ठेवू शकेल आणि कर्करोगाला मोठ्या प्रमाणावर प्रतिबंध करू शकेल.

निरोगी वर्तनाचा कर्करोगाशी संबंध

निरोगी वर्तनानं कर्करोगाला दूर ठेवता येतं, याच्या पुष्टीसाठी २०१०मध्ये प्रसिद्ध झालेल्या एका संशोधनानं सगळ्यांना विचार करायला भाग पाडलं आहे.[७] या संशोधकांनी उंदरांचे दोन गट केले. त्यांपैकी एका गटातल्यांना नेहमीसारख्या ठोकळेबाज पिंजऱ्यात ठेवले आणि दुसऱ्या गटातल्या उंदरांना खेळाची अनेक साधनं उपलब्ध करून दिली. त्यात त्यांना कशावर तरी चढणं, उड्या मारणं, लपणं, बीळ करणं, झोके घेणं, चेंडूसारख्या वस्तूचा पाठलाग करणं अशासारख्या अनेक गोष्टी करणं शक्य होतं. दोन्ही गटातल्या उंदरांमध्ये एक प्रकारच्या कर्करोगाच्या गाठीचं मुद्दाम रोपण करून ती गाठ कशी वाढते ते पाहिलं. काही दिवसांत साध्या ठोकळेबाज पिंजऱ्यातल्या उंदरांमधल्या गाठींची वाढ झालेली दिसली, तर वर्तनश्रीमंत वातावरणात ठेवलेल्या उंदरांमध्ये गाठी वाढल्या तर नाहीच; तर आणखी आक्रसलेल्याच दिसल्या. दोन्ही गटांमध्ये खेळण्याची साधनं उपलब्ध करून देण्याव्यतिरिक्त आणखी कुठलाही फरक नव्हता.

आहार आणि सर्व प्रकारचा रासायनिक परिसर अगदी तसाच होता. इथं कर्करोग निर्माण होण्यातही काही फरक पडला नव्हता. कारण कर्करोगगाठींचं मुद्दाम रोपण केलं गेलं होतं. फरक होता; तो फक्त त्या प्राण्यांच्या वर्तनात. आणि तेवढ्यामुळे त्यांच्या गाठींच्या वाढीमध्ये जमीन-आसमानाचा फरक पडलेला दिसला. या संशोधकांनी सगळ्या पेशीसुधांकडे पाहिलं नाही. फक्त एकाच प्रकारच्या पेशीसुधेची पातळी मोजली आणि ती वर्तनश्रीमंत उंदरांमध्ये बरीच जास्त असलेली आढळली. म्हणजे वर्तन, पेशीसुधा आणि कर्करोगाच्या पेशींची वाढ यांच्यातला संबंध या प्रयोगात स्पष्ट दिसून आला.

इन्सुलिन आणि कर्करोग यांचा संबंध उंदरांवरील अनेक प्रयोगांमधून आणि माणसांमध्ये सहसंबंधातून दाखवला गेला आहे. इन्सुलिन पेशींच्या वाढीवर प्रत्यक्ष परिणाम करते. या परिणामाचा ग्लुकोजशी काहीही संबंध नाही. जेव्हा पेशींच्या परिसरात इन्सुलिनची मात्रा प्रमाणापेक्षा जास्त असते त्या वेळेस कर्करोगांश असलेल्या पेशींना अधिक फायदा मिळत असावा असं दिसतं. त्यामुळे प्रमाणाबाहेर इन्सुलिन असणं हे एक प्रकारे कर्करोगाला आमंत्रणच आहे.

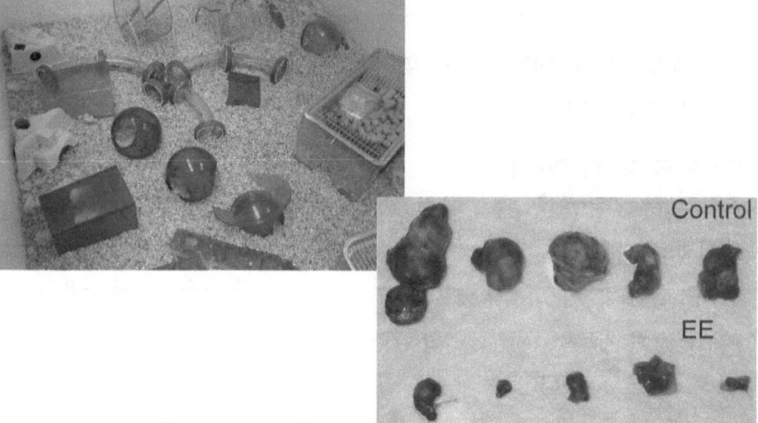

उंदरांना दिलेल्या वर्तनसमृद्ध पिंजऱ्यामध्ये नानाविध खेळणी होती.
दुसऱ्या गटाला फक्त चार भिंती आणि खाण्यापिण्याची सोय होती.
(वरील रांग) कंटाळवाण्या पिंजऱ्यातल्या उंदरांच्या कर्करगाठी मोठ्या झाल्या,
तर वर्तनसमृद्ध पिंजऱ्यातल्या उंदरांच्या आक्रसल्या.

मधुमेहामध्ये वापरासाठी इन्सुलिनचे अनेक प्रकार तसेच शरीरातील इन्सुलिनचा स्राव वाढवणाऱ्या औषधांचे अनेक प्रकार वापरले गेले आणि जातात. त्यांपैकी काहींमुळे कर्करोगाचं प्रमाण एवढं वाढलेलं आढळलं, की त्या प्रकारच्या औषधांना बंदीच घालावी लागली.' म्युटेशनच्या संभाव्यतेवर इन्सुलिन काही परिणाम करत नाही; पण पेशींच्या वाढीवर परिणाम करते, म्हणून त्याचा कर्करोगाशी प्रत्यक्ष संबंध आहे. टाईप-२च्या मधुमेहींमध्ये कर्करोगाचा धोका बराच वाढलेला असतो.

मधुमेहाचा आणि कर्करोगाचा हा जो सहसंबंध आहे तो अंशतः तरी वाढलेल्या इन्सुलिनमुळे किंवा उपचारासाठी घेतल्या जाणाऱ्या इन्सुलिनमुळे असावा, अशी शक्यता आहे.

कर्करोगाची गाठ वाढण्यात आणखी एका गोष्टीचा घनिष्ठ संबंध आहे. इतर पेशींप्रमाणेच कर्करोगाच्या पेशींनाही रक्तामधून पोषकद्रव्यांचा पुरवठा व्हावा लागतो. त्यासाठी कर्करोगाची गाठ तयार होताना आणि वाढत असताना त्यात रक्तवाहिन्या तयार होण्याची नितांत गरज असते. त्या कशा तयार होतात? तर, रक्तवाहिन्या तयार होण्यासाठी लागणारे संदेश कर्करोगाच्या पेशीच तयार करतात, यात आश्चर्य नाही. कारण जखमा बऱ्या होताना रक्तवाहिन्यांची बांधणी करावीच लागते. त्या वेळी वापरली जाणारी संदेशप्रक्रियाच या पेशी वापरत असतात. ही यंत्रणा जागृत करण्यासाठी लागणाऱ्या सगळ्या गोष्टी कर्कपेशींकडे असतात. ही गोष्ट लक्षात घेण्याजोगी आहे.

वर्तनसत्त्वांची कमतरता

वर्तनसत्त्वांच्या कमतरतेमुळे शरीरात एकूणात रक्तवाहिन्या तयार करणारी यंत्रणा दुबळी झालेली असते. अशा वेळी या यंत्रणेसाठी वापरले जाणारे संदेश जास्त प्रमाणात देणाऱ्या म्युटेशनला इतरांच्या तुलनेत फायदा मिळतो. कारण शरीर अन्य ठिकाणी पुरेशा रक्तपुरवठ्याअभावी त्रस्त असताना या पेशी स्वतःकडे अतिरिक्त पुरवठा ओढून घेऊ शकतात. जेव्हा सगळ्या शरीरात रक्तवाहिन्यांची यंत्रणा सक्षम असते तेव्हा या यंत्रणेवर वेगळा खर्च करणाऱ्या पेशीला काही फायदा नसतो. सगळीकडे ही यंत्रणा दुबळी असते तेव्हा स्वतःपुरती ती सबळ करू शकणाऱ्या म्युटेशनचा फायदा असतो. त्यासाठी त्या पेशीला जास्त खर्च पडला तरी चालेल. कर्करोगात हीच गोष्ट होते. कर्करोगाच्या पेशी स्वतःपुरते रक्तवाहिन्यांचे जाळे विणून घेतात.^९ त्यामुळे गाठीच्या वाढीचा वेग वाढतो.

कर्करोगावर औषध शोधण्यामध्ये रक्तवाहिन्यांना प्रतिबंध करणाऱ्या रसायनांचा वापर करून पाहिला आहे. यामुळे अपेक्षेप्रमाणे गाठीच्या वाढीवर प्रतिबंध घालता येतो. या औषधाचा परिणाम इतर शरीरावरही होतोच. आधीच दुबळी असलेली रक्तवाहिन्या बांधण्याची यंत्रणा अशा औषधांनी आणखीनच खचते. मग रक्तदाब प्रमाणाबाहेर वाढणं, जखमा बऱ्या करणारी यंत्रणा कामातून जाणं असे दुष्परिणाम दिसू लागतात. हे या औषधांचे दुष्परिणाम नसून त्यांचे मुख्य परिणामच आहेत.

मधुमेहात काही ठिकाणी रक्तवाहिन्यांची कमतरता असते, तर काही ठिकाणी त्या अतिरिक्त होतात, असं का? याचं उत्तर असं आहे की, वर्तनसत्त्वांच्या कमतरतेमुळे रक्तवाहिन्यांची बांधणीयंत्रणा सर्वत्र क्षीण होत जात असते. अशा वेळेला काही ठिकाणी स्वतः रक्तवाहिन्या बनवण्याची यंत्रणा अंशतः तरी सजग करणाऱ्या म्युटेशनला फायदा मिळतो. मग अशा पेशी जिथं असतील तिथं स्थानिक पातळीवर रक्तवाहिन्या बांधण्याची धडक मोहीम सुरू होते.

एखाद्या म्युटेशनमुळे संपूर्ण यंत्रणा संतुलितपणे काम करेल अशी व्यवस्था जमेलच असं नाही. मग यंत्रणेमधल्या काही गोष्टी कमी पडतात, काही अतिरिक्त असतात. परिणामतः वाहिन्यांचं घनदाट; पण सदोष जाळं तयार होतं. असं सदोष जाळं मधुमेहाच्या मूत्रपिंड, डोळे आणि मेंदूवर दिसणाऱ्या दुष्परिणामांमध्ये अनेकदा दिसतं. अशी क्षमता देणारं म्युटेशन होणं ही काही अंशी योगायोगाची घटना असल्यामुळे प्रत्येक मधुमेहीमध्ये असं दिसेलच असं नाही. म्हणजे शरीरभर रक्तवाहिन्यांची यंत्रणा क्षीण होणं हा वर्तनसत्त्वाच्या कमतरतेचा व्यापक परिणाम आहे. अशा वेळी स्थानिक पातळीवर रक्तवाहिन्यांना अंशतः चालना देऊ शकतील अशी म्युटेशन होऊ शकतात आणि त्या पेशींना वाढीमध्ये फायदा मिळतो म्हणून त्या टिकतात. ही कर्करोगाची अंशप्रक्रिया आहे.

कर्करोगाला विशिष्ट प्रकारच्या म्युटेशनच्या मालिकेची गरज असते. एखाद्या म्युटेशननं कर्करोग होत नाही. तसेच स्थानिक पातळीवर रक्तवाहिन्या तयार करण्याची धडक मोहीम घेऊन स्वतःला फायदा मिळवणाऱ्या पेशी उत्क्रांत होऊ शकतात. हा कर्करोगांश झाला; पूर्ण कर्करोग नव्हे!

मधुमेहाच्या काही दुष्परिणामांमागे असा कर्करोगांश असण्याची दाट शक्यता आहे असं काही संशोधकांचं म्हणणं आहे.[१०] त्यासाठी त्यांनी काही पुरावाही दिला आहे. मधुमेहामध्ये काही स्थानिक प्रभाव दाखवणारी म्युटेशन वाढल्याचं दाखवलं गेलं आहे. काही प्रकारची म्युटेशन रक्तवाहिन्यांमधल्या दोषांशी निगडित असल्याचंही दाखवलं गेलं आहे. म्हणजे या शक्यतेला प्राथमिक पुरावा आहे. पण अजून या शक्यतेकडे संशोधनाचा पुरेसा ओघ वळलेला नाही. निरुपयोगी ठरलेल्या जुन्या विचारधारेतून बाहेर पडून प्रथमदर्शनी पुराव्यानं आश्वासक दिसणाऱ्या नवीन शक्यतांकडे पुरेसं लक्ष द्यावं असं अजून या क्षेत्रातील संशोधकांना वाटत नाही, असं दिसतं. परंतु शरीराच्या काही भागांत रक्तवाहिन्यांची कमतरता आणि काही भागांत स्थानिक पातळीवर अतिरिक्त; पण सदोष जाळं, असं चित्र का दिसतं, याचं

तर्कशुद्ध उत्तर अद्याप दिलं गेलेलं नाही. त्यामुळे स्थानिक म्युटेशनची निवड होणं ही कारणमीमांसा बरोबर असण्याची दाट शक्यता आहे.

मधुमेह व कर्करोग यांचा संबंध

थोडक्यात, मधुमेहाच्या दुष्परिणामामागची आणि कर्करोगाची कारणमीमांसा यात खूप साम्य आहे. त्यातले काही घटक सारखेच आहेत. मग मधुमेह आणि कर्करोगाचा सहसंबंध आहे, यात नवल काहीच नाही. पण कर्करोग समजून घेतला तर मधुमेहाचे दुष्परिणाम समजायला मदत होणार आहे, आणि मधुमेह समजला तर कर्करोग समजणंही सोपं जाणार आहे. मधुमेहाच्या विषयात कर्करोगाला एक पूर्ण प्रकरण देण्याचा उद्देशही हाच आहे!

मधुमेह, उच्च-रक्तदाब, हृदयरोग, कर्करोग यात शरीरात घडणाऱ्या घडामोडींचं असं नवं आणि काहीसं अनपेक्षित स्वरूप आता हळूहळू स्पष्ट होऊ लागलं आहे. काही भाग अजून धूसर आहे, काही अजून उजेडात आलाही नसेल. मात्र, आता अनेक गोष्टींवर पुरेसा प्रकाश पडला आहे. काही अजून अंधारात असल्या तरी चाचपडल्या गेल्या आहेत आणि त्यांच्यावर प्रकाश टाकण्यासाठी खटपट सुरू आहे. त्रुटी कशाची राहिली असेल तर सापडलेल्या सगळ्या गोष्टी एकत्र करून त्याचं संकलित सुसूत्र चित्र मांडण्याची! आजवर झालेल्या संशोधनाचं असं एकत्र आणि सुसूत्र चित्र मांडण्याचा असा प्रयत्न यापूर्वी झालेला नाही. संशोधन खूप झालं असलं तरी ते सगळं तुकड्या-तुकड्यांत आहे. संशोधक एका जागी खूप तपशिलात आणि खोलात गेले आहेत. संशोधन क्षेत्रातील आजची संस्कृती तशीच आहे. त्याचबरोबर कुणीतरी त्रयस्थपणे पाहण्याचीही आवश्यकता असते. अशा प्रकारच्या शास्त्रज्ञांची आज खरोखरच कमतरता आहे, किमान जीव-वैद्यकशास्त्रात तरी नक्कीच!

आज संशोधनाचे सगळे तुकडे एकत्र करून उंचावरून पाहिले तर या विहंगम दृश्यात जे दिसतं ते चित्र पाठ्यपुस्तकी चित्रांपेक्षा बरंच वेगळं आहे. रक्तातील साखर, रक्तदाब, लठ्ठपणा या गोष्टींना जुन्या चित्रांत जितकं महत्त्व दिलं होतं तेवढं ते प्रत्यक्षात नव्या चित्रांत नाही. याउलट, पेशीसुधांची अभिव्यक्ती, रक्तवाहिन्यांचं कमकुवत होणारं जाळं, मायटोकॉंड्रियांमधील बदल, मेंदूमधली केमिस्ट्री, सिम्पथेटिक-पॅरासिम्पथेटिक मज्जासंस्था, निरनिराळ्या अवयवांमधल्या मूळपेशींमध्ये होणारी म्युटेशन, त्यावर होणारी निवड अशा गोष्टींना खरं महत्त्व आहे. साखर-रक्तदाब-लठ्ठपणा नियंत्रणात ठेवण्यानं या सगळ्या गोष्टी पूर्ववत होत नाहीत हे स्पष्ट झालेलं आहे.

आधुनिक जीवनशैलीबरोबर जे रोग आले आहेत, त्या रोगांच्या मागं शरीरात ज्या घडामोडी होतात, त्या सगळ्या गोष्टींचा उगम शोधत मागं गेलं तर तो वर्तनसत्त्वांच्या कमतरतेत असल्याचं दिवसेंदिवस अधिकाधिक स्पष्ट होत आहे.

रोगाचं मूळ सापडलं असेल तर त्यावर उपाय सापडणं सोपं आहे. मूळ न सापडताच केलेले उपाय अंधारात मारलेल्या बाणासारखे असतात. सत्यावर प्रकाश पडत नाही तोवर अंधारात बाण मारणं चूक नक्कीच नाही. पण, एकदा मूळ सापडल्यावर सगळ्याचा पुनर्विचार करणं आवश्यक आहे. मधुमेहाच्या बाबतीत आता आपण नक्की म्हणू शकतो की, साखर-नियंत्रण हे लक्ष्यच चुकीचं होतं. अनेक मोठमोठ्या वैद्यकीय चाचण्यांनी ते चुकीचं असल्याचं दाखवलंही आहे. तेव्हा, आता नव्या चित्राच्या पायावर नव्या उपायांचा शोध घेतला पाहिजे. हाच प्रयत्न आता आपल्याला करायचा आहे.

■■■

९

समन्वयक मेंदू, धोरणी मेंदू

माणसाच्या शरीरातला सर्वांत महत्त्वाचा अवयव म्हणजे मेंदू असला तरी सर्वांत कमी अभ्यास झालेला अवयव म्हणजे मेंदूच आहे! मेंदूचं महत्त्व माणसाच्या जीवशास्त्राच्या किंवा वैद्यकशास्त्राच्या अभ्यासकांना कधी समजलं नाही असं नाही. पण मेंदू समजायला आणि अभ्यास करायलासुद्धा अवघडच आहे. अवघड गोष्टी टाळण्याकडे माणसाची वृत्ती असते. याला अभ्यासक, संशोधक, शास्त्रज्ञ काही पूर्णपणे अपवाद नसतात.

वास्तविक, सगळ्या शारीरक्रियांवर मेंदूचं प्रत्यक्ष-अप्रत्यक्ष नियंत्रण असतंच. मज्जासंस्थेशिवाय शारीरक्रिया नाहीत. तरीसुद्धा शारीरक्रियांचा अभ्यास करताना शक्य तितकं मेंदूला बाजूला ठेवून काम साधलं जातं.

रक्तातील साखरेच्या नियंत्रणात मेंदूची भूमिका महत्त्वाची आहे, ही गोष्ट क्लॉड बर्नार्ड (Claude Bernard) यांनी एकोणिसाव्या शतकातच दाखवून दिली होती. मात्र, इन्सुलिनचा शोध लागल्यावर मेंदूला घेऊन काम करणं ही गोष्ट सगळे जण जणू काही विसरूनच गेले. नुसता पोटाचा विचार करून काम करू लागले. यानं मधुमेह बरा करण्यात काहीच यश येईना तेव्हा आता मधुमेहाच्या संदर्भात मेंदूकडे आणि मज्जासंस्थेकडे परत संशोधकांचं लक्ष मोठ्या प्रमाणावर केंद्रित झालं आहे. त्यासाठी आधी मेंदू आणि मज्जासंस्था कशी असते, ते पाहणं आवश्यक आहे.

साधारणपणे कवटीच्या आत जो अवयव असतो त्याला आपण मेंदू म्हणतो. त्यात मोठा मेंदू, लहान मेंदू, मेंदू स्कंद असे भाग ओळखले जातात. मात्र, कार्याचा

विचार केला तर अशी काटेकोर विभागणी करता येत नाही. तेव्हा आपण मेंदूची व्याख्या करताना शारीरक्रियांचा समन्वय करणारा, धोरणात्मक निर्णय घेणारा आणि इतरांशी संवाद कसा करावा, हे ठरवणारा अवयव म्हणजे मेंदू! अर्थात, या गोष्टी इतर शरीरापासून वेगळं राहून मेंदू करू शकत नाही. तेव्हा ज्या-ज्या वेळी मेंदूच्या कामात शरीराच्या इतर भागांचा प्रत्यक्ष सहभाग असतो, तेवढ्यापुरता त्या अवयवांचासुद्धा आपण आपल्या मेंदूच्या कामापुरत्या व्याख्येत समावेश करू.

आपल्या मेंदूमध्ये चेतापेशी हा सर्वांत महत्त्वाचा खेळाडू तर आहेच; त्याखेरीज मेंदूमधल्या इतर प्रकारच्या पेशी आहेत, मेंदूमधून बाहेर पडून शरीराच्या सर्व भागांत पसरलेल्या मज्जातंतूंचं जाळं आहे, त्यात मेंदूकडून संदेश नेणारे आणि मेंदूपर्यंत सगळ्या शरीरातल्या आणि शरीराबाहेरच्याही गोष्टींचे माहिती आणणारे मज्जातंतू आहेत, मेंदूतल्या निरनिराळ्या भागांत संदेशवहनाचं काम करणारी अनेक रसायनं आहेत; तसेच मेंदूच्या निर्णयावर परिणाम करणारे, पण शरीराच्या इतर भागातून येणारे संप्रेरके आणि इतर प्रकारचे रेणूही आहेत.

रचनेप्रमाणे नाही; पण कामाप्रमाणे मेंदूचे चार भाग करता येतात. अर्थातच, आपल्या सोयीसाठी! प्रत्यक्षात सगळ्या रचना आणि कार्यं एकमेकांत गुंतलेलीच आहेत. मेंदू चार प्रकारची कामे करतो.

मेंदू क्रमांक १ : समन्वयक

प्रत्येक सजीवाला या ना त्या संदर्भांत परिस्थिती पाहून निर्णय करण्याची वेळ येत असते. ते करण्याची पुरेशी क्षमताही सगळ्या सजीवांमध्ये उत्क्रांत झाली आहे. वनस्पती, एवढंच काय; जिवाणू आणि विषाणूसुद्धा निर्णय घेतात. त्यांना कुठं मेंदू असतो? मज्जासंस्थेचा कुठलाच भाग नसतो. मुळात अनेक प्रकारच्या निर्णयांसाठी मेंदूची आवश्यकता नसते. फक्त मेंदूच निर्णय घेऊ शकतो, हा आपला गैरसमज आहे. मज्जासंस्थाच नसलेले जीवही निर्णय घेतात.

मुळांनी कुठल्या दिशेनं वाढावं, फांद्यांनी कुठल्या, फुलांमध्ये किती गुंतवणूक करावी, पानं कधी गळू द्यावीत, उपलब्ध पाण्याप्रमाणे त्यात बदल करावेत का, असे अनेक निर्णय झाडांनाही घ्यायचे असतात. ते घेण्यासाठी अनेक अवयवांचा समन्वयही लागतो. हे सगळं त्यांना मज्जासंस्था नसतानाही करता येतं. फक्त ही तशी संथ प्रक्रिया असते.

मज्जातंतूंचं वैशिष्ट्य म्हणजे त्यांच्यामधून संदेश विजेच्या वेगानं जातात. चपळ आणि सुनियंत्रित हालचाली करायच्या असतात तेव्हा समन्वयाचं काम विजेच्या चपळाईनंच व्हावं लागतं. म्हणून एका जागी वाढणाऱ्या वनस्पतींना त्याची गरज नाही. चालणाऱ्या, धावणाऱ्या, पाठलाग करणाऱ्या, निसटून जाण्याचा प्रयत्न करणाऱ्या प्राण्यांना मात्र त्याची गरज असते. समन्वयाची आणि निर्णयप्रक्रियेची गती वाढवणं हे मज्जासंस्थेचं मूळ काम! मेंदूची पुढे कितीही प्रगती झाली तरी हे मूळ काम तसेच राहतं. चपळ आणि ताकदवान हालचाली स्व-संरक्षणासाठी, इतरांशी स्पर्धा करण्यासाठी, भक्ष्य पकडण्यासाठी कराव्या लागतात आणि त्या सगळ्याचा समन्वय मेंदू करतो. मेंदूच्या उत्क्रांतीतला हा पहिला टप्पा म्हणून आपण त्याला मेंदू क्रमांक एक म्हणू!

वन्य अवस्थेतील जीवन जगणाऱ्या माणसाला हा मेंदू ठायीठायी, सतत वापरावा लागत असेल याची कल्पना आपण नक्कीच करू शकतो. शेतकरी, पशुपालक समाजांनाही तो बऱ्यापैकी वापरावा लागतो. बैठ्या शहरी जीवनात मात्र याचा वापर संपला नसला, तरी अगदीच कमी झाला आहे. आपण खाचखळग्यांच्या, डोंगर-टेकड्यांच्या वाटेनं चालणं, धावणं, झाडावर चढणं, उड्या मारणं, अवघड जागी तोल सांभाळणं, मारामाऱ्या करणं सोडूनच दिलं आहे. त्यामुळे आपल्या मेंदू क्रमांक १ ला फारसं काम उरलेलं नाही. शरीराच्या बचतीच्या नियमाप्रमाणे न वापरल्या जाणाऱ्या अवयवातील गुंतवणूक काढून घेतली जाते.

मेंदू क्रमांक १ चं काम बहुतेक करून (पूर्णपणे नव्हे!) डोक्याच्या पाठीमागच्या भागात वसलेला छोटा मेंदू करतो. मधुमेहींमध्ये छोट्या मेंदूत खूप विघटनकारी बदल दिसून आले आहेत.[१] काही अंशी ते न वापरल्यामुळे असावेत. इतरही बरीच कारणं आहेत.

बैठ्या शहरी जीवनशैलीमध्ये पेशीसुधा आणि रक्तवाहिन्या बांधण्यासाठी लागणाऱ्या यंत्रणेत सर्वप्रथम दोष निर्माण होतात. मेंदूमधील रक्तप्रवाह आणि त्यामुळे ग्लुकोज, प्राणवायू आणि इतर पोषकद्रव्यांचा पुरवठा अपुरा पडू लागतो. तसं झालं तर मेंदूच्या कुठल्यातरी कार्यावर विपरीत परिणाम होणार, हे उघड आहे. परंतु मेंदू तल्लख असल्यामुळे तो कमी वापरल्या जाणाऱ्या कामांचा पुरवठा

प्राधान्यानं बंद करतो. यात छोट्या मेंदूवर सर्वांत आधी परिणाम होतो. त्यावर कडी म्हणजे आपण रक्तातील साखर नियंत्रित करण्याच्या वेडापायी मेंदूचा ग्लुकोजचा पुरवठा आणखी कमी करतो. यामुळे छोट्या मेंदूला आणखी हानीच पोहोचते. मधुमेही माणसाच्या चपळतेची किंवा संवेदना-स्नायू समन्वयाची चाचणी घेतली तर यांसारख्या क्षमतांचा ऱ्हास सर्वांत आधी झालेला दिसून येईल. यावर अभ्यास खूप कमी आहेत. पण ग्लुकोज कमी पडल्यामुळे छोट्या मेंदूची हानी होते हे दाखवलं गेलं आहे.[२]

मधुमेहींच्या किंवा मधुमेहपूर्व अवस्थेतील माणसाच्याही चपळता आणि तोल सांभाळण्याच्या कौशल्याचा ऱ्हास झालेला असतो हेही दाखवलं गेलं आहे.[३] मधुमेहाची आणि त्याच्या दुष्परिणामांची इतर कोणतीही लक्षणं दिसण्यापूर्वी शारीरिक कौशल्यांचा ऱ्हास होतो. हाच इशारा ओळखून वेळीच सावध झालं तर पुढची गुंतागुंत टाळण्याचा प्रयत्न नक्की करता येईल. म्हणजेच, छोटा मेंदू मधुमेहात खूप महत्त्वाचा आहे. मात्र, या महत्त्वाच्या गोष्टीकडे मधुमेहाच्या प्रचलित उपचारपद्धतींनी आतापर्यंत संपूर्ण दुर्लक्षच केलं आहे.

मेंदू क्रमांक २ : धोरणात्मक निर्णय

सगळेच सजीव परिस्थिती पाहून आपली धोरणं आणि आपले निर्णय बदलतात. माणूस तर यातला मुरब्बीच आहे. हे काम करणारा मेंदूचा दुसरा भाग असतो. याला सगळ्या ज्ञानेंद्रियांकडून बाहेरच्या परिस्थितीची माहिती मिळते आणि शरीरांतर्गत मज्जातंतू आणि रासायनिक संदेशांकडून शरीराच्या परिस्थितीची! या दोन्ही गोष्टी पाहून हा मेंदू आपले संभाव्य पर्याय पाहून निर्णय घेतो. हे निर्णय बहुधा खूप खोलवरच्या विचारांचे आणि शहाणपणाचे असतात. हा शहाणपणा उत्क्रांतीमधून आलेला आहे. त्यामुळे ज्या परिसरासंदर्भात उत्क्रांती झाली त्या संदर्भात ते शहाणपणाचे असतात. आजच्या परिस्थितीत ते शहाणपणाचे ठरतीलच असं नाही.

माणसानं किती खावं हे त्याचा मेंदू कसं ठरवतो, ती व्यवस्था कशी निर्माण झाली, पाषाणयुगात ती कशी शहाणपणाची होती, आणि आज ती का काम करत नाही, हे आपण आधीच्या एका प्रकरणात पाहिलं. पण मेंदूचे निर्णय आरोग्यावर कसे परिणाम करतात, हे समजायला तेवढंच एक उदाहरण पुरेसं नाही. मधुमेहाच्या संदर्भापुरतंच बोलायचं म्हटलं तरी मेंदू आणि त्याच्या निर्णयांचा संबंध आणखी खोलवरचा आहे. उदाहरणार्थ,

- एखादा संघर्षाचा प्रसंग आला तर प्रतिस्पर्ध्याशी मारामारी करायची की नाही, हा निर्णय घ्यायचा असतो. यासाठी केवळ बाहेर संघर्षाचा प्रसंग आहे एवढ्याच गोष्टीचं ज्ञान पुरेसं नाही. आपल्या शरीराची स्थिती काय आहे याचा अंदाज खूप महत्त्वाचा असतो. आपले स्नायू बलवान असतील, सांधे लवचीक असतील, मज्जातंतूंचं जाळं चपळ हालचाली करू देत असेल, दमसास चांगला असेल, हृदय वाढीव दाबानं रक्त पंप करू शकत असेल, रक्तवाहिन्या दणकट, चिवट आणि वाढीव दाब सोसू शकणाऱ्या असतील तरच मारामारीला सामोरं जाण्याचा निर्णय घेता येईल. शरीराचा कुठलाही भाग दुबळा असताना मारामारीत पडणं म्हणजे आत्महत्याच! शरीराच्या सर्व भागांकडून येणारे संदेश मेंदूला सर्व माहिती पुरवत असतात.

- सर्व स्नायूंमधून संवेदनातंतू मेंदूकडे जातात. स्नायूच्या प्रत्येक आकुंचनामध्ये किती शक्ती आहे ते मेंदूपर्यंत नेहमीच पोहोचत असतं. त्यामुळे आपल्या शरीराच्या ताकदीची मेंदूला स्पष्ट कल्पना असते. शरीर अशक्त असेल तर तो अशक्तपणाचा भाव आपोआप निर्माण होतो, त्यामागं हे प्रत्येक आकुंचनाची माहिती गोळा होत राहणं महत्त्वाचं आहे. आपली ताकद कमी असेल तर धोरणात्मक मेंदू मारामारी टाळण्याचा निर्णय घेतो. मग शरणागती पत्करणं, वरवर का होईना मैत्रीभाव दाखवणं किंवा लपून राहण्याचा प्रयत्न करणं, इतरांची मदत घेण्याचा प्रयत्न करणं असे इतर अनेक मार्ग असू शकतात. पण, एकदा एक निर्णय घेतला की शरीरातील इतर सर्व रचना-क्रिया-प्रक्रियांना त्या निर्णयाला अनुकूल बनण्याचे आदेश हाच मेंदू देत असतो.

- मारामारी करायचा निर्णय झालाच असेल तर जखमा होतील आणि त्या जखमांमधून जिवाणूंचा शिरकाव होऊ शकेल, असं गृहीत धरून रक्तातल्या पांढऱ्या पेशींना त्वचेकडे पाठवलं जातं, रोगप्रतिकारशक्तीला जागृत केलं जातं, जखमा भरून काढण्याची यंत्रणा – पेशीसुधा आणि रक्तवाहिन्या बांधणी खात्यासकट सुसज्ज ठेवली जाते. स्नायूंकडे जास्त प्रमाणात ऊर्जा पाठवली जाते. छोट्या मेंदूला प्राधान्यानं रक्तपुरवठा केला जातो. हे सगळे आदेश आपोआप दिले जातात.[४]

आजच्या समाजजीवनात आपण प्रत्यक्ष मारामारी करायला जात नाही. आपला उत्क्रांत मेंदू मात्र ती शक्यता गृहीत धरूनच चालतो. कारण त्याची उत्क्रांती त्या

काळच्या जीवनशैलीसाठी झाली आहे, आजच्या जीवनशैलीसाठी नाही. म्हणून शरीरात ताकद असेल तर रोगप्रतिकारशक्ती, जखमा भरून काढण्याची यंत्रणा, रक्तवाहिन्या बळकट ठेवणारी यंत्रणा, मज्जातंतूंचं जाळं, स्नायूंकडे ग्लुकोज पाठवणारी यंत्रणा आपोआपच सुदृढ होते. याउलट, दुर्बल शरीरामुळे नेहमी मारामारी टाळणंच अपरिहार्य असेल तर या सगळ्या गोष्टींमधील गुंतवणूक कमी केली जाते. आणि मारामारी सोडून इतर उपायांसाठी लागणाऱ्या यंत्रणा वापरल्या जातात.

यात 'कॉर्टिसॉल' या स्टेरॉइडला खूप महत्त्व आहे. कॉर्टिसॉल वाढवण्याचा आदेश मेंदूच्या एका भागाकडून येतो. मूत्रपिंडाजवळची एक ग्रंथी ते तयार करते. कॉर्टिसॉल हे वागणुकीला दिशा देणारं रसायन आहे.

अनेक प्रयोगांनी असं दाखवलं आहे की, कॉर्टिसॉलच्या प्रभावाखाली प्राणी धोका पत्करणं टाळून अधिक सावध निर्णय घेतात.[५] त्याबरोबरच जखमा होण्याची शक्यता कमी झाल्यामुळे जिवाणूंशी लढणाऱ्या यंत्रणांमधली गुंतवणूक अंशतः कमी केलेली चालणार असते. म्हणून कॉर्टिसॉल प्रतिकारशक्ती कमी करण्याचं कामही करतं, यात नवल नाही.[६]

'एप' जमातीमध्ये चिंपांझी आणि बोनोबो या दोन अगदी जवळजवळच्या जाती आहेत. यांपैकी चिंपांझी अधिक आक्रमक स्वभावाचे असतात, तर बोनोबो अधिक अहिंसक; पण मुत्सद्दी स्वभावाचे! नवा प्रतिस्पर्धी आव्हान देऊ लागला तर चिंपांझीमध्ये टेस्टोस्टेरोन वाढतं, तर बोनोबोमध्ये कॉर्टिसॉल![७] कारण त्या दोघांची धोरणं वेगळी आहेत. धोरणाप्रमाणे शरीराची केमिस्ट्री बदलते. जो फरक दोन जातींमध्ये दिसतो, तोच फरक एका जातीत दोन स्वभावांमध्येही दिसतो. संघर्षाचा प्रसंग आला तर लढवय्या स्वभावाच्या व्यक्तीमध्ये आक्रमकतेची संप्रेरकं जास्त वाढतात, तर मुत्सद्दी स्वभावाच्या व्यक्तीमध्ये कॉर्टिसॉल तुलनेनं जास्त वाढतं आणि जास्त काळ वाढलेलं राहतं.

धोरणं ठरवण्यात आणि त्यांची अंमलबजावणी करण्यात इन्सुलिनलाही खूप महत्त्व आहे. विचारपूर्वक निर्णय घेण्याच्या प्रक्रियेत मेंदूला इन्सुलिनची प्रत्यक्ष गरज असते. या गोष्टीचा ग्लुकोजशी काही संबंध नाही. इन्सुलिनची पातळी वाढली तर स्मरणशक्तीला आणि विचारप्रक्रियेला चालना मिळते, असं उंदरांमधल्या आणि माणसांमधल्या प्रयोगातही दिसून आलं आहे.[८] त्याचबरोबर इन्सुलिनचा परिणाम धोका टाळण्याची वृत्ती तयार होणं असाही असतो. म्हणजे

तुम्ही शक्तीपेक्षा युक्तीचा प्रयोग जास्त करणार असाल तर तुमच्या मेंदूला वाढीव प्रमाणात इन्सुलिनची गरज आहे.

तुमचं शरीर कुठल्याही प्रकारे दुबळं असेल तर तुम्ही शक्तीचा वापर करून फारसं काही मिळवू शकत नाही. अशा वेळी युक्तीचीच कास धरावी असा निर्णय घेऊन मेंदू इन्सुलिनची पातळी वाढवण्याचा आदेश देतो. तो आदेश देण्याची यंत्रणासुद्धा पूर्णपणे माहीत आहे. पण, इन्सुलिनची पातळी वाढली तर स्नायूंकडे जास्त ग्लुकोज ढकललं जाईल. स्नायूंना सध्या फार काही काम नसल्यामुळे तिकडे जास्त ग्लुकोज पाठवणं हा वायफळ खर्च झाला. तो टाळण्याचा उत्तम उपाय म्हणजे स्नायूंमधील इन्सुलिन-विरोध काहीसा वाढवणं. हा आदेशही मेंदूच देतो.

इन्सुलिनची पातळी आणि इन्सुलिन-विरोध वाढवण्याचा आदेश मेंदू कसा देतो ते समजण्यासाठी सिम्पथेटिक-पॅरासिम्पथेटिक मज्जासंस्था काय आहेत आणि त्या काय करतात, हे समजून घेतलं पाहिजे. सिम्पथेटिक-पॅरासिम्पथेटिक मज्जासंस्थेबद्दल समजांपेक्षा गैरसमजच जास्त आहेत. म्हणून त्यांचं कार्य कसं आणि कशासाठी उत्क्रांत झालं ते समजून घेणं आवश्यक आहे. धोरण आणि आदेश यात फरक आहे. धोरण हा एक पायाभूत निर्णय असतो. त्या धोरणाच्या अंमलबजावणीसाठी छोटे-मोठे आदेश दिले जातात. सिम्पथेटिक-पॅरासिम्पथेटिक मज्जासंस्थेकडे धोरणात्मक आणि आदेशात्मक अशी दोन्ही प्रकारची कामं आहेत. पाठ्यपुस्तकं मात्र या संस्थेचं वर्णन करताना त्याच्या आदेशात्मक कार्यावरच भर देतात. दुसरीकडे सिम्पथेटिक आणि पॅरासिम्पथेटिक हे दोन परस्पर विरुद्ध पक्ष आहेत असं सांगितलं जातं, ते खरं नाही.

संभोगाच्या वेळेस स्त्री आणि पुरुष यांच्या शरीरात सिम्पथेटिक आणि पॅरासिम्पथेटिक मज्जासंस्था एकाच वेळी आणि संपूर्ण सहकार्यानं काम करतात. त्यांच्यात समन्वय नसेल तर समाधानकारक संभोगसुख संभवत नाही.[९] त्यामुळे हे दोन घटक नेहमीच एकमेकांच्या विरुद्ध काम करतात, यात तथ्य नाही. काही विशिष्ट संदर्भात त्यांची कामं एकमेकांच्या विरुद्ध दिशेनं होतात, हे मात्र खरं!

थोडक्यात, सिम्पथेटिक संस्था देशाच्या संरक्षण खात्यासारखी आणि सैन्यदलासारखी असते, तर पॅरासिम्पथेटिक संस्था अंतर्गत शांततापूर्ण लोकाभिमुख

व्यवस्थेसारखी असते. या दोन्हींच्या योग्य समन्वयानंच देश चांगला चालतो. बाहेरच्या आक्रमणाचा धोका असतो त्या वेळेस अर्थातच सैन्यबलाला जास्त महत्त्व! मग देशातला अर्थव्यवहारही सैन्यदलाला प्राधान्य देऊन चालतो. अंतर्गत गोष्टींकडे काही काळ दुर्लक्ष केलं तरी चालतं.

एखाद्या हिंस्त्र प्राण्याचं आक्रमण होतं किंवा कुणाशीतरी मारामारी करण्याची वेळ येते तेव्हा सिम्पथेटिक मज्जासंस्था चवताळून उठते. तिच्या आदेशाखाली स्नायूंना ऊर्जेचा जास्त पुरवठा केला जातो. रक्त अधिक दाबानं खेळवलं जातं, रक्तात जास्त साखर सोडली जाते, साठवलेली चरबी चरबीगृहातून जाळण्यासाठी बाहेर काढली जाते, श्वसनाचा वेग आणि हृदयाचे ठोके वाढतात. थोडक्यात, शरीराला या ना त्या प्रकारच्या ॲक्शनबाजीसाठी जय्यत तयार केलं जातं. हे झाले आदेश! त्याचबरोबरीनं सिम्पथेटिक मज्जासंस्थेचं धोरणात्मक कामही आहे. ते म्हणजे शांतता काळीसुद्धा युद्धासाठी लागणाऱ्या यंत्रणा मजबूत ठेवणं. त्यासाठी स्नायूंमध्ये बळकटी आणणं, चरबी वाढू न देणं, जखमा होतील असं गृहीत धरून जखमा भरून काढण्याची यंत्रणा तयारीत ठेवणं अशा गोष्टींमध्ये शांतता काळातील सिम्पथेटिक व्यवस्था काम करत राहते.[१०] तिच्या धोरणाचा एक भाग म्हणजे चरबी कोथळ्यात न साठवता त्वचेखाली साठवणं. कारण इथं तिचा उपयोग शरीरावर होणारे आघात झेलण्यासाठी होतो.

चरबी ही रासायनिकदृष्ट्या तीच असली तरी कोथळ्यातल्या चरबीला आणि त्वचेखालील चरबीला सिम्पथेटिक मज्जातंतूंचा पुरवठा वेगळा असतो. त्यामुळे या दोन्ही ठिकाणच्या चरबीची प्रतिक्रिया वेगळी असते. सिम्पथेटिक मज्जातंतू उत्तेजित झाले तर कोथळ्यातील चरबी जाळली जाते; पण त्वचेखालची नाही.[११] त्यामुळे लढवय्या माणसाचं पोट सुटलेलं सहसा दिसत नाही. तो लठ्ठ असू शकतो. लठ्ठ असलाच तर ती चरबी त्वचेखाली असते. लढवय्येपण स्वभावात नसलेल्या माणसानं चरबी साठवली तर त्याचं आधी पोट सुटतं, कारण सिम्पथेटिक व्यवस्था फारशी जागरूक नसते.

पॅरासिम्पथेटिक यंत्रणा युद्धापेक्षा शांतता काळात अधिक जागरूक असते. ती माणसाच्या बुद्धिमान आणि मुत्सद्दीपणाच्या यंत्रणेला अधिक साहाय्य करते. खाण्यामुळे मिळालेली ऊर्जा जास्त असेल तर सिम्पथेटिक प्रभावाखाली ती स्नायूंमध्ये अधिक प्रथिनं तयार करण्यासाठी वापरली जाईल, तर पॅरासिम्पथेटिक प्रभावाखाली जास्त चरबीच्या रूपात साठवली जाईल. पॅरासिम्पथेटिकच्या

आदेशाखाली इन्सुलिन तयार करणाऱ्या बीटा पेशी वाढतात, त्या सर्व मिळून अधिक इन्सुलिन तयार करू लागतात.[१२] त्याचा परिणाम एकीकडे चरबी वाढण्यात होतो.

दुसरीकडे मेंदूला स्मरणशक्ती आणि विचारशक्तीचा विकास करण्यासाठी जास्त इन्सुलिनचा पुरवठा होतो. हृदयाचे ठोके सिम्पथेटिक प्रभावामुळे वाढतात, तर पॅरासिम्पथेटिक प्रभावामुळे कमी होतात. या दोन्हींच्या संतुलनामुळे आरोग्य टिकून राहतं.

एखाद्या देशाच्या उन्नतीमध्ये तिची अंतर्गत व्यवस्था आणि संरक्षण व्यवस्था यांच्यातील सुसूत्रता महत्त्वाची असते. पण कधीकधी या दोन्हींमध्ये संघर्ष निर्माण होऊ शकतो. तसाच सिम्पथेटिक-पॅरासिम्पथेटिक संस्थांमध्ये विशिष्ट परिस्थितीमध्ये संघर्ष निर्माण होतो. ही परिस्थिती वर्तनसत्त्वांच्या अभावानं निर्माण होते. मेंदूला रक्तवाहिन्या कमी पडून पोषकद्रव्यांचा पुरवठा कमी पडतो तेव्हा अशी संघर्षाची परिस्थिती येते.

लढवय्येपणा पूर्णपणे सोडून दिलेल्या माणसांत पेशीसुधांची कमतरता भासत असते. त्यामुळे रक्तवाहिन्या दुबळ्या झालेल्या असतात. अशा माणसांत न वापरले गेलेले स्नायूही दुबळे झालेले असतात. त्यामुळे स्वभाव लढवय्या राहण्याची शक्यता नसते. अशा परिस्थितीत शक्तीपेक्षा युक्तीचा अधिक वापर करण्यासाठी मेंदूला इन्सुलिनची आवश्यकता असते आणि पॅरासिम्पथेटिक यंत्रणा वापरून मेंदू जास्तीचे इन्सुलिन तयार करून घेतही असतो. त्याचबरोबर रक्तवाहिन्यांचं जाळं कमी होऊन मेंदूला ग्लुकोजही कमी पडण्याची शक्यता असते.

मेंदूमध्ये ग्लुकोजची पातळी अचूक मोजणाऱ्या मज्जापेशी असतात. त्या, या क्षणी किती ग्लुकोज उपलब्ध आहे, मेंदूला कितीची गरज आहे, त्याप्रमाणे रक्तात किती ग्लुकोज असायला पाहिजे याचे गणित मांडतात. त्याप्रमाणे सिम्पथेटिक व्यवस्था वापरून मेंदू यकृताला जास्तीचे ग्लुकोज सोडायला सांगतो.[१३]

वास्तविक, युद्धसदृश परिस्थितीमध्ये स्नायूंना जास्त ऊर्जा मिळवून देण्यासाठी यकृताला जास्त ग्लुकोज तयार करायला सांगण्याचा अधिकार सिम्पथेटिक व्यवस्थेकडे आहे. मेंदूला ग्लुकोजची कमतरता जाणवू लागते तेव्हा याच यंत्रणेचा वापर करून मेंदू यकृताला जास्त ग्लुकोज सोडायला सांगतो. इन्सुलिन जास्त असेल तर मात्र जास्तीचे ग्लुकोज तयार करण्यात अडथळा येऊ शकतो. त्यासाठी अनेक गोष्टी केल्या जातात.

एक म्हणजे, यकृतात इन्सुलिनचा प्रभाव कमी केला जातो. हे काम सिम्पथेटिक आदेशच करतो. दुसरं म्हणजे, स्नायूंनी आणि इतर अवयवांनी ग्लुकोज कमी वापरलं तर मेंदूला जास्त मिळेल. म्हणून स्नायूंवरचा इन्सुलिनचा प्रभावही कमी केला जातो. त्यामुळे रक्तात जास्त इन्सुलिन; पण त्याचबरोबर जास्त ग्लुकोजही तयार होतं, असं विरोधाभासात्मक चित्र दिसू लागतं. एवढ्यानं मेंदूला होणारा ग्लुकोजचा पुरवठा पुरेसा नसेल, तर आता सिम्पथेटिक मज्जातंतू बीटा पेशींना इन्सुलिन सोडायला मज्जाव करू लागतात.[१४] इथं सरळसरळ सिम्पथेटिक-पॅरासिम्पथेटिक संघर्ष समोरासमोर येतो.

एकीकडे मेंदूला जास्त इन्सुलिन हवं म्हणून पॅरासिम्पथेटिक प्रभावाखाली बीटा पेशी वाढून जास्त इन्सुलिन तयार करत असतात, तर दुसरीकडे सिम्पथेटिक तंतू त्यांना इन्सुलिन सोडण्यास मज्जाव करत असतात. यात होतं असं की, इन्सुलिन बीटा पेशींमध्ये साठून बसतं. इन्सुलिनबरोबरच अमायलिन नावाचं आणखी एक पेप्टाइड नेहमी तयार होत असतं. याचंही काही कार्य आहे म्हणून ते तयार होतं. नेहमी इन्सुलिनबरोबरच तयार होऊन ते इन्सुलिनबरोबरच सोडलंही जातं. जेव्हा सिम्पथेटिक मज्जातंतू इन्सुलिन सोडायला विरोध करतात तेव्हा इन्सुलिनबरोबर अमायलिनसुद्धा तुंबून राहतं. तुंबल्यामुळे या अमायलिनचे मोठे पॉलिमर तयार होतात. त्यानं बीटा पेशींना हानी पोहोचून त्या मरतात. सिम्पथेटिक-पॅरासिम्पथेटिक व्यवस्थांमधल्या अनावश्यक संघर्षामधून हे सगळं रामायण घडतं.[१५] या संघर्षाचं मूळ मेंदूतील रक्तवाहिन्यांमधील दोषामध्ये आहे. म्हणजेच वर्तनसत्त्वांच्या कमतरतेमध्ये आहे. हा असा संघर्ष आजचा आहे.

माणसाच्या पूर्वजांना एवढ्या मोठ्या प्रमाणात वर्तनसत्त्वांची त्रुटी कधीच भासली नव्हती. त्यामुळे असं काही झाल्यावर व्यवस्था कशी सावरायची याचे काही उपाय उत्क्रांत झालेले नाहीत. म्हणूनच हे रोगकारक परिणाम दिसतात. मधुमेहामध्ये आधी अतिरिक्त बीटा पेशी आणि अतिरिक्त इन्सुलिन, त्याचबरोबर स्नायू आणि यकृतात वाढलेला इन्सुलिन-विरोध, त्यानंतर बीटा पेशींचा ऱ्हास, त्या जागी अमायलिनचे थर अशा क्रमानं गोष्टी का घडतात, हे आपल्याला सिम्पथेटिक- पॅरासिम्पथेटिक व्यवस्थांमधले बदल आणि संघर्ष समजून घेतल्यावरच कळतं.

युद्धाचा प्रसंग आल्यामुळे होणारं सिम्पथेटिक संस्थेचं उद्दीपन आणि मेंदूला रक्तप्रवाह कमी पडल्यामुळे करावं लागणारं उद्दीपन यात जमीन-आसमानाचा फरक आहे. यातील पहिलं शरीराला दणकट बनवतं, तर दुसरं दुर्बल बनवतं. पहिलं इन्सुलिन-विरोध कमी करतं, तर दुसरं वाढवून आरोग्याच्या समस्येत ढकलतं. मुळात सिम्पथेटिक उद्दीपन आरोग्याला कुठल्याही प्रकारे हानिकारक नसून ज्या परिस्थितीमधून सिम्पथेटिक-पॅरासिम्पथेटिकचा संघर्ष सुरू झाला ती परिस्थिती, ही खरी आरोग्यसमस्या आहे.

थोडक्यात, सिम्पथेटिक-पॅरासिम्पथेटिक मज्जासंस्थांचा वर्तनसत्त्वांच्या अभावाने ओढवलेल्या परिस्थितीत मधुमेहाच्या रोगप्रक्रियेमध्ये मोठा वाटा आहे. वास्तविक, हा शोध काही नवा नाही. याचा आपण लावलेला अर्थ मात्र नवा आहे. यापूर्वी केवळ स्ट्रेस वाढला की सिम्पथेटिक संस्था जागृत होऊन तिचे काहीतरी दुष्परिणाम दिसतात, असं काहीसं ढोबळ विधान केलं जायचं. या कहाणीमध्ये सिम्पथेटिक संस्थेकडे खलनायकाची भूमिका दिलेली होती. पण ही संस्था उत्क्रांत झालेली असेल तर ती खलनायक म्हणून का उत्क्रांत होईल? ती काही उपयुक्त कार्यासाठीच उत्क्रांत झाली असली पाहिजे. या कहाणीचं दुसरं गृहीत असं आहे की, माणसाच्या पूर्वजांना ताणतणाव होता, तो फक्त हिंस्र प्राणी आणि टोळीयुद्ध यांच्यापासूनच होता, ही गोष्ट खरी नाही!

माणूस हा समाजप्रिय प्राणी आहे. माकडांच्या समाजातही ताणतणावाची सामाजिक कारणे असतात. एकमेकांशी वागण्यात लबाडी, धोरणीपणा, गटबाजी असते. हा सामाजिक ताण आक्रमणाच्या ताणापेक्षा खूप वेगळा आहे. आणि त्याला तोंड देण्याची यंत्रणा माणसामध्ये स्वतंत्रपणे उत्क्रांतही झाली आहे. त्यामुळे सर्व प्रकारच्या ताणामध्ये सिम्पथेटिक प्रतिक्रिया दिली जाते आणि ती नेहमीच वाईट असते, हे खरं नाही.

सिम्पथेटिक ताणाचे आरोग्यावर अनेक अनुकूल परिणामही होत असल्याचे अनेक अभ्यासही दाखवतात. म्हणून हे ताण-सिम्पथेटिक-रोग असं चित्र उपलब्ध पुराव्याशी सुसंगत नाही तसेच उत्क्रांतीच्या तत्त्वांशी आणि तर्काशीही सुसंगत नाही. म्हणून ते आता सोडून दिलं पाहिजे. नव्या संशोधनाबरोबर आणि उत्क्रांतितत्त्वांच्या

योग्य वापराबरोबर या संस्थांच्या मूळ कार्याचे आणि मधुमेहातल्या उपद्रवकारक परिणामांचे अधिक सुसंगत अर्थ लागत आहेत.

मेंदू क्रमांक ३ : जाणीव मेंदू

मेंदू किंवा विचारशक्ती म्हटल्यावर आपल्या डोळ्यांसमोर जे चित्र उभं राहतं ते या ३ क्रमांकाच्या मेंदूचं असतं. मेंदू क्रमांक २ चं जवळजवळ शंभर टक्के काम नेणिवेमध्ये चालतं. तिथं चाललेला विचार, योजना, धोरणं आणि आदेश आपल्याला समजत नाहीत. ते पाषाणयुगामध्ये जसे उत्क्रांत झाले आहेत तसेच म्हणजे त्याच तत्त्वांवर बहुतांश काम करतात. तपशील आधुनिक असू शकेल; पण मूळ तत्त्वं पाषाणयुगात निर्माण झाली तशीच राहतात आणि आपल्याला त्याची जाणीवच नसते. क्रमांक १ किंवा २ चा मेंदू इतर प्राणी आणि माणसात फार वेगळा नाही. माणसाच्या मेंदूचं खरं वेगळेपण कुठं असेल तर ते या क्रमांक ३ च्या मेंदूमध्ये आहे. इतर कुठलाच प्राणी या बाबतीत माणसाच्या जवळपासही येत नाही.

हा मेंदू भाषा आणि संवाद यांच्याशी निगडित आहे. भाषेनं माणसाचं समाजजीवनच खूप मोठ्या प्रमाणावर बदललं आहे असं नाही, तर त्याच्या मनाचे व्यवहारच भाषेभोवती केंद्रित झाले आहेत. इतके की, जे विचार शब्दांमध्ये असतात त्याच विचारांनी आपल्या जाणीवमनाचा बहुतांश भाग व्यापला आहे. मुळात जाणीव निर्माणच का झाली? याचं उत्तर संवाद हे आहे. माणसाचा संवाद इतक्या मोठ्या प्रमाणावर भाषेच्या माध्यमातून होतो, की संवाद म्हणजे भाषा असं आपण सहजच गृहीत धरतो.

जाणीव आणि संवादाचा संबंध काय? समजा, आपण सायकलवरून घरून कचेरीत गेलो. जाताना वाटेत अनेक अडथळे आले असतील. आपण ते सहज पार केलेही असतील. पण जाणिवेच्या पातळीवर त्याचा काहीही विचार केला नसेल. बरं, कुठल्या अडथळ्यावर कुठला उपाय करायचा हा निर्णय काही अगदी साधा नाही. मध्ये पाठमोरा माणूस असेल तर घंटा वाजवावी. खड्डा असेल तर घंटा वाजवून काय उपयोग? म्हैस असेल तर घंटेला अजिबात दाद देत नाही, कुत्रा थोडीतरी देतो हे आपल्याला अनुभवांनी माहीत असतं. त्या अनुभवज्ञानाचाही आपण वापर करत असतो. त्याच वेळी आपल्या डोक्यात मात्र वेगळ्याच कशाचातरी विचार सुरू असू शकतो. इतका की, रस्त्यावरच्या गोष्टी आपल्या विचारांमध्ये डोकावतही नाहीत. रस्त्यावरचे अडथळे आपण आपल्या नकळत सहजच पार करू शकतो. म्हणजे निर्णय घेण्यासाठी जाणीवपूर्वक विचार करण्याची गरज असतेच असं नाही.

समजा, तुम्ही दुसऱ्याला सायकल चालवायला शिकवत असाल तर प्रत्येक गोष्टीचा आपण जाणीवपूर्वक विचार करतो आणि त्याला सूचना देतो. हे सगळं जाणिवेच्या पातळीवर येतं. कारण आपल्याला दुसऱ्याला सांगायचं असतं. उदाहरणार्थ, काम करत असताना पंख्याचा आवाज ऐकू येत नसतो. पण जाणीवपूर्वक पंख्याकडे लक्ष जाते तेव्हा काही गोष्टी प्रकर्षनि जाणवू लागतात. आवाज आधीसुद्धा होताच, कानांच्या पडद्यावर पडत होता, पडदा कंप पावतच होता, त्याच्यामागच्या चेतापेशींपर्यंत ती कंपने पोहोचतच होती. तरीही, जाणीवपातळीवर तो आवाज नव्हता. त्या आवाजाविषयी बोलण्याची वेळ येते तेव्हा तो जाणवू लागतो. म्हणजे भोवतालच्या परिस्थितीचं ज्ञान होण्यासाठी, त्याला अनुसरून कसं वागावं याचा निर्णय घेण्यासाठी जाणिवेची गरज लागत नाही. जेव्हा एखाद्या गोष्टीविषयी संवाद साधण्याची वेळ येते तेव्हाच जाणिवेचा संबंध येतो.[१६]

माणसाची जाणीव ही एखाद्या वृत्तपत्रातील संपादकीय विभागासारखी काम करत असते. ज्या गोष्टींबद्दल कुणाशीतरी संवाद साधणं शक्य आहे अशाच गोष्टी जाणिवेच्या पातळीवर घडत असतात. त्यांपैकी काहीच आपण प्रत्यक्ष बोलतो. काही न बोलण्याचं ठरवतो. काय बोलायचं याचा निर्णय घेताना समोर कोण आहे, त्याची प्रतिक्रिया काय असू शकेल, आपल्याला कुठला परिणाम अपेक्षित आहे, अशा गोष्टींना महत्त्व येतं; यालाच 'जाणीव' म्हणतात.

> जाणीव ही प्रत्यक्ष घडलेल्या मानसिक प्रक्रियांचा अर्क असतो. मेंदूत घडणाऱ्या गुंतागुंतीच्या गणितांपैकी फार थोडी जाणिवेच्या पातळीवर येतात. जी येतात ती दुसऱ्याशी होऊ शकणाऱ्या संवादाला अनुकूल असतील अशीच येतात. याचा अर्थ असा की, आपल्या एखाद्या निर्णयामागची खरी कारणं काय आहेत, याची स्वतःलाही पूर्ण जाणीव असेलच असं नाही. त्यामुळे आपण आपल्या वागण्यामागची कारणं शोधतो तेव्हा ती स्वतःला आणि आजूबाजूच्या लोकांना पटतील अशीच शोधण्याचा प्रयत्न करतो.

मानसशास्त्रात हे दाखवणारे अनेक प्रयोग झाले आहेत. याला विवेकाभास (rationalization) असं नाव आहे.[१७] माणूस विवेकानं बोलत नाही तर विवेकाभासानं बोलतो. माणसं अशी का वागतात याचं कारण शोधायचं असेल तर कुठल्याही प्रश्नाचं उत्तर देताना 'विचारणाऱ्याचा हेतू काय असू शकेल' याचा

माणूस विचार करतो. त्याला अनुसरून मी कसं उत्तर देणं माझ्या फायद्याचं ठरेल? उत्तर देणारा अगदी प्रामाणिक असला तरी त्याला स्वतःलाच त्याच्या वागण्याचं खरं कारण माहीत असेलच असं नाही.

> जाणिवेच्या पातळीवर केलेला विचार आणि निर्णय यांचा संबंध कसा असतो? आधुनिक मानसशास्त्रामधल्या अनेक प्रयोगांनी असं दाखवून दिलं आहे की, माणसाच्या मनात निर्णय आधी होतो, विचार नंतर! आपण विचार करून निर्णय घेत नाही, तर निर्णय घेतल्यानंतर त्या निर्णयाचं समर्थन कसं करता येईल असा विचार करतो. ज्या निर्णयाविषयी कुणाशी बोलण्याचा संबंधच येत नाही ते निर्णय आपण घेतले आहेत, असंही जाणीवपातळीवर येत नाही. जाणीव ही निर्णयप्रक्रियेचा एक भाग नसून निर्णय झाल्यानंतरचं कवित्व आहे. आपली स्वप्ने, हेतू, कल्पनाशक्ती हे सर्व मेंदू क्रमांक ३ मध्ये येतात. आपण ज्याला सकारात्मक विचार, नकारात्मक विचार वगैरे म्हणतो ते सर्व याच्यातच येतात.

आपण पाहिलं की, मेंदूने घेतलेल्या आपल्या वर्तनविषयक सगळ्या महत्त्वाच्या निर्णयांचा शारीरक्रियांवर परिणाम होत असतो. याउलट, सगळ्या शरीराकडून येणारे संदेश निर्णयप्रक्रियेवर परिणाम करत असतात. म्हणजे मेंदू आणि शारीरक्रियांचं एकमेकांशी अगदी घट्ट असं नातं आहे. ही गोष्ट मेंदू क्रमांक ३ ला तितक्या प्रमाणात लागू होत नाही. १ आणि २ ला मात्र लागू होते. त्यामुळे नुसता सकारात्मक विचार करून आरोग्यावर चांगला परिणाम होईल या शक्यतेला खूपच मर्यादा आहेत. तरीसुद्धा मानसिकतेचा परिणाम अनेक प्रकारांनी आरोग्यावर होतो, यात शंका नाही.

तो कसा आणि का होतो, हे बारकाईने पाहणं आवश्यक आहे. मेंदू क्रमांक ३ चा शारीरक्रियांशी थेट संबंध नसला तरी मेंदू क्रमांक १ किंवा २ च्या मध्यस्थीने येऊ शकतो. त्यासाठी जाणीव मेंदूतून जो संवाद होणार आहे त्याचे सामाजिक प्रतिबिंब उमटून त्याचा परत आपल्यावर परिणाम होणार आहे, असं गणित मेंदू क्रमांक २ ला दिसायला हवं. मग धोरणात्मक विचार करण्याची पाळी मेंदू क्रमांक २ वर येईल, तेव्हा त्याचा परिणाम शारीरक्रियांवर नक्की दिसेल.

आपले जे अनुभव जाणिवेच्या पातळीवर येतात त्याला जवळजवळ प्रत्येक वेळी सामाजिक परिमाणे असतातच. काही लागल्यावर होणारं दुःख किंवा वेदना याचं उदाहरण घेऊ. लहान मूल एकटंच खेळताना पडलं तर आधी आजूबाजूला पाहतं. कुणी दिसलं नाही तर दुखलेलं विसरून काही क्षणात परत खेळायला लागतं. पण कुणी आजूबाजूला असेल तर भोकाड पसरते, आणि आई असेल तर फारच मोठं भोकाड पसरतं. म्हणजे वेदनेचा एक हेतू त्याचा सामाजिक फायदा घेणं, इतरांची सहानुभूती, मदत किंवा आणखी काही मानसिक किंवा भौतिक फायदा मिळवणं हा असतो. मोठ्या माणसांची परिस्थिती काही पूर्णपणे वेगळी नसते.

वेदनेच्या भावनेची उत्क्रांती का झाली, याची दोन सरळसरळ कारणं आहेत. एक तर दुखऱ्या अवयवाला विश्रांती द्यावी म्हणून! याच कारणाने दुखरा अवयव हलवला तर जास्त दुखतो, स्थिर ठेवला तर दुखत नाही. दुसरं कारण म्हणजे इतरांना दुखण्याची माहिती होऊन प्रत्यक्ष-अप्रत्यक्ष मदत आणि इतर सामाजिक फायदे घेता यावेत म्हणून! प्रत्येक माणसाच्या स्वभावाप्रमाणे त्याची सामाजिक नाती बदलतात, त्याप्रमाणे त्याच्या वेदनेचे मानही! स्वतंत्र, स्वावलंबी, आत्मनिर्भर माणसांची वेदना पचवण्याची क्षमता खूप जास्त असते. एवढंच नव्हे; तर त्याला स्वतःला जाणवणारी वेदनेची तीव्रताही कमी असते.

याउलट, भावनिकदृष्ट्या जास्त परावलंबी व्यक्तीला छोटी वेदनाही मोठी वाटते. युद्धामध्ये किंवा मैदानी खेळामध्ये काही दुखापत होते तेव्हा त्या जोशामध्ये माणूस दुखापतीसकट लढणे किंवा खेळणे सुरू ठेवू शकतो. कारण जोशाची, आक्रमकतेची संप्रेरके आणि मज्जाजाल वेदनेला व्यक्त होऊ देत नाहीत.[१८] सामना संपून जेव्हा आपली काळजी घेणाऱ्या लोकांमध्ये ती व्यक्ती परत येते तेव्हा वेदना डोकं वर काढते. झुंजण्याची भावना वेदना नियंत्रणात ठेवते ही गोष्ट खूप महत्त्वाची आहे.

आपला जो भाग दुखावला आहे तिथं वेदना निर्माण होत नसते. मेंदू हा वेदनेचा निर्माता आहे. दुखऱ्या भागाकडून मेंदूला खबर जात असते. त्यावर किती वेदना निर्माण करायची हे मेंदू परिस्थितीचा नीट अंदाज घेऊन ठरवतो. जेव्हा माणसाची झुंजार वृत्ती, म्हणजे शारीरिक पातळीवर झुंज घेण्याची तयारी, संपते तेव्हा शरीराकडून येणाऱ्या छोट्यामोठ्या संदेशांचं पटकन दुखण्यात रूपांतर होऊ शकतं. (इथं झुंज ही पाषाणयुगीन म्हणजे शारीरिक झुंज अभिप्रेत आहे. व्यापारातली, बिझनेसमधली झुंज नाही.) थोडक्यात, स्वतः झुंजून स्वतःच मार्ग काढण्याचा

स्वभाव असेल आणि दुसऱ्यांची गरज कमी भासत असेल तर वेदना पचवण्याची ताकद जास्त असते. याउलट, सहानुभूतीची अपेक्षा असेल तर वेदना जास्त असते.

एखाद्या व्यक्तीला स्वभावतः सामाजिक आधाराची खूप गरज भासत असेल आणि ती मिळत नसेल तर वेदना खूप तीव्र असू शकते आणि सहानुभूती मिळाल्यावर ती थोडी कमी होते. म्हणजे सहानुभूती आणि वेदनेचं नातं तसं गुंतागुंतीचं आहे. जेव्हा डॉक्टर, वैद्य किंवा घरची अनुभवी प्रेमळ व्यक्ती दुखऱ्या भागावर उपचार करते तेव्हा त्या प्रेमाच्या, सहानुभूतीच्या भावनेनंच काही परिस्थितीत बरं वाटतं, तर काही परिस्थितीत वेदना वाढते. हा सहानुभूतीचा प्रत्यक्ष परिणाम नसून त्या परिस्थितीत सहानुभूती मिळाल्यामुळे कुठले धोरणात्मक बदल होतात त्यावर अवलंबून आहे.

जाणिवेच्या पातळीवर येणारे विचार किंवा भावना हे बऱ्याचदा हिमनगाचं टोक असतं. एखादा अवयव दुखावला आहे याची मेंदूला माहिती मिळते तेव्हा वेदनेखेरीज इतरही बरेच धोरणात्मक बदल घडत असतात. ते मेंदू क्रमांक २ मध्ये घडतात. जाणिवेच्या पातळीवर ते येतीलच असं नाही. काही काळ तरी दुखावलेल्या शरीराने आपल्याला झुंजता येणार नाही आणि सामाजिक अवलंबन वाढवावं लागेल, हे ओळखून मेंदू क्रमांक २ काही काळासाठी तरी मुत्सद्दी धोरण अंगीकारण्याचा प्रयत्न करतो.

त्यानुसार धोका टाळणं, मारामारी टाळणं, शक्तीपेक्षा युक्तीने वागणं, इतरांची मदत मागणं हे बदल करावे लागतात. त्यासाठी कॉर्टिसॉल वाढवणं, इन्सुलिन वाढवणं, जखमी भागाला बरे व्हायला ऊर्जा लागते म्हणून इतर अवयवांची ऊर्जा कमी करणं, त्यासाठी इन्सुलिन-विरोध वाढवणं, आवश्यक तर रक्तातील साखर वाढवणं असे उपाय केले जातात.

अनेक प्रकारच्या दुखापतींनंतर रक्तातील साखर वाढते.[११] पण ही तात्पुरती आवश्यक प्रतिक्रिया असते. जखमा भरून काढण्याच्या कामाला ऊर्जा पुरवठा करण्याचा हा प्रयत्न असतो. याला मधुमेह समजून साखर बळजबरीने कमी करणं योग्य नव्हे.

अनेक प्रकारच्या मानसिक समस्यांमध्येही अनेक गुंतागुंतीच्या प्रक्रिया घडत असतात आणि त्याचा थोडासाच भाग जाणीवमनात असतो. नैराश्य (depression), भीतीभाव (anxiety), गलितगात्र (chronic fatigue syndrome) यांसारखे मानसिक आजार आपल्या नकळत अनेक शारीरक्रियांशी आणि इतर मनोव्यापारांशी जोडलेले असतात. त्याची आपल्याला जाणीवही नसते. नैराश्य आणि भीतीभाव यांचा मधुमेहाशी किंवा इन्सुलिन-विरोधाशी संबंध असणं अपेक्षितच आहे. कारण या भावना लढवय्या वृत्तीपासून दूर नेणाऱ्या असतात. आता मधुमेहामुळे या मानसिक आजारांचा जन्म होतो, की अशी मनोवृत्ती असणाऱ्यांना मधुमेह होण्याची शक्यता जास्त असते, याबद्दल मतभेद आहेत. पण या मानसिक अवस्था म्हणजे निव्वळ रोग नाहीत. काही प्रसंगी उपयुक्त म्हणून या भावना निर्माण झाल्या आहेत. त्यांची एक सकारात्मक बाजूही आहे.

अनेक अभ्यासकांना नैराश्य आणि सर्जनशीलतेचा सहसंबंध दिसला आहे.[२०] यातला दुवा उत्क्रांतीमधून आलेला असणं शक्य आहे. जेव्हा एखाद्याला आपले सारे राजमार्ग बंद झाल्याची भावना निर्माण होते तेव्हा काही काळ संघर्षातून बाजूला होऊन पर्यायी मार्ग दिसतो का, हे पाहण्याची वेळ असते. यांपैकी बाजूला होण्याचं काम नैराश्यभावना करते, तर पर्यायांचा शोध सर्जनशीलता करते. म्हणून या दोघांचं नातं असणं अपेक्षित आहे.

अनेक लेखक, कवी, कलावंत, शास्त्रज्ञ कमीअधिक प्रमाणात नैराश्यभावनेचे बळी ठरल्याची उदाहरणं आहेत. युद्धातून काही काळ दूर होणं आणि विचारी, धोरणी, सर्जनशील होणं या दोन्हींसाठी वाढलेलं इन्सुलिन, कॉर्टिसॉल, सिरोटोनीन उपयुक्त ठरू शकतं. म्हणून मानसिक अवस्थांप्रमाणे शरीराची केमिस्ट्री बदलते.

याउलट, शारीरिक स्थितीप्रमाणे मेंदूचे निर्णय बदलणंही तितकंच महत्त्वाचं आहे. रक्तवाहिन्या दुबळ्या असतील, जखमा भरून काढणारी यंत्रणा क्षीण असेल तर मी प्रत्यक्ष संघर्ष टाळून दूर जाणं योग्य होईल, त्याप्रमाणे मेंदूचे निर्णय आणि भावना बदलत जातील.

त्या वेळी निराशेच्या भावनेची केवळ जाणीव होईल, त्याची कारणं स्पष्ट होणार नाहीत. शारीरिक आणि मानसिक अवस्थांमध्ये जे दुवे आहेत ते अशा अनेक कारणांमधून उत्क्रांत झाले आहेत. ते सगळे समजले आहेत असा दावा करण्याचं कारण नाही. पण निव्वळ सकारात्मक विचार म्हणजे आरोग्यावर अनुकूल परिणाम आणि नकारात्मक विचार म्हणजे प्रतिकूल परिणाम असं साधं गणित नाही, हे नक्की!

उपचार घेत असल्यामुळे सामाजिक आधार मिळाल्याची भावना निर्माण झाली तर त्याचा दुसरा एक परिणाम होऊ शकतो. पाषाणयुगीन माणूस समाजप्रियच होता आणि ही समाजप्रियता युद्धे आणि मारामाऱ्यांमध्येही प्रतिबिंबित होत होती. ही गोष्ट माकडांच्या टोळ्यांच्या अभ्यासातही दिसते. अव्वल नर बलवान असतो. छोटे दुबळे नर त्याच्यापुढं नरमाईची भूमिका घेतात. अव्वल नर आणि कमजोर नर यांच्या शरीरातील आणि मेंदूमधील केमिस्ट्रीमध्ये फरक असतो हे आपण पाहिलं आहे. माकडांच्या अभ्यासकांनी अनेकदा असं पाहिलं आहे की, नव्याने तारुण्यात येणारे नर एकट्याने अव्वल नराला आव्हान देण्याइतके बलवान नसतात. पण तीन-चार नर एकत्र येऊन आव्हान देतात. दोन टोळ्यांमध्ये मारामाऱ्या झाल्या तरी संघटितपणा बळ वाढवतो.

काही परिस्थितींमध्ये तरी इतरांच्या पाठिंब्यामुळे लढाऊ वृत्ती वाढू शकते. तसं झालं तर व्यक्तीची केमिस्ट्री लढवय्या केमिस्ट्रीच्या दिशेनं बदलू शकते. हा धोरणात्मक बदल आहे आणि तो मेंदू क्रमांक २ मधून होतो. त्याचा शरीराच्या आणि मेंदूच्या केमिस्ट्रीवर परिणाम नक्की होऊ शकतो. उपचार घेत असल्याच्या जाणिवेचा फक्त वेदनेवरच परिणाम होतो असं नाही. इतरही अनेक लक्षणांवर दिलचारी परिणाम दिसू शकतात. त्यामागची कारणं वेगवेगळी असतात.

बल्गेरियामधल्या व्हेलेंटिन पनायोतोव्ह नावाच्या संशोधकाने एक मजेदार प्रयोग केला.[२१] चौदा लठ्ठ माणसांचे दोन गट केले. दोन्ही गटांना सारखाच आहार नेमून दिला. त्यापैकी एका गटाला सांगितलं की, तुम्हांला दिलेला आहार कमी उष्मांकवाला असून त्याने तुमचं वजन कमी होईल.

दुसऱ्या गटाला सांगितलं की, तुम्हांला अगदी मोजून उष्मांक दिले आहेत. त्याने तुमचं वजन आहे तेवढंच राहील. प्रत्यक्षात आहार नेमून देण्याआधी

प्रत्येकाचं रोजचं ऊर्जा-ज्वलन किती आहे, याचं मोजमाप करून आहार ठरवला होता. तो असा होता की, कुणाचंही वजन कमी होण्याची अपेक्षा नव्हती. हा प्रयोग आठ आठवडे चालला. दर दोन आठवड्यांनी प्रत्येकाचा आहार-व्यायाम सांगितल्याप्रमाणे सुरू आहे ना, हे तपासून पाहिलं जात होतं, शरीरावरचे परिणामही पाहिले जात होते. सगळ्या गोष्टी ठरल्याप्रमाणे काटेकोरपणे केल्या जातील, याची शक्य तितकी काळजी घेतली जात होती.

आठ आठवड्यांनंतर असं दिसलं की, ज्यांना तुमचा आहार कमी उष्मांकाचा आहे, असा विश्वास दिला गेला होता त्यांचं सरासरी वजन सुमारे दहा किलोनं कमी झालं. दुसऱ्या गटात जाणवेल असा फरक पडला नाही. म्हणजे प्रत्यक्षात डाएटिंग करत नसून, आपण डाएटिंग करत आहोत अशा नुसत्या विश्वासानं वजन कमी झालं. तेसुद्धा थोडंथोडकं नव्हे; तर आठ आठवड्यांत दहा किलोनं, म्हणजे आठवड्याला सरासरी सव्वा किलो.

नुसत्या दिलचारीमुळे दोन आठवड्यांत दहा किलोनं वजन कमी होणं शक्य आहे, असं हे प्रयोग दाखवतात. अशा प्रकारचे प्रयोग इतरत्र करून त्याची विश्वासार्हता तपासून पाहिली पाहिजे! हा प्रयोग विश्वासार्ह मानला तर यातून आहार आणि लठ्ठपणा यांच्या संबंधातील अनेक न सुटलेली कोडी सुटू शकतात. यात आपण डाएटिंग करत आहोत, हा विश्वास जाणिवेच्या पातळीवर नक्कीच होता. पण त्याचे जे इतर परिणाम झाले त्याची त्या लोकांना जाणीव मुळीच नव्हती.

आपण आहारात अचानक मोठा बदल करतो तेव्हा काय होतं? पाषाणयुगीन माणसाच्या आहारात अनपेक्षित बदल केव्हा होत असतील? ऋतू बदलल्यावर आहारात बदल होतो. पण हा बदल दर वर्षी ठरावीक क्रमानेच घडत असल्याने त्याचाही एक नित्यक्रम बनून जातो. माणूस एक प्रांत सोडून दुसऱ्या भागात स्थलांतर करत असेल तेव्हा असा बदल होत असेल. नवीन जागी गेल्यावर नवे धोके, नवे शत्रू असू शकतात. तिथं लपण्याच्या जागा कुठल्या, धोकादायक जागा कुठल्या, सुरक्षित कुठल्या हे माहिती व्हायला वेळ लागणार. तोवर कायमच सावध राहण्याची आवश्यकता आहे.

या मानसिकतेमध्ये मेंदूमधील कार्ट, डोपामाईन, सिरोटोनीन यांसारखी रसायनं बदलतात. याचा परिणाम सगळ्याच शारीरक्रियांवर होणे साहजिक आहे. हा नव्याचा, बदलाचा, अपरिचिततेचा परिणाम असून तो काही महिने किंवा फार

तर काही वर्षं टिकतो. नवा आहार रूढ झाला की त्याचा दिलचारी परिणाम हळूहळू कमी होऊ लागतो.

म्हणजे दिलचारी परिणाम फक्त सकारात्मक भावनेनंच निर्माण होतात असं नाही; तर त्या-त्या संदर्भांत त्या-त्या स्वभावाच्या माणसांवर वेगवेगळे परिणाम होतात. पाषाणयुगीन संदर्भांत हे बदल उत्क्रांत झाले, त्यातला बहुतेक निर्णयात्मक भाग नेणीव मनातच होत असतो. तो आपल्याला कळत नाही. आधुनिक वैद्यकशास्त्रात दिलचारी परिणामांचं अस्तित्व पूर्णपणे मान्य केलं गेलं आहे. मात्र, त्यामागच्या कारणमीमांसेचा नीट अभ्यास झालेला नाही. त्यामुळे उपचारागणिक आणि व्यक्तिगणिक दिलचारी परिणामांमध्ये खूप फरक का दिसतो, याचं उत्तर दिलं गेलेलं नाही. या प्रश्नांची उत्तरं माणसाच्या उत्क्रांतीमध्येच सापडू शकतील. त्यासाठी अजून खूप अभ्यासाची गरज आहे.

आपल्या विषयासंदर्भांत काही उपयुक्त तत्त्वं मात्र सांगता येतील. जाणीव मन निर्णयप्रक्रियेच्या नंतर येत असल्यामुळे नुसत्या कल्पनांचा आणि भावनांचा आरोग्यावर परिणाम होणं अवघड आहे. परंतु वागणुकीतील बदल हे निर्णयप्रक्रियेचा भाग असल्यामुळे त्याचे धागे शारीरक्रियांशी पक्के आहेत. परिणामतः आपण एखादा आक्रमक व्हिडिओ गेम खेळलो तर आक्रमक संप्रेरकं तयार होतील अशी शक्यता खूप कमी आहे. कारण हे फक्त कल्पनेच्या क्षेत्रात म्हणजे मेंदू क्रमांक ३ मध्ये आहे. परंतु एखादी आक्रमक शारीरिक हालचाल केली तर त्याची प्रक्रिया मेंदू क्रमांक १ आणि २ मधून होते. त्यामुळे त्याचा शारीरक्रियांवर परिणाम नक्की होईल.

> चुलीसाठी लाकूड फोडणं, झाड लावण्यासाठी खड्डा खणणं ही विधायक कामं आहेत; आक्रमक हेतू असलेली कामं नाहीत. त्यासाठी होणाऱ्या हालचाली मात्र आक्रमक आहेत. एक अभ्यास असं दाखवतो की, अशा आक्रमक हालचालींनी होणारे परिणाम प्रत्यक्ष मारामारीमुळे होणाऱ्या जीवरासायनिक परिणामांसारखेच असतात.[२२] हे तत्त्व खूपच महत्त्वाचं आहे. कारण त्याचा मधुमेहासारखे रोग टाळण्यासाठी आणि बरे करण्यासाठीही उपयोग होणार आहे.

मेंदू क्रमांक ४ : पोटातील गुपित

मेंदू फक्त डोक्यातच नसतो, पोटातही असतो. ही गोष्ट लक्षणार्थानं नाही; तर शब्दशः खरी आहे. आपल्या संपूर्ण कोथळ्याबरोबर पसरलेलं एक चेतापेशींचं जाळं असतं. त्यातल्या एकूण पेशी मोजल्या तर डोक्यातल्या मेंदूच्या जवळपास भरतात. म्हणजे जणू डोक्यातल्या मेंदूएवढाच मोठा एक वेगळाच मेंदू आपल्या पोटात असतो. ही जाणीव आणि या मेंदूचा खोलात अभ्यास अगदी अलीकडेच सुरू झाला आहे.

हा मेंदू आतड्यांच्या हालचाली, शौचाचं नियंत्रण यांसारख्या गोष्टी करतो, यात काही शंका नाही. परंतु याचा डोक्यातल्या मेंदूबरोबर बराच संवाद चालतो असंही दाखवलं गेलं आहे. दुसरीकडे याचा आतड्यांमधल्या जिवाणूंशी काहीतरी संवाद चालतो असं दिसतं. या संवादाचं स्वरूप अजून स्पष्ट व्हायचं आहे. काही थोड्या गोष्टीच आतापर्यंत उजेडात आल्या आहेत.

अन्न खात असताना त्याची चव, त्याचा वास तसेच त्याचं काही अंशी रासायनिक स्वरूप तरी आपल्याला कळत असतं. म्हणजे खाण्यात पिष्टमय पदार्थ, साखर किती आहे, स्निग्धांश किती आहे, हे आपल्याला काही अंशी चवीवरूनच कळतं. हे कळणं जाणिवेच्या पातळीवरही असू शकतं. अन्न एकदा आत गेलं की आपली त्याविषयीची जाणीव बहुतांशी संपते; पण माहिती संपत नाही. आतड्यांमधून किती अन्न शोषलं गेलं यासारखी माहिती गोळा होत राहते. त्यात या पोटातल्या मेंदूचा डोक्यातल्या मेंदूशी घडणारा संवाद कारणीभूत असतो.

अगदी अलीकडचा एक अभ्यास असं दाखवतो की, जिभेचा संपर्क टाळून थेट पोटात साखर पोहोचवली तरी आतड्यांमधल्या मज्जासंस्थेला साखरेची चव समजते आणि ती माहिती डोक्यातल्या मेंदूपर्यंत पाठवलीही जाते. त्याप्रमाणे प्राण्याच्या वर्तनात बदलही झालेले दिसतात. यापैकी कुठलीच गोष्ट जाणीवपातळीवर येत नाही. म्हणजे मेंदू क्रमांक ३ ला न सांगताच २ आणि ४ चा संवाद चालतो. खूप भीती वाटली तर चड्डी पिवळी होते किंवा खूप तणावामुळे बूच बसतं यांसारख्या अनुभवाच्या गोष्टींमध्येही या दोन मेंदूंचा संवाद असणार!

...तर लठ्ठपणा येऊ शकतो

जुलै २०२०मध्ये प्रसिद्ध झालेला उंदरांवरचा एक प्रयोग यावर बराच प्रकाश टाकतो. यात उंदरांच्या एका गटात पोटातून डोक्यात संदेश पाठवणारे विशिष्ट मज्जातंतू प्रयोगासाठी मारले. बाकीच्यांमध्ये तसेच ठेवले. मग दोन्ही गटांना लठ्ठपणा वाढेल असा आहार देण्यात आला. त्यात मज्जातंतू मारलेले उंदीर पटकन लठ्ठ झाले. मज्जातंतू शाबूत असलेल्यांमध्ये फारसा फरक पडला नाही.[२३] म्हणजे पोटाचा आणि मेंदूचा संवाद किती खावं, कधी थांबावं हे ठरवण्यात महत्त्वाची भूमिका बजावत असतो. ही यंत्रणा सक्षम असेल तर खायला काय मिळतं याच्यावर लठ्ठपणा ठरत नाही. ही यंत्रणा कोलमडली तर लठ्ठपणा येऊ शकतो.

या प्रयोगातून अशी शक्यता व्यक्त होते की, आवश्यक पेशीसुधा आणि संप्रेरकं कमी पडल्यामुळे मज्जासंस्थेचे संवाद खंडित होतात आणि त्यानंतरच लठ्ठ होण्याची संभाव्यता तयार होते. या यंत्रणांच्या तपशिलावर अजून तरी पुरेसा प्रकाश पडलेला नाही. या गोष्टीचा मुद्दाम उल्लेख करण्याचं कारण असं की, माणसाच्या शरीरात अद्याप विज्ञानाला न समजलेल्या खूप गोष्टी आहेत. आपण जुन्याच थिअरीला चिकटून न बसता जसजशा स्पष्ट होत जातील तसतशा नव्या गोष्टींचा स्वीकार करावा हेच योग्य!

सारांशाने, मेंदूला सगळ्याच शारीरक्रियांमध्ये खूप महत्त्व आहे. पण आजपर्यंतचा शारीरक्रियांचा बराचसा अभ्यास मेंदूला बाजूला ठेवून करण्याचा प्रयत्न झाला आहे. मेंदूच्या अभ्यासाशिवाय मधुमेह समजेल हे तर संभवतच नाही. इतका त्यातील प्रत्येक प्रक्रियेशी मेंदूचा संबंध आहे. औषध कंपन्यांना मेंदूविषयी बोलायला नको असतं. कारण मेंदूमधल्या कुठल्याही गोष्टीवर परिणाम करेल असं औषध शोधणं खरंच फार जिकिरीचं आहे. पण मेंदूमध्ये सरळसरळ प्रवेश देणारी आणि मेंदूचाच एक भाग असलेली; तरीही, आपल्या हातात असलेली एक गोष्ट आहे आणि ती म्हणजे वागणूक! याचाच उपयोग करून मेंदूमध्ये अनेक बदल घडवून आणणं शक्य आहे. आणि हाच मधुमेह आणि कंपनीला दूर ठेवण्याचा आणि दूर सारण्याचाही उपाय असणार आहे. आपल्याला औषधाच्या गोळ्या नाही, वागणुकीच्या गोळ्या घ्यायच्या आहेत आणि त्याही आपणच बनवायच्या आहेत.

▆▆▆▆

१०

वागणुकीच्या गोळ्या कशा घ्यायच्या?

जीवनसत्त्वांच्या कमतरतेमुळे होणाऱ्या रोगांच्या इतिहासाकडे आपण परत येऊ! कारण त्या वेळच्या आणि आजच्या परिस्थितीत खूप साम्य आहे. जे रोग आधी खूप गुंतागुंतीचे, बरे न होणारे वाटले होते, ते त्याचं मूळ कारण समजल्यावर चुटकीसरशी नाहीसे झाले. तेव्हा जीवनसत्त्वांच्या त्रुटीचा प्रश्न होता; आज मधुमेहादी रोग वर्तनसत्त्वांच्या त्रुटीमुळे होत असावेत, असा विचार आपण मांडला आहे. त्या वेळच्या आणि आताच्या परिस्थितीची तुलना अनाठायी नाही, असं वाटायला लावणारी अनेक कारणं आहेत.

एक म्हणजे, कूनने सांगितलेली विज्ञानातील सिद्धान्तप्रलयपूर्व अवस्थेची सगळी लक्षणं आज मधुमेहादी रोगांच्या शास्त्रात दिसत आहेत. थिअरी आणि प्रयोगात दिसणाऱ्या गोष्टींमध्ये अनेक प्रकारचे विसंवाद, थिअरीच्याच वेगवेगळ्या विधानांमध्ये परस्पर विसंवाद, गणिताची सांगड न घालणं, सांगड घालण्याच्या प्रयत्नात केली जाणारी तर्कदुष्ट विधानं, याबरोबरच विरोधी जाणाऱ्या पुराव्याला आडमुठेपणानं नाकारणं आणि सर्वांत महत्त्वाचं म्हणजे रोग बरा करण्यात किंवा किमान प्रतिबंध करण्यात आलेलं जागतिक अपयश! पण ते अपयश मान्य करण्यासही नकार ही सगळी सिद्धान्तप्रलयाच्या आधीची लक्षणं स्पष्ट दिसत आहेत. त्यामुळे या क्षेत्रात मूलभूत विज्ञानक्रांती होणार हे नक्की! पण कूनच्याच प्रतिपादनाप्रमाणे हे इतक्या सहजासहजी होणार नाही. प्रस्थापित विज्ञानाचा बदलाला विरोध का असतो, याची आपण विज्ञानाच्या इतिहासात पाहिलेली जवळजवळ सगळी कारणं आज जशीच्या तशीच आहेत.

जेम्स लिंडच्या प्रयोगांच्या आधी वैद्यकीय शास्त्रात स्कर्व्ही का होतो, याबद्दल आधीच्या थिअरी होत्या. त्या बिलकुल काम करत नव्हत्या, तरी त्या सोडण्याची कुणाचीही तयारी नव्हती. जेम्स लिंड त्या वेळच्या त्या क्षेत्रातील प्रतिष्ठेच्या उतरंडीमध्ये बराच खाली असल्यामुळे त्याचं काही ऐकून घ्यावं, अशी त्या क्षेत्रातल्या कुणाचीच मन:स्थिती नव्हती. अशीच परिस्थिती मधुमेहाच्या क्षेत्रातही आज आहे आणि अजून काही काळ राहील अशी शक्यता आहे.

स्कर्व्हीच्या इतिहासात आपण एक आशादायक गोष्टही पाहिली, ती म्हणजे वैद्यकशास्त्रानं नव्याचा स्वीकार करण्यापूर्वी तो लोकांनीच केला. तो प्रभावी ठरतो हे आधी सामान्य खलाश्यांनी दाखवून दिलं. कालांतरानं वैद्यकशास्त्रालाही जाग आली. ही गोष्ट घडू शकली, कारण तो उपाय सोपा होता. लिंबाच्या वर्गातील फळं खा, इतका साधा उपाय असल्यामुळे डॉक्टरांच्या आधी खलाश्यांनीच तो अमलात आणला आणि रोगापासून आपली सुटका करून घेतली. त्या वेळच्या आणि आजच्या वैद्यकीय क्षेत्रातील चित्रामध्ये खूप मोठा फरक आहे. आज कुठलंही नवीन औषध बाजारात येण्यापूर्वी त्याच्या अनेक प्रकारच्या चाचण्या व्हाव्या लागतात. त्या पूर्ण होऊन कायद्याप्रमाणे सर्व प्रकारचे परवाने मिळाल्याशिवाय नवीन औषध, नवीन उपचार करता येत नाहीत. पण आपण कुठलंच नवीन औषध, नवी शल्यचिकित्सा सांगत नाही. फक्त खेळ खेळायला सांगतो आहोत.

खेळ खेळणं हाच उपचार

ज्या प्रकारच्या खेळ, व्यायाम आणि कृती यांमधून योग्य ती वर्तनसत्त्वं शरीराला आणि मनाला मिळतील ते खेळ खेळणं हाच आपला उपचार आहे. याला कुठलाच कायदा, कुठलीच नियंत्रणं बंदी घालू शकत नाहीत. सामान्य माणसाला साधेसाधे खेळ खेळण्याचा अधिकार आहेच. त्यामुळे खेळातून होणारा वर्तन-उपचार प्रत्येकाचा हक्कच आहे. बरं, समजा त्यानं रोग बरा होईल हे नाही पटलं, तरी खेळ खेळण्यात कुठली धोकादायक रसायनं, औषधं, कशाचे दुष्परिणाम असं काहीच नाही. त्यामुळे वैद्यकशास्त्रानं एकदम पटवून नाही घेतलं तरी इतिहासाची पुनरावृत्ती करत लोकच आधी मधुमेहामधून बरे होऊन दाखवतील. त्यानंतर बऱ्याच काळानं वैद्यकीय क्षेत्राला जाग येईल, असं घडण्याची शक्यता नाकारता येत नाही. किंबहुना, असंच घडण्याची शक्यता जास्त आहे.

उपचार सांगायला सुरुवात करण्यापूर्वी त्यातील मूळ तत्त्वं परत एकदा समजून घेण्याची आवश्यकता आहे. जीवनसत्त्वांच्या बाबतीत जे तत्त्व लागू आहे तेच

इथंही लागू आहे. ते म्हणजे, ज्याची कमतरता आहे ते ओळखून ती कमतरता भरून काढणं. याखेरीज दुसरा कुठलाही उपाय, दुसरं कुठलंही औषध काम करत नाही. जीवनसत्त्वांच्या कमतरतेवर ते जीवनसत्त्वच द्यावं लागतं. तसेच वर्तनसत्त्वांच्या त्रुटीला त्या वर्तनाखेरीज दुसरा कुठलाही उपाय काम करत नाही.

जीवनसत्त्वांच्या त्रुटी का निर्माण झाल्या? तर, आपला आहार बदलला म्हणून. आता आपल्याला आपल्या पाषाणयुगीन आहाराकडे पूर्णपणे परत जाता येणार नाही. मग कमी पडत असलेल्या आहारद्रव्यांच्या गोळ्या घ्या, हा उपाय आपण करतो आणि तो प्रभावीही ठरतो. तीच गोष्ट वर्तनाच्या बाबतीत! आपण काही आता पाषाणयुगीन जीवनशैलीकडे परत जाणार नाही. मग त्या वर्तनाच्या गोळ्या (Behavioural Pills) घेतल्या पाहिजेत.

वर्तनाच्या गोळ्या : खेळ – कृती – व्यायाम

वर्तनाच्या गोळ्या म्हणजे – अहो मिस्टर, तुम्ही माझ्याशी जरा नीट वागा (behave yourself!), या अर्थनि नव्हे बरं का! आपलं शरीर आणि मन ज्या प्रकारच्या वर्तनासाठी घडलं आहे ते वर्तन परत आणणारे खेळ-कृती-व्यायाम म्हणजेच वर्तनाच्या गोळ्या! एका वर्तनामधून अनेक जीवरासायनिक वाटा फुटतात. एकच वाट असती तर एखाद्या औषधानं काम भागलं असतं. पण तसं नाही. अनेक मज्जारज्जू, संप्रेरकं, पेशीसुधा, चयापचय, प्रतिकारशक्ती, मूळ पेशी, रक्तवाहिन्यांची बळकटी अशा अनेक व्यवस्थांना एकाच वेळी चालना देण्याचं काम वर्तनातून घडतं. म्हणून वर्तनाच्या गोळ्या घेणं हाच सर्वांत प्रभावी आणि एकमेव उपाय असू शकतो. कुठल्याही प्रकारच्या औषधांनी हे काम होण्यासारखं नाही.

कमी पडणारी वर्तनसत्त्वं व्यायाम, खेळ आणि सवयींमधून परत आणायची ही संकल्पना म्हणून सोपी आहे. बोलायला सहज आहे; पण प्रत्यक्षात आणणं इतकं सोपं नाही. कारण नक्की काय करायचं ते समजलं पाहिजे आणि शरीराची ते झेपण्याची क्षमता पाहिजे. ज्या व्यक्तीनं कित्येक दशकं आपल्या शारीरिक क्षमता वापरलेल्याच नाहीत; त्यानं एकदम कबड्डी-फुटबॉलसारखा खेळ खेळण्याचा प्रयत्न केला तर पहिल्याच दिवशी हाडं मोडायची व सांधे खिळखिळे व्हायचे. यातून उपायापेक्षा अपायच जास्त व्हायचा.

त्यामुळे वर्तनसत्त्वं मिळवण्याचा हा प्रवास टप्प्याटप्प्यानंच केला पाहिजे. आमच्या अनुभवाप्रमाणे यात चार प्रमुख पायऱ्या असल्या पाहिजेत. एकदम उडी

मारायला न जाता, हा चार पायऱ्यांचा प्रवास टप्प्याटप्प्यांनं करणं अधिक योग्य आणि सुरक्षित आहे.

चार पायऱ्यांचा प्रवास
● **फिटनेस मोजणे**

फिटनेस तथा तंदुरुस्ती ही अनेकमितीची संकल्पना आहे. एखादी व्यक्ती केवळ सुडौल किंवा सडपातळ आहे म्हणजे 'फिट'; आणि केवळ जाड आहे ती 'अनफिट' असं म्हणणं चुकीचं आहे. मनावर प्रचंड निर्बंध लादून आहारात अनेक टोकाचे बदल करून शरीर सडपातळ करता येतं. याचा अर्थ तंदुरुस्तीदेखील वाढते असा होत नाही. परत हे निर्बंध सलग किती काळ पाळू शकतो ही गोष्ट आणखीनच वेगळी!

एका प्रयोगात असं दिसून आलं की, सहभागी व्यक्तींचं वजन हे त्यांना वजन कमी करणारा (कॅलरी कमी असणारा) आहार दिला आहे, असं निव्वळ सांगून; पण प्रत्यक्षात तसं न करतादेखील कमी झालं.[१] कुठल्याही आहारपद्धतीचा अवलंब करून कमी केलेल्या वजनाचा तंदुरुस्तीचे व्यायाम करण्यासाठी निश्चित फायदा होतो. पण निव्वळ वजन कमी करणं किंवा निव्वळ कमी वजन असणं हे सर्वसमावेशक तंदुरुस्तीचे निदर्शक असू शकत नाही. त्यामुळे वजन आणि शारीरिक तंदुरुस्ती यांचं नेहमीच लग्न लागतं असं नाही.

तंदुरुस्तीचे घटक विविध तर आहेतच; पण त्यांचा एकमेकांशी संबंध असेलच असं नाही. जसं, एखादा बॉडीबिल्डर खूप वेळ पळू शकेलच असं नाही. तसेच खूप वेळ पळू शकणारी व्यक्ती जड वजन उचलू शकेलच असंही नाही. मैदानी सांघिक खेळात, हाणामारीच्या (कॉम्बॅट स्पोर्ट्स) खेळात तंदुरुस्तीचे अनेक घटक एकाच वेळी समन्वयानं काम करत असतात.

तंदुरुस्तीचे विविध घटक काही उपजत, तर काही प्रयत्न करून शिकून विकसित होतात. बऱ्याचदा तंदुरुस्तीच्या एखाद्या ठरावीक घटकाच्या उपजत उपलब्धतेनुसार त्याचा अधिक विकास होतो; तर काही वेळेस स्वतःच्या आवडीनुसार निवडलेल्या व्यायाम वा खेळ प्रकारामुळे ठरावीक घटकाचा अधिक विकास होताना दिसतो.

खेळाडू विकसित करण्यासाठी, त्यांच्या निवडीसाठी खेळाच्या गरजेप्रमाणे अनेक चाचण्या व मापदंड विकसित केले गेले आहेत. सर्वसाधारण प्रौढ व्यक्तीच्या तंदुरुस्तीची साधारण कल्पना येण्यासाठी तंदुरुस्तीचे घटक मोजण्याचा प्रयत्न करणं गरजेचं आहे व यासाठी कुठंतरी सुरुवात करावी लागेल.

या घटकांत साधारण शरीराची प्रमाणबद्धता, हातांची, पायांची, धडाची ताकद, लवचीकपणा, दमसास, चपळता, तोल संभाळण्याची कला, सहनशक्ती, नवीन हालचाली, नवे शारीरिक कौशल्य शिकण्याची क्षमता असे अनेक आयाम येतात. यांपैकी कुठल्या क्षमता आपल्याकडे आपल्या वयाला योग्य प्रमाणात आहेत, कुठल्या क्षीण झाल्या आहेत याचा नीट अंदाज घेणं, व्यायाम-खेळ सुरू करण्यापूर्वी अत्यंत आवश्यक आहे. आपण आपल्या वयाला योग्य तेवढे फिट असलो व कुठंही दुखणं अथवा दुखापत नसेल तर थेट वर्तनसमृद्ध खेळ खेळू लागणं शक्य आहे. पण, आपण कुठल्या क्षमतेत कमी पडत असलो तर त्या क्षमता मिळवणं ही पहिली आवश्यक पायरी आहे.

आजवरचा अनुभव म्हणजे, यांपैकी एक किंवा अनेक क्षमता घालवलेल्या व्यक्तीच मधुमेही होतात. बारीक असून मधुमेही असलेलेदेखील खूप दिसतात. फिटनेसकडे चौरस पद्धतीनं पाहणारे अभ्यासच अद्याप कमी आहेत. जे आहेत, त्यात फिटनेस खूप चांगला असलेल्या; आणि तरीही, मधुमेह टाईप-२ ची लक्षणं दाखवणाऱ्या व्यक्ती जवळपास सापडतच नाहीत.[२]

तंदुरुस्तीचे हे विविध आयाम समजून घेण्यासाठी आम्ही एक सर्वसमावेशक चाचणी-संच तयार केला असून त्याद्वारे आत्तापर्यंत विविध वयोगटांतील जवळजवळ दोन हजार व्यक्तींची चाचणी केली आहे. या चाचणीत सहभागी व्यक्तीला काही गोष्टी आपल्या क्षमतेनुसार कराव्या लागतात व त्यानुसार गुण दिले जातात. या गुणांवर आधारित तंदुरुस्तीचं मूल्यमापन केलं जातं. यात अगदी साध्या-साध्या गोष्टी असतात.

उदाहरणार्थ, शक्यतो हाताचा आधार न घेता खाली बसणं-उठणं, उभ्या-उभ्या एक पाय वर घेऊन पायमोजे घालणं-काढणं. या साध्या-साध्या क्षमतासुद्धा आपलं शरीर बऱ्याचदा घालवून बसलेलं असतं. आपण आपल्या गाडीचा मेंटेनन्स करतो ती नीट वापरता यावी म्हणून; पण ज्या शरीरामध्ये राहायचं आहे त्याचा मात्र आपण काहीच मेंटेनन्स ठेवत नाही. सर्वसमावेशक शारीरिक तंदुरुस्ती हा शरीर मेंटेनन्सचा प्रमुख मार्ग आहे.

या फिटनेसच्या मूल्यमापनातून दोन गोष्टी कळतात : एक म्हणजे, आपला फिटनेस आपल्या वयाला जेवढा असायला हवा तेवढा आहे का? नसेल तर नक्की कुठल्या बाबतीत कमी आहे? आणि दुसरी गोष्ट म्हणजे, कुठल्या प्रकारचे व्यायाम आपल्या शरीराला आत्ता झेपतील, कुठले नाही?

● दुखण्यावर उपाय करणे

कुठल्याही सांध्याचं किंवा स्नायूंचं दुखणं असेल तर इतर व्यायाम सुरू करण्यापूर्वी त्याचा समूळ नायनाट करणं आवश्यक आहे. व्यायाम सुरू केल्यानंतरही कुठं दुखणं उद्भवत नाही ना, याची काळजी घेतली पाहिजे. 'दुखलं की चुकलं' या उक्तीचा अर्थ असा आहे की, कुठलाही व्यायाम करताना कुठल्याही सांध्यात दुखलं तर तो व्यायाम किंवा हालचाल चुकीच्या पद्धतीनं चालला वा चालली आहे. अथवा ती झेपण्याची आपली तूर्तास क्षमता नाही. मधुमेह तसेच इतर व्याधी, वाढलेलं वय व वजन यासोबत बऱ्याचदा गुडघेदुखी, कंबरदुखी, सायटिका, टाच दुखणं, फ्रोझन शोल्डर, सर्व्हायकल स्पॉन्डिलोसिस, टेनिस एल्बो अशी अनेक दुखणी आढळतात.

अशा दुखण्यांचा अर्थ एवढाच की, अनेक वर्षं शरीर चुकीच्या पद्धतीनं वापरल्यामुळे सांध्यांचे जोड योग्य स्थितीत राहिलेले नाहीत. शरीरानं दुखण्याच्या भाषेतून यासंदर्भात तुमच्याकडे तक्रार दाखल केली आहे. अशा दुखण्याकडे दुर्लक्ष करून तंदुरुस्तीचे व्यायाम रेटून सुरू केले तर अशी दुखणी वाढतच जातात. तेव्हा आधी योग्य मार्गदर्शनाखाली दुखण्यावर उपाय म्हणून विशिष्ट व्यायाम करणं आवश्यक आहे.

'वेदना नाही, तर फायदा नाही' (No Pain, No Gain) असा दुसरा मंत्र या क्षेत्रात सांगितला जातो; पण तो सांध्यांच्या दुखण्याला लागू नाही. व्यायाम करून दमल्यामुळे स्नायू दुखणं ही वेगळी गोष्ट आहे. ती सवयीनं जाते; आणि प्रत्यक्षात स्नायूबळ वाढवताना तिचा फायदाच होतो. पण सांधेदुखी, चमक, लचक, मुंग्या येणं, बधिरता हे धोक्याचे इशारे आहेत. अशी काही लक्षणं दिसली तर व्यायाम- प्रकाराची नव्यानं आखणी करणं आवश्यक ठरतं. इथं 'दुखलं तर चुकलं' हा मंत्र महत्त्वाचा आहे. अशा प्रकारची दुखणी त्यासाठीच्या योग्य प्रकारच्या व्यायामानं

आणि विश्रांतीनं घालवता येतात. पण ही गोष्ट तज्ज्ञांच्या मार्गदर्शनाखालीच करायला हवी.

प्रत्येक दुखणं क्ष-किरण तपासणीमध्ये किंवा एमआरआयमध्ये दिसेलच असं नाही; आणि प्रत्येक दुखण्याला शस्त्रक्रिया हाच उपाय असतो असंही नाही. कुठल्याही सांध्याचं दुखणं कमी करण्यासाठी विशिष्ट व्यायाम असतात. विशिष्ट दुखण्यासाठीचे व्यायाम वेगळे आणि तंदुरुस्तीसाठीचे वेगळे! तंदुरुस्तीच्या व्यायामानं दुखणी जात नाहीत, किंबहुना ती वाढण्याचीच शक्यता जास्त! जगात सर्व खेळ प्रकारातील खेळाडूंमध्येही सर्व प्रकारची दुखणी आढळतात. हे खेळाडू एरवी तंदुरुस्त म्हणता येतील. पण एखाद्या विशिष्ट सांध्याच्या समस्येनं हतबल होऊ शकतात. तगड्या, तंदुरुस्त माणसाची वेदना पचवण्याची आणि बरं होऊन पूर्ववत खेळू लागण्याची क्षमताही अधिक असते.

अनेक वर्षं व्यायाम आणि खेळ सोडून दिलेल्या माणसाला दुखापती जास्त लवकर होतात आणि अधिक त्रासदायक ठरतात. म्हणून नव्यानं व्यायामाला सुरुवात करणाऱ्याने दुखापती कटाक्षानं टाळल्या पाहिजेत. दुखत-दुखत व्यायाम करणं किंवा वेदनाशामक औषध घेऊन व्यायाम करणं, तसेच दुखणं घालवणाऱ्या योग्य व्यायामाचा कंटाळा करणं या तिन्ही गोष्टी चुकीच्या आहेत. मसाज, शेक, बेल्ट लावणं, चोळून लावायची तेलं हे सर्व प्रकार तात्पुरते आराम भासवणारे असतात. त्यांनी दुखणी कायमची बरी होत नाहीत.

● शारीरिक क्षमतांचा पुनर्विकास

वर्तनसमृद्ध खेळ सुरू करण्यापूर्वी आपल्या क्षमता वाढवण्याचे व्यायाम करणं आवश्यक आहे. माणसाच्या क्षमतांवर वयाचा काही अंशी परिणाम होणं नैसर्गिक आहे. पण, आपण नेहमी समजतो तितकं केवळ वयामुळे शरीर विकलांग होत नाही. शरीराच्या क्षमता न वापरल्यामुळे कामातून जातात. त्या उतारवयातही बऱ्याच अंशी परत मिळवता येतात. अगदी विशीतल्यासारखं शरीर परत मिळणार नाही; पण आपण समजतो त्यापेक्षा शरीरात खूप जास्त क्षमता असते. कुठल्याही वयात आपण आज आहोत त्यापेक्षा जास्त तंदुरुस्त होऊ शकतोच. 'चौरस फिटनेससाठी चौरस व्यायाम' हा साधा मंत्र कुठल्याही वयाला लागू पडतो. फक्त कणाकणानं, संयमानं आणि सातत्यानं प्रगती करत राहिलं पाहिजे. एका रात्रीत बॉडी-बिल्डर किंवा आयर्न-मॅन होण्याची स्वप्नं पाहू नयेत.

चौथ्या टप्प्यात आपण खऱ्या अर्थानं वर्तनसत्त्वं संपूर्णपणे परत आणू शकतो. आरोग्यावर अनुकूल परिणाम दिसण्याची सुरुवात आधीच झालेली असते. आपल्या शरीराच्या एकेक क्षमता जसजशा परत येतात तशी मेंदू आपली धोरणं बदलू लागतो, त्याप्रमाणे शारीरक्रियांना वळण मिळायला सुरुवात होते. वर्तनसमृद्ध खेळ हे याचं परमोच्च शिखर आहे.

आता तुम्ही म्हणाल की, यात नवीन काय? मधुमेह टाळण्यासाठी व्यायाम करा, असं सगळेच सांगत आले आहेत. आपण नवीन हे सांगतोय, की सगळे व्यायाम सारखे नसतात. व्यायाम करायचा तो ऊर्जा जाळण्यासाठी नाही. बारीक होणं हा व्यायामाचा मुख्य हेतू नाही. ऊर्जा जाळून बारीक होण्याचा प्रयत्न करणाऱ्यांना फारसं यशही मिळत नाही म्हणा! पण, बारीक होण्यासाठी व्यायाम करायचा असतो, या समजुतीमुळे फायद्यापेक्षा नुकसानच जास्त झालं आहे. एकीकडे, 'मी काय बारीकच आहे. मला व्यायामाची गरज काय,' या विचारांनी बारीक माणसं व्यायाम करत नाहीत. दुसरीकडे, व्यायाम करून वजन फारसं कमी होताना दिसत नाही, असा अनुभव आल्यानंतर जाड माणसं व्यायाम सोडून देतात. मुळात वजन कमी करणं हे व्यायामाचं ध्येय ठेवणं हीच चूक आहे. चुकीची गोष्ट करून बरोबर परिणाम होईल अशी अपेक्षा का ठेवावी?

व्यायामाचा खरा उद्देश वर्तनसत्त्वांचा शरीराला पुरेसा पुरवठा करणं हा आहे. त्यानं आपल्या मेंदूची केमिस्ट्री, मज्जातंतूंचं जाळं, पेशीसुधांची अभिव्यक्ती, रक्तवाहिन्यांचं आरोग्य परत मिळणार आहे. ते झालं की वजन योग्य राहण्याची काळजी आपल्या शरीराच्या नियंत्रणसंस्था आपोआप घेतील. आपल्याला मोजून कॅलऱ्या घेण्याची आणि मोजून जाळण्याची गरज राहणार नाही. रक्तवाहिन्या, मज्जासंस्था आणि पेशीसुधा ताळ्यावर येऊन वागू लागल्या की साखर, रक्तदाब किंवा कोलेस्टेरॉल यांची वेगळी काळजी करण्याचीही गरज राहणार नाही. आणि या सगळ्यासाठी उर्वरित आयुष्यात औषधं गिळत बसण्याचीही आवश्यकता नाही.

ज्यामुळे शरीराची कार्यक्षमता वाढते त्यास व्यायाम म्हणावे. व्यायामात विविधता, बदल, नवीन कौशल्यं शिकणं, प्रगती आणि वर्तनसमृद्धी हे घटक महत्त्वाचे!

रोज १०,००० पावलं चाला ?

एकच व्यायाम आयुष्यभर करत राहा, असा सल्ला दिला जातो. १०,००० पावलं रोज चाला, ४५ मिनिटं चाला, २० मिनिटं जॉगिंग करा, यांचा परिणाम मर्यादित राहतो. अर्थात, अजिबात व्यायाम न करण्यापेक्षा हे केव्हाही चांगलंच! पण, चौरस अंगानं फिटनेस हवा असेल तर कुठलाही एकच व्यायाम कायम करत राहणं पुरेसं नाही. सवयीनं त्यात यांत्रिकपणा येऊन त्यातील वर्तनसमृद्धी कमी होते. तसेच जो व्यायाम अनेक वर्षं त्याच प्रमाणात, त्याच प्रकारात घडतो तो शरीरासाठी व्यायामच राहत नाही.

आयुष्यभर दोन किलो वजनाच्या डंबेल्सनं व्यायाम करून स्नायूंची ताकद वाढतच राहते असं नाही. वर्षानुवर्षं तीच-तीच योगासनं करत राहण्यापेक्षा काहीतरी नवीन शिकावं. कुठलाही एक व्यायाम परिपूर्ण म्हणणं पूर्णपणे चुकीचं आहे. प्रत्येक व्यायाम पद्धतीनं काही ठरावीक क्षमतांचा विकास जास्त होतो; पण दुसरी एखादी क्षमता क्षीणच राहू शकते. यासाठी व्यायामात वैविध्य महत्त्वाचं आहे.

यांत्रिक व्यायाम (Mechanical Exercises) आणि वर्तनसमृद्ध व्यायाम (Behavioural Exercises) यात फरक आहे. उदाहरणार्थ, पळणं आणि पाठलाग करणं यात फरक आहे. दोन्हींमध्ये तितक्याच कॅलरी जळत असल्या तरी नुसतं पळणं ही यांत्रिक कृती आहे; तर पाठलाग करणं ही वर्तनसमृद्ध कृती आहे. दोन्हींमध्ये शारीरिक हालचाली जवळपास तशाच होत असल्या तरी मानसिकतेच्या-मेंदूच्या दृष्टीनं दोन्हींमध्ये फरक आहे. पाठलाग करण्यात मज्जासंस्थेची जी चक्रं फिरतात आणि शरीराच्या संप्रेरकांवर, सिम्पथेटिक प्रक्रियांवर, चयापचयावर परिणाम करतात, ती नुसत्या पळण्यानं होत नाही. खरं तर निसर्गतः पाठलाग सावजाचा करायचा, शत्रूचा करायचा. पण, आज आपण चेंडूचा पाठलाग केला तरी काही प्रमाणात तोच परिणाम होतो. हत्ती मागं लागला तर पळून जाताना मेंदूची जी केंद्रं उत्तेजित होतात, ती थोड्या कमी प्रमाणात; पण पाठलाग करणाऱ्या खेळातील प्रतिस्पर्ध्यांमुळेसुद्धा होतात.

व्यायामाविषयी बोलताना फक्त शरीराचा विचार करणं यासारखी दुसरी चूक नाही. शरीर आणि मनाचं अद्वैत आहे. म्हणून यांत्रिक व्यायाम आणि वर्तनसमृद्ध व्यायाम यांच्या परिणामांमध्ये खूप फरक आहे. वर्तनसमृद्ध व्यायामात शारीरिक आणि मानसिक क्रिया एकत्रितपणे काम करतात. यांत्रिकपणे शारीरिक हालचाली करणं हे जसं वर्तन नाही; तसेच शारीरिक हालचालींखेरीज नुसता कल्पनाविलास

म्हणजेही वर्तन नाही. म्हणूनच मोबाईलवरचे बहुतेक खेळ वर्तनसमृद्ध खेळ नाहीत. त्यात पाठलाग, मारामारी असली तरी ती नुसती काल्पनिकच असते. त्याला शरीर साथ देत नसेल तर तो नुसता कल्पनाविलास झाला. त्याचा परिणाम फारच मर्यादित! याउलट, त्याच-त्याच शारीरिक हालचाली करत राहिलो तर त्या यांत्रिक होऊन त्यातला वर्तनाचा घटक लोप पावतो. जिथं शारीरिक-मानसिक प्रक्रिया समन्वयानं काम करतात तोच वर्तनसमृद्ध व्यायाम!

वर्तनसमृद्धीसाठी उपाय

१. सतत बदल करणं आणि नवीन कौशल्य असलेले व्यायाम-प्रकार शिकणं. शिकलेली एक गोष्ट यांत्रिक होण्यापूर्वी त्यापुढचं काहीतरी शिकलं पाहिजे. हे करताना शरीराच्या वेगवेगळ्या क्षमतांना चालना मिळाली पाहिजे. म्हणजे मेंदूमध्ये नवनवीन सर्किट तयार होत राहतात. तशी होत राहिली तर नवीन सर्किट बांधण्याची क्षमता आणि यंत्रणाही ताजी राहते.

२. सध्याच्या व्यायाम-प्रकारात टार्गेट ठेवून त्या दिशेनं प्रगती करत राहणं. ध्येय साधलं की नाही, यापेक्षा 'त्या दिशेनं प्रगती झाली' ही भावना अधिक महत्त्वाची ठरते.

३. वर्तनसमृद्ध खेळ निवडणं, त्यात प्रतिस्पर्धी किंवा संघभावना असलेले खेळ फार उत्तम! यात दुसऱ्याची चाल बदलत राहिल्यामुळे आपल्याला आपलीही बदलावी लागते. त्यामुळे तो खेळ कधीच यांत्रिक होत नाही.

खेळात आणि व्यायामात स्वतःची सुरक्षिततताही महत्त्वाची आहे. म्हणजे आपल्याला साहसाची भावना तर हवी आहे; पण प्रत्यक्षात गंभीर दुखापती होता कामा नयेत. म्हणून सुरक्षितता सांभाळण्यासाठी आणि दुखापत टाळण्यासाठी काय करावं, काय करू नये हे समजून घेतलं पाहिजे.

दुखापत टाळण्यासाठी...

१. सर्वांत आधी आपला फिटनेस तपासून घ्यावा. यासाठी विशिष्ट चाचण्या आता उपलब्ध आहेत. यातून आपल्याला काय प्रकारच्या व्यायामाची गरज आहे हे जसं समजून येईल, तसं काय झेपेल, काय नाही याचाही अंदाज येईल.

२. लठ्ठपणा असताना व्यायाम सुरू केल्यानं बऱ्याचदा कमरेच्या, गुडघ्यांच्या व पावलांच्या दुखण्याला आमंत्रण मिळतं. जे व्यायाम करताना सांध्यांमध्ये दुखत असेल ते व्यायाम एकदम सुरू करू नयेत. आधी दुखणे जाण्यासाठीचे

विशिष्ट व्यायाम मार्गदर्शनाखाली करावेत, दुखणे गेल्याची नीट खात्री करावी. त्यानंतरच हळूहळू काय झेपतं त्याचा अंदाज घेत मोठ्या व्यायामांची सुरुवात करावी.

आजच्या शहरी जीवनात गुडघे, कंबर, खांदे यांना सर्वांत जास्त समस्या असल्याचे दिसते. तेव्हा यांच्यावर अनाठायी ताण तर येणार नाही; पण त्याचबरोबर त्यांची स्थिती उत्तरोत्तर सुधारत कशी जाईल ही पहिली काळजी असली पाहिजे. यासाठी आपली फिटनेस चाचणी झाल्यानंतर ज्या सांध्यांमध्ये काही समस्या येऊ शकते, त्यांचे आरोग्य सुधारण्यासाठी विशिष्ट व्यायाम करणं आवश्यक आहे आणि ते योग्य मार्गदर्शनाखालीच करायला हवेत.

३. कुठलाही नवीन व्यायाम शिकताना एकदम मोठा घास घ्यायला जाऊ नये, हळूहळू प्रगती करावी. आपल्याला जी गोष्ट अगदी सहज जमते त्यापेक्षा दोन ते पाच टक्के जास्त करावी. तेवढी आरामात जमू लागली की आणखी दोन-पाच टक्के वाढवावेत. प्रगती करण्याची घाई करण्याचं काहीच कारण नाही. पण आपली प्रगती होत आहे, आधी न जमणारी एखादी कसरत, एखादं आसन, एखादं कौशल्य मला आता जमू लागलं आहे, या भावनेला फार महत्त्व आहे. वयाचे परिणाम कधी पूर्णपणे टाळता किंवा उलटवता येत नाहीत. पण आजवर न जमलेली एखादी शारीरिक क्षमता मी नव्यानं मिळवून दाखवली, या भावनेनं आपल्या शरीराला काही वर्षांनी तरुण करणं शक्य असतं.

४. वजन उचलण्यासारखे ताकद वाढवणारे व्यायाम करताना शरीर योग्य त्या स्थितीत राहणं आवश्यक; त्यासाठी अशा प्रकारचे व्यायाम मार्गदर्शकाकडून शिकून मगच करावेत. काही साधनं, व्यायामाची अद्ययावत मशीन्स आपल्या शरीराच्या ठेवणीची आपोआपच काळजी घेतात. त्यांचा वापर शक्य असेल तर फार उत्तम! एखादा व्यायाम-प्रकार करताना पडण्याची भीती असेल तर पडण्यापासून रोखणारी सुरक्षासाधनं वापरावीत.

५ . व्यायाम नियोजन करताना कायम त्याच-त्याच स्नायूवर किंवा सांध्यावर ताण पडत राहील असे व्यायाम-प्रकार निवडू नयेत. शरीराच्या सर्व भागांना आलटूनपालटून व्यायाम होत राहील असे पाहावे.

आता एवढी सगळी तंत्र सांभाळायची, तर योग्य मार्गदर्शक हवेत. आज तरी अशा प्रकारच्या व्यायामांसाठी योग्य मार्गदर्शकांची वानवा आहे. याचं ज्ञान आणि

अनुभव नव्यानंच निर्माण करण्याची गरज आहे. आज जे व्यायाम-मार्गदर्शक आहेत त्यांचा उद्देश, प्रशिक्षण आणि अनुभव वेगळ्या कारणांसाठी असतात, वेगळ्या वयोगटांसाठी असतात. तरुणांना एखाद्या क्रीडाप्रकारासाठी किंवा शरीरसौष्ठवासाठी प्रशिक्षण देणं वेगळं; आणि मध्यमवयीन तथा ज्येष्ठ व्यक्तींना आरोग्यासाठी व्यायाम शिकवणं वेगळं!

आज ज्या मध्यमवयीन व ज्येष्ठ व्यक्तींसाठी व्यायामशाळा आहेत, त्यांपैकी बहुतेक ठिकाणी ऊर्जा जाळणं, लठ्ठपणा कमी करणं, कॅलरी जाळणं एवढ्याच उद्देशानं मर्यादित प्रकारचे व्यायाम केले जातात. आपण व्यायामामागची संकल्पना, त्याचे उद्देशच बदलतो आहोत. त्यामुळे या वयोगटासाठी आणि या नव्या उद्देशांसाठी वेगळे मार्गदर्शक तयार व्हावे लागतील. ही गोष्ट फार अवघड नाही; त्यासाठी वेगळे कष्ट घेऊन ती करावी मात्र लागेल.

सुरक्षितता सांभाळून, दुखापत टाळून व्यायाम शिकवणारी केंद्रं आणि मार्गदर्शकांचा तुटवडा असल्यामुळे आज बहुतेक वेळा अशी भूमिका घेतली जाते की, दुखापत होईल असा व्यायाम करायला जाताच कशाला? सपाट जमिनीवर थोडं चाला फक्त! आणखी वेगळं काही करायला जाऊ नका. यातला धोका टाळण्याचा हेतू समजण्यासारखा आहे. पण अशा प्रकारच्या व्यायामाचे फायदेही फारच मर्यादित आहेत.

बसून राहण्यापेक्षा चालणं बरं, एवढं नक्की म्हणता येईल. असे व्यायाम वर्तनसमृद्ध व्यायामांइतका फायदा देऊ शकत नाहीत; मधुमेहासारख्या रोगाला परतवून तर मुळीच लावू शकत नाहीत. म्हणून दुखापतीची शक्यता कमीत कमी ठेवूनही साहस, वाढती ताकद, वाढतं कौशल्य, वाढती क्षमता, वाढती आव्हानं असलेले व्यायाम करण्याला पर्याय नाही.

व्यायामाचा योग्य तो परिणाम झाला, हे कसं पाहायचं? फिटनेस सुधारतो की नाही, हा विचार सर्वांत महत्त्वाचा. रक्तातील साखर, कोलेस्टेरॉल, लठ्ठपणा यांकडे पाहू नये. त्यापेक्षा वाढलेली क्षमता, धाडस, उत्साह, ताकद, दुखणी गायब होणं, चिडचिड कमी अथवा नाहीशी होणं, आत्मविश्वास वाढणं, झोप सुधारणं, नवीन गोष्टी शिकण्याची ऊर्मी अशा अनेक पातळ्यांवर योग्य बदल अपेक्षित आहेत. रक्तातील साखर कमी केल्याने मधुमेहाच्या दुष्परिणामांमध्ये फारसा फरक पडत

नाही, हे अनेक मोठमोठ्या वैद्यकीय चाचण्यांनी दाखवलंच आहे. ज्या चाचण्यांनी रक्तातील साखर नियंत्रणाचे चांगले परिणाम दिसतात असे दावे केले, त्यांच्यातही दहा-वीस टक्क्यांच्या घरातच चांगले परिणाम दिसले आहेत.

याउलट, फिटनेस चांगला ठेवला तर हृदयरोग आणि इतर दुष्परिणाम ६० टक्के, ८० टक्के किंवा त्याहूनही अधिक प्रमाणात कमी होतात, असे दाखवणारे अनेक अभ्यास प्रसिद्ध झाले आहेत.[३]

महत्त्वाचं म्हणजे व्यायामामुळे रक्तातील साखर कमी होते आणि म्हणून त्याचा फायदा दिसतो असं नसून व्यायामाचा थेट फायदा होतो; रक्तातील साखर, लठ्ठपणा कमी होण्याच्या माध्यमातून नाही, असे निःसंदिग्ध निष्कर्ष या अभ्यासांमधून काढले गेले आहेत.[४] त्याखेरीज व्यायामाचे औषधांप्रमाणे दुष्परिणामही दिसत नाहीत. दुखापत न होण्याची काळजी मात्र घ्यायला हवी.

मधुमेहीने व्यायाम केला तर लठ्ठपणा किंवा रक्तातील साखर कमी होण्याआधीच पेशीसुधा, दाहखुणा, ऑक्सिताण, सिम्पथेटिक-पॅरासिम्पथेटिक संस्थांचे कार्य, रक्तवाहिन्यांचे कार्य, मेंदूचा रक्तपुरवठा, संप्रेरकांमधील समन्वय यात सुधारणा दिसू लागतात. म्हणून हृदयरोगासारख्या दुखण्यांची संभाव्यता कमी व्हायला लागते असं दिसतं. पण, आज तरी या गोष्टींच्या चाचण्या सहजपणे रुग्णालये आणि प्रयोगशाळांमध्ये उपलब्ध नाहीत. रक्तातील साखर मोजून फार उपयुक्त माहिती मिळत नाही, असं अनेक चाचण्यांमधून दिसून येत असतानाही सारखी रक्तातील साखरच पाहत राहण्यात काही फायदा नाही. पण, खरोखरीच उपयुक्त ठरणाऱ्या चाचण्या प्रयोगशाळेत उपलब्ध होत नाहीत, तोवर तरी फिटनेस मोजण्याला आणि वाढवण्यालाच अधिक महत्त्व दिलं तरी ते पुरेसं आहे.

ही झाली व्यायामामागची तत्त्वं. प्रत्यक्ष व्यायामाचे प्रकार शेकडो आहेत. नमुन्यादाखल वेगवेगळ्या उद्देशांसाठी कसे वेगवेगळे व्यायाम केले जाऊ शकतात, ते पाहू.

वेगवेगळे व्यायाम प्रकार

● स्नायूबल

स्नायूंची शक्ती कमावणं हा व्यायामाचा एक महत्त्वाचा उद्देश. तंदुरुस्ती 'वापरा अथवा विसरा' या तत्त्वाशी एकनिष्ठ असते. स्नायूंना कुठलेच कष्ट नाही पडले तर ते क्षीण होतात. प्लास्टरमध्ये ठेवलेल्या हाताचे स्नायू हे दुसऱ्या हाताच्या तुलनेत

अगदीच वाळून गेल्यासारखे दिसतात. तरुणपणीच सुरुवात करायची झाली तर एकदम जोर-बैठका, वजन उचलणं यांनी सुरुवात करणं शक्य आहे. पण, खूप वर्षं काहीच व्यायाम केला नसेल तर एकदम जड व्यायामानं सुरुवात करून दुखापतीला आमंत्रण देणं योग्य नाही.

वेगवेगळ्या लवचीकतेचे रबर किंवा सिलिकॉनचे पट्टे किंवा पाईप मिळतात. त्यांना विशिष्ट प्रकारे खेचण्याचे नानाविध प्रकारचे व्यायाम आहेत. अगदी क्षीण शरीराच्या माणसापासून तगड्या जवानांना योग्य असे व्यायाम-प्रकार त्यात आहेत. एका वेळी एका सांध्याच्या, एका स्नायूच्या बळकटीसाठी ते वापरता येतात. विशेषतः दुखऱ्या सांध्यांच्या उपचारासाठी, अपघातानंतर किंवा शल्यचिकित्सेनंतर परत बळ मिळवण्यासाठी फिजिओथेरपिस्ट यांचा मोठ्या प्रमाणावर उपयोग करतात. यांनी सुरुवात करणं चांगलं!

वजन उचलण्यासारखे जड व्यायाम करताना शरीराची, योग्य तऱ्हेनं उभं राहणं किंवा बसणं, योग्य त्या कोनामधून हाताची हालचाल करणं महत्त्वाचं असतं. चुकीच्या पद्धतीनं जड व्यायाम केल्यास दुखापत होऊ शकते. परंतु आता विविध स्नायूंच्या व्यायामासाठी वेगवेगळी यंत्रं उपलब्ध आहेत. ही यंत्रं अशी असतात, की तुमच्या बसण्या अथवा उभे राहण्याची स्थिती आपोआप योग्य तशी राहते. त्यामुळे आपोआपच योग्य त्या कोनातून हालचाली केल्या जातात. दुखापती टाळून स्नायुबळ कमावण्यासाठी हे चांगलं! अर्थात, ही यंत्रं व्यक्तिशः परवडण्यासारखी नसतात. चांगल्या व्यायामशाळा ती अनेकांसाठी उपलब्ध करू शकतात.

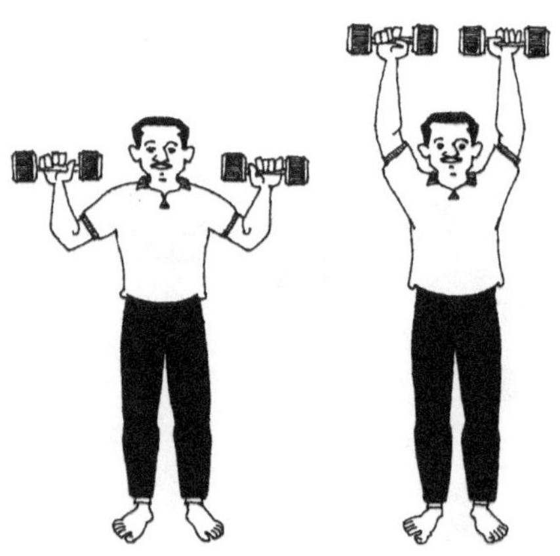

सांधे-स्नायूंची एक किमान तंदुरुस्तीची पातळी आल्यानंतर मग जड व्यायामांकडे वळायला हरकत नाही. पण एकदम मोठी उडी मारू नये. उत्तम स्नायुबळ कुठल्याही वयात कमावता येतं. पण वय जेवढं जास्त तेवढी अधिक काळजीपूर्वक प्रगती करणं आवश्यक आहे. इथं आपल्याला किती ताकद पाहिजे, असं ठरलेलं ध्येय नाही. पण माझं बळ पहिल्यापेक्षा वाढलं आहे, ही जाणीव मेंदू आणि शारीरक्रियांमध्ये अनेक बदल घडवून आणत असते. त्यामुळे सावकाश झाली तरी चालेल; पण प्रगती होत असल्याची भावना निर्माण होणं महत्त्वाचं आहे.

● योगासनं

ताकद हे जसं एक ध्येय आहे, तसं शरीराचा लवचीकपणा हे दुसरं! यासाठी आपल्याला झेपतील अशी योगासने निवडावीत. वयाप्रमाणे लवचीकपणा कमीकमी होत जातो. त्यामुळे सांध्यांची दुखणी सुरू होऊ शकतात. वृद्धत्व येताना प्रथम पाठीचा कणा कडक होतो. सर्व सांध्यांची पूर्ण हालचाल करता येणं म्हणजे लवचीकपणा होय. त्यासाठी योगासनांइतका चांगला दुसरा व्यायाम नाही. योगासनांमुळे तोल सांभाळण्याची क्षमता वाढणं, स्थिर ताकद वाढणं असेही फायदे होतात. वजनं उचलण्यासारखे व्यायाम हातापायांची ताकद वाढवतात. पण धडाची ताकद वाढवायला योगासनांचे अनेक प्रकार खूप चांगले! गुरूच्या मार्गदर्शनाखाली योग शिकणं व त्यात वैविध्य आणणं महत्त्वाचं! आपल्याकडे अनेक प्रकारचे योग संप्रदाय आहेत. त्यातला 'अमुक बरोबर तमुक चूक' असं काही नाही. तरीसुद्धा कुठल्या बाबतीत काळजी घ्यायची ते समजून घेतलं पाहिजे. योगासनं सुरू करताना कुठं दुखत नाही ना, याची खात्री करा. अतिरेकी शिक्षकांपासून सावध

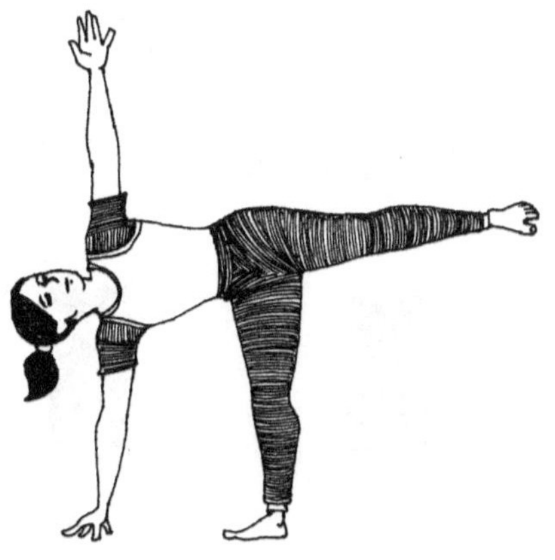

राहा. आसनं एकमेकाला पूरक असावीत. इथंही टप्प्याटप्प्यां हळूहळू का होईना, प्रगती करत राहणं आणि नवीन शारीरिक कौशल्य कमावल्याची भावना निर्माण होणं महत्त्वाचं आहे.

● दमसास : महत्त्वाचं ध्येय

दमसास हे आणखी एक महत्त्वाचं ध्येय. यासाठी एकीकडे धावणं, पोहणं, सायकलिंग, दोरीवरच्या उड्या मारणं, डोंगर चढणं, होडी वल्हवणं, जोर-बैठका मारणं यासारख्या हृदयाला आणि फुप्फुसांना दमवणाऱ्या व्यायामाची गरज आहे; तर दुसरीकडे प्राणायामाचा फायदा आहे. प्राणायामाचा लाभ दमसास वाढवण्यापुरता मर्यादित नाही. श्वासाचं आणि सिम्पथेटिक-पॅरासिम्पथेटिक मज्जासंस्थेचं जवळचं नातं आहे. प्राणायामाचे अनेक प्रकार आहेत आणि त्यांचा सिम्पथेटिक-पॅरासिम्पथेटिक संस्थेशी कसा संबंध आहे, याबद्दल पुरेसे खोलवरचे अभ्यास उपलब्ध नाहीत. त्यामुळे त्याचे परिणाम कसे आणि का होतात, याविषयी पुरेशी स्पष्टता नाही. पण, किमानपक्षी दमसास वाढण्यासाठी होणारा फायदा तर वादातीत आहे.

दमसासाच्या व्यायामाची सुरुवात चालण्यानं होऊ शकते. पण, फक्त चालण्यावरच थांबलात तर फायदा मिळायचा बंद होईल. चालणं हा परिपूर्ण व्यायाम नाही. किंबहुना, शरीराची स्थिती चालण्याच्या पलीकडची असेल तर चालणं म्हणजे अधोगतीच आहे. दमसासाच्या व्यायामामुळे हृदयाची कार्यक्षमता वाढते.

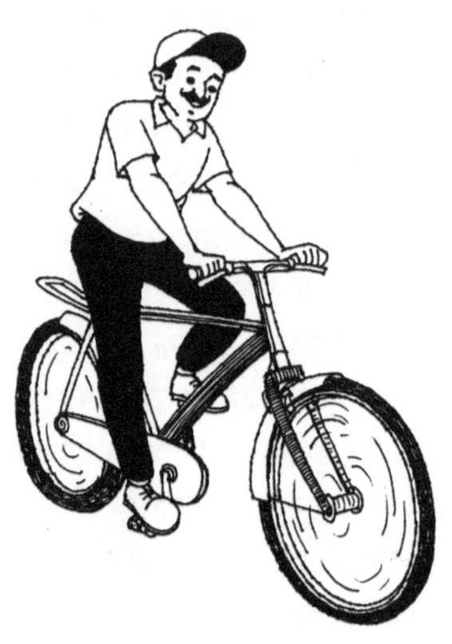

असे कार्यक्षम हृदय कमी ठोक्यात काम करू शकते. दमसासाच्या व्यायामानं हृदयापेक्षा फुप्फुसांना जास्त फायदा होतो. फुप्फुसे पूर्ण क्षमतेनं उघडतात, वापरता येतात. फुप्फुसाचे न वापरलेले भाग हळूहळू आकसतात व निकामी होतात.

● तोल सांभाळणं

तोल सांभाळणं ही एक महत्त्वाची शारीरिक क्षमता आहे. ती वयाबरोबर आणि विशेषतः शहरी बैठ्या जीवनशैलीमुळे झपाट्यानं कमी होते. गुडघ्यांना समस्या नसेल तर चवड्यावर तोल सांभाळणं, डोळे मिटून चवड्यावर किंवा एका पायावर उभं राहणं यासारख्या क्षमता कमावणं शक्य आहे. पडणार नाही; आणि पडलोच तर आजूबाजूला जखम करण्यासारखे काही नाही अशा परिस्थितीतच हे प्रयोग करून पाहावेत, हे सांगायला नकोच.

वर्तनसमूह व्यायाम

ताकद, दमसास, लवचीकपणा, शरीराचा समतोल, समन्वय या क्षमतांची एक किमान पातळी असेल तर वर्तनसमृद्ध व्यायामांकडे वळायला हरकत नाही. अर्थात, आधी पूर्णपणे तंदुरुस्त व्हायचं आणि मगच वर्तनसमृद्ध खेळांना सुरुवात करायची, असा याचा अर्थ नाही. कारण वर्तनसमृद्ध व्यायामांमध्येही सोपे आणि अवघड प्रकार आहेतच. त्यातील सोपे प्रकार आधी सुरू करायला हरकत नाही.

वर्तनसमृद्धीमध्ये आक्रमकता सर्वांत महत्त्वाची. शिकार, मारामारी आणि स्पर्धा माणसाच्या शारीरक्रियांचा धर्म आहे, आपली घडणच त्यासाठी झाली असल्यामुळे या क्रिया आरोग्यपोषक आहेत. पण आताच्या समाजव्यवस्थेत आपण कुणाशी मारामारी करायला जातही नाही आणि ठरावीक वयानंतर ते झेपतही नाही. आक्रमकता म्हणजे हिंसा व क्रोध नव्हे. भुकेला वाघ हरणाची शिकार करताना आक्रमक असतो; पण चिडलेला नसतो. किंबहुना, आक्रमक व्यायामामुळे क्रोध कमी होण्यास मदत होईल. हिंसाविरहित आक्रमकता सहज शक्य आहे.

यासाठीचा उपाय अगदी साधा. मुष्टियोद्धे सरावासाठी टांगलेली, वाळू भरलेली चामड्याची पिशवी वापरतात. वाळू किंवा पाणी भरलेल्या गुद्दे मारण्याच्या पिशव्या फार जड असतात. त्या झेपणं कठीण. आपण कापूस भरलेल्या वापराव्यात. कापूस ठासून भरला तर त्या पुरेशा जड होतात. आपल्याला झेपेल एवढा ठासून हा गुद्देमाल (Punching Bag) बनवावा. तो टांगावा. त्यावर ठोसे मारावेत, लाथा माराव्यात. त्याचा जोर हळूहळूच वाढवत न्यावा म्हणजे हात वा पाय एकदम लचकणार वगैरे नाही. सवय झाल्यावर मात्र जीव खाऊन मारावं. कुणावर काही राग असेल तर तो

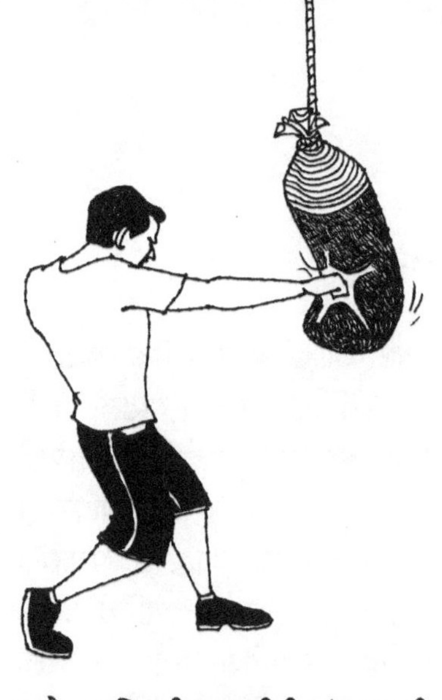

सगळा तिथं बाहेर काढावा. आपला शत्रू समोर असल्याची कल्पना करून मारावं.

आक्रमणाची सर्व संप्रेरकं, अनेक प्रकारच्या पेशीसुद्धा, डोपामाईन, सिम्पथेटिक मज्जापेशी या सगळ्यांसाठी हा व्यायाम आहे. यात गुद्दे मारण्याचे, लाथा कशा माराव्यात याचे अनेक प्रकार आहेत. त्याचंही एक शास्त्र आहे. ते शिकता आलं तर फार उत्तम! नाही तर जमेल तसं ठोसे आणि लाथा मारल्याचा आरोग्यावर उत्तम परिणाम दिसणारच आहे, याविषयी कसलीही शंका नाही. बरं, गुद्द्यांखेरीज काठी, सोटा, क्रिकेटची बॅटसुद्धा वापरावी. मनात दडलेला सगळा राग, सगळी निराशा, सगळं वैफल्य, सगळी खुटखुट या मारामारीत बाहेर काढावी. याचे सकारात्मक शारीरिक आणि मानसिक फायदेही खूप लवकर प्रतीत व्हायला सुरुवात होते.

आक्रमकतेचा हा एक प्रकार झाला. त्याखेरीज नेम धरणं, अचूक मारणं हा दुसरा जास्त कौशल्याचा वर्तनव्यायाम आहे. त्याला लगोरी फार चांगली. भिंतीवर

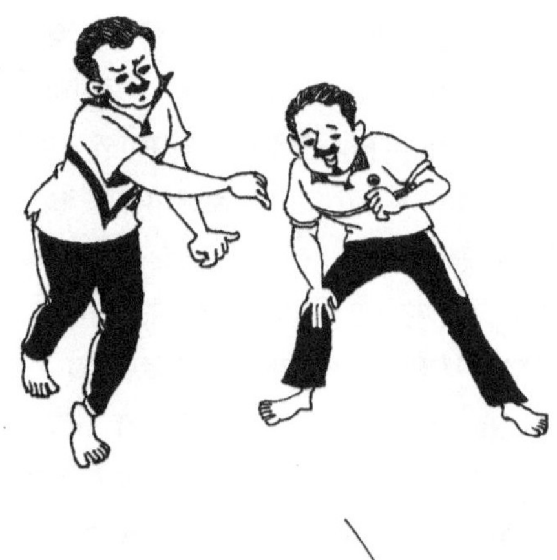

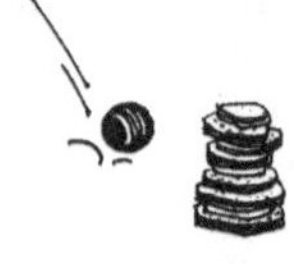

सुश्रुताची युद्धक्रीडा

आक्रमक व्यायाम हा मधुमेहावरचा खरा उपाय आहे, अशी भूमिका मांडणारे आपण पहिले नाही. ही भूमिका सुश्रुताने *सुश्रुत संहिते*मध्ये पूर्वींच मांडली आहे. एवढंच नव्हे; तर त्यानं एक वर्षांत मधुमेह पूर्णपणे बरा होऊ शकतो, असा दावाही केला आहे. ही गोष्ट कुठल्या वनस्पतीनं नाही, औषधांनं नाही, रसायन चिकित्सेनं नाही; तर वर्तन उपचारानंच होऊ शकते, असं सुश्रुताचं म्हणणं आहे. या उपचारांना त्यानं 'युद्धक्रीडा' असं नाव दिलं आहे. त्यात तो कुस्ती, मुष्टियुद्ध, धनुर्विद्या आणि इतर शस्त्रांचं शिक्षण, अश्वारोहण यांसारख्या गोष्टींचा समावेश करतो. त्याखेरीज तो असं म्हणतो की, अनवाणी आणि डोक्यावर काही न घेता मैलोन्मैल चाला. काटेकुटे बोचू देत, ऊन-पाऊस- वारा लागू दे. जंगलात वन्य प्राण्यांप्रमाणे वावरा. यानं मधुमेह बरा होईल.

यामागची कारणं मात्र सुश्रुतानं दिलेली नाहीत. आज आधुनिक विज्ञानामुळे यामागची कारणमीमांसा आपल्याला बऱ्याच प्रमाणात माहीत झाली आहे. त्यामुळे आधुनिक विज्ञान सुश्रुताचा विचार आणखी पुढे नेऊ शकणार आहे. मधुमेह बरा होण्याचा इतका छातीठोक दावा आणखी कोणी केलेला नाही. हा दावा खरा आहे का, हे मोठ्या आणि शास्त्रशुद्ध वैद्यकीय चाचण्या केल्यानेच कळू शकणार आहे.

या पुस्तकात मांडलेल्या थिअरीप्रमाणे मधुमेहाची मुख्य प्रक्रिया रक्तातील साखर वाढणं ही नसून, रक्तवाहिन्यांमधील आणि मज्जासंस्थेमधील समस्या ही आहे. रक्तातील साखर वाढणं हा त्याचा एक छोटा परिणाम आहे. यांपैकी रक्तवाहिन्यांमधले दोष बरे होणं तत्त्वत: शक्य आहे. मज्जासंस्थेकडे पुनरुज्जीवनाची क्षमता फार मर्यादित असते. त्यामुळे त्याची हानी भरून काढणं अवघड असावं. म्हणून मधुमेह शंभर टक्के बरा होईल की नाही, हे सांगणं कठीण आहे. वर्तनसत्त्वांचे उपाय करून पाहिल्याशिवाय याचं उत्तर मिळणार नाही. नुसतं सुश्रुत म्हणाला म्हणून ते खरं न मानता विज्ञानाच्या कसोटीवर घासून पाहणं; हीच आयुर्विज्ञान आणि आधुनिक विज्ञानाची हातात हात घालून चढलेली पुढची पायरी असायला हवी.

'डार्टबोर्ड' टांगणं ही कुणालाही शक्य असलेली गोष्ट आहे. घरी किंवा कार्यालयातही कामाचा कंटाळा आला तर मध्येच दहा मिनिटे खेळण्यासारखी ही गोष्ट असून याचे शारीरिक आणि मानसिक आरोग्य-फायदे खूप आहेत. थोड्या अधिक तंदुरुस्त लोकांसाठी दोघांनी खेळण्याचे व्यायाम-खेळ म्हणजे स्वसंरक्षणाचे डावपेच, सोप्या कुस्तीच्या पकडी आणि त्यातून सुटण्याचे कौशल्य! इथंही आपल्याला झेपेल त्या पातळीवर खेळणं, आपल्या बरोबरीच्या क्षमतेच्या व्यक्तीबरोबर खेळणं महत्त्वाचं. काहीच नाही, तर बेडरूममध्ये उशांची मारामारी जरूर करावी. घरात लहान मुलं असतील तर त्यांच्यात लहान होऊन खेळणं हा आरोग्याचा एक सर्वोत्तम मंत्र आहे. यात आपला प्रौढपणा, मोठेपणाची अकड, आणि 'हा काय पोरकटपणा' अशा भावना मध्ये येता कामा नयेत.

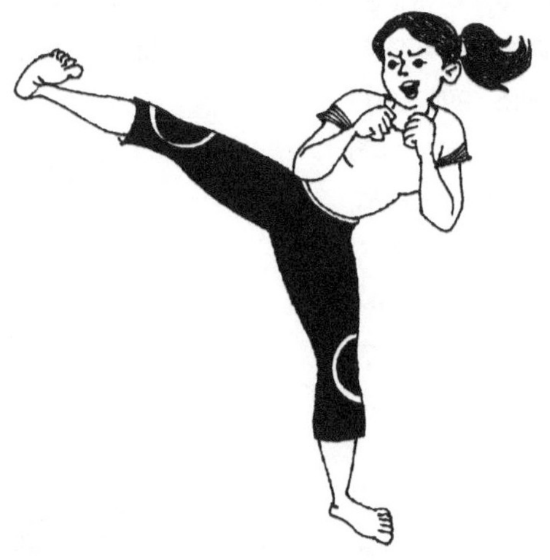

नवीन शारीरिक कौशल्य शिकणं हा वर्तनसमृद्ध व्यायामच आहे. कारण नवीन गोष्ट शिकताना मेंदूला खूप मोठं काम करायचं असतं. शरीर-मनाची योग्य सांगड घातली गेल्याशिवाय नवीन कौशल्य शिकलं जाऊ शकत नाही. रोज नवीन गोष्ट यायला पाहिजे असं नाही. वर्षाला एक, तीन वर्षांतून एक असं टार्गेट ठेवलं तरी चालेल. पण, तरुणपणीही न जमलेली गोष्ट मला साठीत करून दाखवता आली, ही विजिगिषु वृत्ती आपले चयापचयच बदलते. मग शुद्ध बौद्धिक अशा नवीन गोष्टी शिकण्याचेही शारीरिक फायदे आहेत. रूबिक्स क्यूब किंवा इतर कोडी सोडवणं उतारवयातील आरोग्याला पोषक असते. ज्यात शरीर-मनाची सांगड असेल अशा

नवीन गोष्टी शिकणं तर फारच उत्तम. कोणत्याही शैलीच्या नृत्याच्या काही स्टेप्स शिकणं हा उत्तम वर्तनसमृद्ध व्यायाम आहे.

चेंडूचे खेळ एकाच वेळी अनेक गोष्टी साधतात. त्यात आक्रमकता आहे, अचूकता आहे. त्याहून महत्त्वाचं म्हणजे क्षणार्धात निर्णय घेऊन करण्याच्या चपळ हालचाली आहेत. छोट्या मेंदूच्या आरोग्यासाठी याच्याएवढं चांगलं दुसरं काय! मधुमेहात छोट्या मेंदूचं काम खूप लवकर क्षीण होतं. ते थांबवण्याचं कसब चेंडूच्या खेळांमध्ये आहे. यात पुढे जाऊन आम्ही काही वेगळे चेंडू बनवले आहेत. ते पूर्णपणे गोल नाहीत. त्यांना काही सपाट पृष्ठभाग, काही कडा आहेत त्यामुळे त्यांची उसळी प्रत्येक वेळी वेगळी असते. साधे टप्पे-टप्पे खेळायचे तरी खूप तयार आणि चपळ असावं लागतं.

साहस हा आरोग्यवर्तनाचा खूप महत्त्वाचा भाग. साहसी तत्त्वांवरचे खेळ आज मोठ्या प्रमाणावर उपलब्ध होत आहेत आणि ते पुरेशी सुरक्षाव्यवस्था करून घेतले जातात. पण ते खूप महागही असतात. घरच्याघरी आपल्याला साहसी खेळाचा परिणाम अंशतः तरी मिळवणं शक्य आहे. उदाहरणार्थ, फरशीमधली दरजाची रेघ असते. त्या रेघेवर डोळे मिटून अंगठ्याला टाच चिकटेल अशी जवळजवळ पावलं टाकत चालायचं आहे. ही गोष्ट वाटते तितकी सोपी नाही. वयाबरोबर ती अवघड होत जाते. पण शरीर हे करत असताना आपल्या कल्पनाशक्तीनं स्वतःला दऱ्याखोऱ्यांत नेलं पाहिजे. तिथं एका कड्यावरून खडकाच्या एका धारेवरून तुम्ही चालला आहात, अशी कल्पना करा. तेही अशा ठिकाणी, की तोल गेला तर

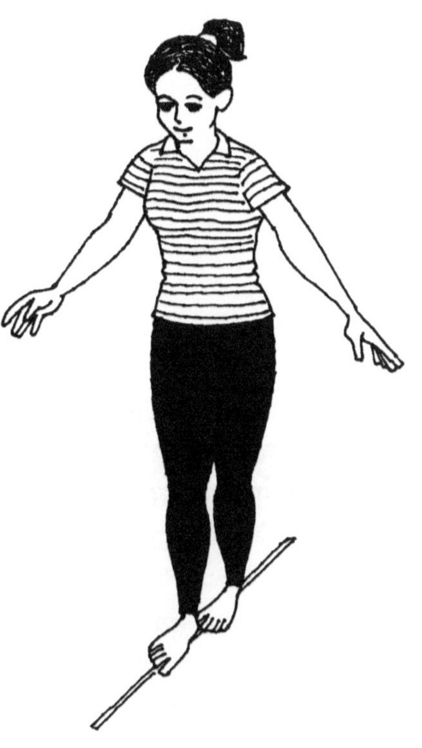

कपाळमोक्ष! प्रत्यक्षात फरशीमधली दरजाची रेघ आपल्या पायानं सोडता कामा नये. यात पायाच्या स्पर्शज्ञानाचाही व्यायाम आहे. आपल्या कल्पनेशी जेवढे एकरूप व्हाल तेवढी तुमच्यामधली पेशीसुधांची, डोपामाईनची, सिम्पथेटिक पेशींची, कार्टची पातळी वाढणार आहे. जी तुमच्या आरोग्याला तुमच्या वयापेक्षा तरुण करेल.

जंगलातल्या माणसाला जशी झाडाची प्रत्येक फांदी हे चढायला वेगळं आव्हान! कुठलीही दोन झाडं एकसारखी नाहीत. रोजच्या शिकारीचं आव्हान वेगळं, रोजचं हवामान वेगळं, कधी कुठल्या आक्रमक प्राण्याचा सामना करावा लागेल माहीत नाही. निर्णय घेण्यात क्षणाचा उशीर हा मृत्यूही ठरू शकतो. आपल्या आजच्या आयुष्यात सपाट जमीन, सारख्याच उंचीच्या पायऱ्यांचे जिने, रोज तेच कार्यालय, तोच रस्ता; यातून बाहेर पडायचं असेल तर रोज तोच आणि तसाच व्यायाम असून कसं चालेल? म्हणून व्यायाम हा तोच-तोच कंटाळवाणा प्रकार नाही; तर रोज नवीन आव्हानं, शरीराच्या आणि मेंदूच्या नव्या भागांना चालना आणि नवीन आनंद देणारा खजिना असला पाहिजे. चाकोरीबद्धता तोडणं हा व्यायामाचा एक उद्देश असला पाहिजे. तोच चाकोरीबद्ध असून कसा चालेल?

इतर सवयी आणि आहार

आपल्या उपचारांमध्ये अगदी ढोबळमानानं योग्य प्रकारच्या व्यायामांचा आणि खेळांचा वाटा ७० टक्के, इतर सवयींचा १५ टक्के आणि आहाराचा १५ टक्के आणि औषधांचा शून्य टक्के असा असावा. अर्थात, अशी टक्केवारी काही काटेकोरपणे मोजता येत नाही. सारांश असा की, आहारातील बदलाला एक

मर्यादित महत्त्व आहे. नुसत्या आहाराने टाळल्या जाणाऱ्या किंवा बऱ्या होणाऱ्या या समस्या नाहीत. तीच गोष्ट सवयींची! निर्व्यसनी असणं चांगलं यात शंका नाही; पण आरोग्यासाठी तेवढं पुरेसं नाही.

आपल्या शहरी जीवनातल्या सवयी खूपच बदलल्या आहेत आणि आरोग्याला आवश्यक अशा अनेक गोष्टी आपण सोडूनच दिल्या आहेत. आपण सर्व वेळ मऊ गाद्या-गिरद्यांमध्येच वावरतो. त्वचेला टोचणं, बोचणं, खरचटणं, खडकासारख्या किंवा झाडासारख्या पृष्ठभागावर घासलं जाणं अशी छोटी-छोटी नैसर्गिक आव्हानं मिळणं जवळजवळ बंदच झालं आहे. अशी आव्हानं हा त्वचेचा व्यायामच असतो. तो नैसर्गिकरीत्या होत नसेल तर त्वचेचे वेगळे व्यायाम दिले पाहिजेत.

खरखरीत स्पर्श, उटण्यानं अंग घासणं, खरखरीत टॉवेलचा - मातीचा - दगडांचा - काटक्या-कुटक्यांचा स्पर्श मुद्दाम दिला पाहिजे. ऑक्यूप्रेशरची वेगवेगळ्या आकारात काटेरी उपकरणे मिळतात, त्यांचा वापर जरूर करावा. शरीराला ऊन, पाऊस, थंडी, वारा यांचा पुरेसा स्पर्श झाला पाहिजे. चालणं तर माणसाला नैसर्गिक आहेच. पण सपाट जमिनी आणि पायऱ्यांपेक्षा जिथं प्रत्येक पाऊल विचारपूर्वक ठेवावं लागतं, कधी चढ, कधी उतार, कुठं खळगे, खडे, गोटे, वाळू अशी छोटी-छोटी; पण वेगवेगळी आव्हानं पावलांना मिळत राहतात तिथे चालावं.

आहार

लठ्ठपणा आणि मधुमेह हे चुकीच्या आहारातून निर्माण होतात, असा परंपरागत विश्वास आहे. त्याला काहीच शास्त्रीय आधार नाही, हे आपण दुसऱ्या प्रकरणात पहिलं. याचा अर्थ आहाराला काहीच महत्त्व नाही असा नाही. पण, जसा तो समजला जातो तसा नाही. आपल्या विचारात आहार हा निसर्गतः शरीराला आवश्यक त्या गोष्टी पुरवणारा आणि त्यातलं काही कमी पडू न देणारा असायला

हवा. म्हणजे माणसाच्या नैसर्गिक आहाराला जवळचा असायला हवा. निसर्गत: माणसाच्या आहारात भरपूर वैविध्य असतं, हंगामाप्रमाणे त्यात बदल होतात आणि माणसाचं शरीर हे बदल सहज स्वीकारतं. आजही शक्य तितकी अधिक विविधता – जास्तीत जास्त प्रकारची धान्यं, भाज्या, फळं, रानभाज्या, रानफळं अशी आहारात असतील तेवढी चांगली. विविधतेमधून जीवनसत्त्वं आणि इतर सर्व आवश्यक गोष्टी आपोआप मिळतात.

आहारातील वैविध्यामुळे आपल्या आतड्यातील जिवाणूंचं वैविध्यही वाढत असतं. आतड्यातील जिवाणूंचा आरोग्याशी घनिष्ठ संबंध आहे, असं अलीकडचे अनेक अभ्यास दाखवतात. त्यातले बारकावे अजून पूर्णपणे समजलेले नाहीत. पण ही जिवाणू संस्था उत्तमरीत्या कार्यरत असेल तर आरोग्याला अनेक फायदे मिळतात, हे नक्की! साखर, तेल, स्निग्ध पदार्थ, दूध, कुठलीही गोष्ट संपूर्ण वर्ज्य करण्याची गरज नाही. ॲलर्जी असेल तरच एखादी गोष्ट वर्ज्य करावी लागते. आवडीच्या गोष्टी थोड्या अधिक, नावडीच्या थोड्या कमी खाणं नैसर्गिक आहे. पण, एखादी गोष्ट वर्ज्य करायला ते पुरेसं कारण नाही. शाकाहार-मांसाहारानं फार फरक पडत नाही. शाकाहारी माणसाला कदाचित जीवनसत्त्वं बी-१२ कमी पडू शकतं. वनस्पतिज अन्नात बी-१२ कमीच असतं, तर मांसाहारात अधिक. शाकाहारी पदार्थांमध्ये जे जिवाणू वाढतात ते हे जीवनसत्त्व तयार करतात. त्यासाठी योग्य प्रकारच्या सूक्ष्मजीवांच्या प्रक्रियेतून आंबवलेले पदार्थ खाण्यात असावेत. सकाळी शिजवलेलं अन्न फ्रिजबाहेर असेल तर रात्रीच्या जेवणापर्यंत त्यात जे जिवाणू वाढतात तेही बी-१२ तयार करतात. पण ही गोष्ट कमी तापमानाला होत नाही. त्यामुळे ऐन उन्हाळ्याचे दिवस सोडले तर सकाळचं उरलेलं अन्न बाहेरच ठेवून संध्याकाळी खाणं चांगलं! फार शिळं अन्न खाऊ नये ही गोष्ट खरी; पण प्रत्येक वेळी उरलेला प्रत्येक पदार्थ फ्रिजमध्येच ठेवण्याचा अट्टहास आपला बी-१२ चा पुरवठा कमी करत असतो. जशा संपूर्ण शाकाहारी आहारामुळे बी १२सारख्या काही कमतरता जाणवू शकतात आणि त्यासाठी काही साधे उपाय करावे लागतात, तसे प्राधान्याने मांसाहार करणाऱ्यांनाही काही वेगळ्या समस्या जाणवतात.

मांसाहारी माणसाला फायबर कमी पडू शकतो, त्यासाठी सॅलड किंवा पालेभाज्या पुरेशा खाणं आवश्यक आहे. हंगामाप्रमाणे आहारात अपेक्षित असलेले नैसर्गिक बदल स्वीकारावेत. उन्हातून भरपूर जीवनसत्त्व 'ड' मिळतं. पण रंग काळा पडेल या भीतीनं उन्हाला टाळण्याची सध्या फॅशन आहे. आपण तरुणपणी ऊन

टाळतो. चाळिशी-पन्नाशीतच हाडं ठिसूळ झाल्यावर डॉक्टरांकडे जाऊन कॅल्शिअम व जीवनसत्त्व 'ड'चे प्रिस्क्रिप्शन घेऊन येतो. एवढं करूनही योग्य ते व्यायाम केले नाहीत तर हाडांचं स्वास्थ्य फारसं सुधारत नाहीच. हाडं बळकट होण्यासाठी फक्त कॅल्शिअम व जीवनसत्त्व 'ड' पुरत नाही. हाडांवर भार पडणं आणि आघात होणं त्यांच्या बळकटीसाठी आवश्यक असतं. या गोष्टी शहरी सुखासीन जीवनातून नाहीशा होणें ही मुख्य समस्या आहे. ती आहारातल्या कॅल्शिअमनं सुटण्यासारखी नाही. त्याला स्नायूंची ताकद वाढवणं, गुडेमालाला मारलेले ठोसे आणि लाथा यांचा जास्त उपयोग आहे.

लठ्ठपणा कमी करण्यासाठी डाएटिंग करणं ही आजची एक फॅशन आहे. व्यायामाच्या अभावात निव्वळ डाएटिंग करून झपाट्यानं वजन कमी होताना चरबीसोबत बऱ्याच प्रमाणात स्नायूंची व हाडांची घनतादेखील ऱ्हास पावते. दुर्दैवानं येनकेन प्रकारे डाएटिंग बंद पडते तेव्हा वजन परत मूळ पदी येते. पण व्यायाम नसेल तर गमावलेले स्नायू व हाडांची घनता चरबीप्रमाणे आपोआप परत येत नाही. झपाटल्याप्रमाणे निव्वळ प्रथिनयुक्त आहाराच्या मागे लागणं, हेल्थ फूड्सच्या सदराखाली दाखवले जाणारे अन्नपदार्थ अनेक महिने कंटाळा येईपर्यंत नावडीनं खात राहणं, वजन कमी करण्यासाठी कुठल्यातरी एकाच प्रकारचं अन्न खाऊन जीवनसत्त्वांची कमतरता निर्माण करणं, हा आरोग्याकडे नेणारा मार्ग नक्कीच नाही.

याउलट, नुसते बलदंड स्नायू, 'सिक्स पॅक ॲब्स' म्हणजेच फिट हेदेखील चुकीचं चित्र आहे. शरीरसौष्ठव स्पर्धेत स्नायूंचे आकार दाखवण्यासाठी चरबी मुद्दाम कमी केली जाते. वस्तुतः त्वचेखाली काही प्रमाणात चरबी असणं नैसर्गिक आणि आरोग्याला पोषक असंच आहे.

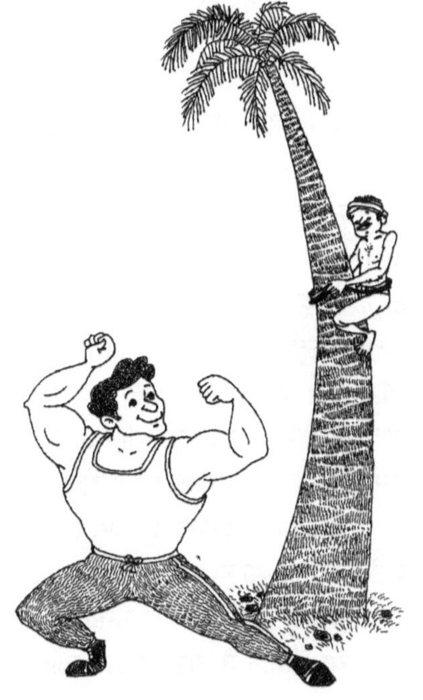

चरबी अतिरिक्त असणं जेवढं वाईट तेवढंच ती अजिबात नसण्यांही वाईट. त्यामुळे 'स्नायूंचं प्रदर्शन म्हणजेच फिटनेस' हे चित्रही चुकीचंच आहे. आपला फिटनेसचा आदर्श बलदंड स्नायू दाखवणारा सुपर हीरो नाही; तर लीलया झाडावर चढू शकणारा, उड्या मारू शकणारा, चपळ हालचाली करू शकणारा, स्वतःचं संरक्षण आत्मविश्वासानं करू शकणारा, दुसऱ्याच्या मदतीला सहज धावून जाऊ शकणारा पुरुष किंवा स्त्री आहे.

उपवास करावेत का? उपवास काहींना झेपतात, काहींना नाही. झेपत असतील तर जरूर करावेत. उपवास करण्याचा मेंदूवर आणि वर्तनावर प्रत्यक्ष परिणाम होत असतो. उपवासाचे फायदे ऊर्जेच्या हिशेबापेक्षा जास्तीकरून वर्तनावरच्या, मानसिकतेवरच्या परिणामांमुळेच मिळतात. पण, त्यानं लगेच वजन उतरेल अशी अपेक्षा करू नये. वजन नियंत्रणात ठेवण्याचा सर्वोत्तम उपाय म्हणजे आपल्या मेंदूमधील कार्ट आणि इतर संदेशप्रक्रियांची नैसर्गिक पातळी राखणं. यासाठी ऊन, पाऊस, थंडी पुरेशा प्रमाणात झेलण्याचा सराव, अधूनमधून साहसी खेळांमध्ये सहभाग एका बाजूला. दुसऱ्या बाजूला भुकेच्या बाबतीत आपल्या शरीराचं नीट ऐकणं. दोनदाच खाणार किंवा दर दोन तासांनी खाणारच किंवा सवयीप्रमाणे घड्याळाप्रमाणे खाणार यापेक्षा कडकडून भूक लागेल तेव्हाच खाणार. कडकडून भूक लागेपर्यंत वाट बघणार, हा मंत्र अधिक परिणामकारक ठरतो.

> थोडक्यात, आहार आणि आरोग्यासाठी आवश्यक ती नियंत्रण यंत्रणा आपल्या शरीरात उत्क्रांत झालेली आहेच. तिला तिच्या मूळ स्वभावाप्रमाणे काम करू देणं हा आरोग्याचा मूलमंत्र आहे. हे साधलं तर अनेक काळज्या आणि अनेक औषधांची आवश्यकता मुळातूनच नाहीशी होईल. आणि हा प्रयोग प्रत्येकाला कमीत कमी खर्चात आणि कष्टात करून पाहणं शक्य आहे. बरं, यात घातक दुष्परिणाम असलेली कुठलीच गोष्ट नसल्यामुळे करून पाहण्यात धोका तर काहीच नाही. मग वाट कुणाची आणि कशाची पाहायची?

विज्ञानाचा पुढचा प्रवास

आपल्या बिनसाखरेच्या थिअरीचा प्रवास उलटा झाला आहे. अनेक दशकांच्या संशोधनातून आपल्याला जीवरासायनिक बारकावे, रोगाची प्रक्रिया आधीच माहीत झाले आहेत. त्यातून ही नवी थिअरी उभी राहिली आहे. पण अजून वैद्यकीय चाचण्या

बाकी आहेत. वर्तनसत्त्वांच्या वैद्यकीय चाचण्या कशा करायच्या? त्यासाठी लागणारा पैसा कुठून आणायचा? साधारणपणे वैद्यकीय चाचण्या करण्यासाठी लागणारा पैसा औषध-कंपन्या घालतात आणि मग तो जनतेच्या खिशातून दामदुपटीने वसूल करतात. पण इथं आपल्या उपचारात औषधच नाही. ज्याचा व्यापारी फायदा मोठ्या प्रमाणावर घेता येईल असं काहीच नाही. त्यामुळे वैद्यकीय चाचण्यांसाठी पैसा उपलब्ध करण्याचा हा राजमार्ग तूर्तास दूर आहे. एखादं औषध बाजारात आणण्यासाठी वैद्यकीय चाचण्यांची कायदेशीर आवश्यकता असते, तशी आपल्या उपचारासाठी नाही. व्यायाम करा आणि खेळ खेळा, हे सांगण्याला किंवा करण्यालासुद्धा कुणाच्या परवानगीची गरज नसते.

परत आपण इतिहासाकडून शिकू. स्कर्वीवरचा उपाय खलाश्यांनी आधी वापरला. अनेक रोगी खडखडीत बरे झाले. त्यावरून इतर खलाशी शिकले. असं करता-करता या रोगाची समस्या नाहीशीच झाली. त्यानंतर कुठं वैद्यकीय शास्त्रानं त्याची दखल घेतली. म्हणजे इथं डॉक्टरांकडून लोकांना मार्गदर्शन झालं नाही, तर लोकांकडून डॉक्टरांना झालं. या इतिहासाची पुनरावृत्ती अशक्य नाही. वैद्यकशास्त्र बदलायचं तेव्हा बदलो! लोकांना मधुमेह आणि कंपनीला आपल्यापासून यशस्वीपणे दूर ठेवणं निश्चितपणे शक्य होणार आहे.

यात एक मेख आहे. आताचं वैद्यकशास्त्र म्हणतं की, रक्तातील साखर मूळ पदाला आली की नाही, ते पाहा. पण रक्तातील साखर नियंत्रित ठेवण्याने मधुमेहाचे दुष्परिणाम टाळता येतात, असा निःसंदिग्ध पुरावा कुणालाच देता आलेला नाही. याउलट, तंदुरुस्ती राखली तर हे दुष्परिणाम दूर ठेवणं कितीतरी अधिक प्रमाणात आणि विश्वासार्ह रीतीनं साधतं, असं अनेक अभ्यास दाखवतात.

औषधोपचार करून हृदय, मूत्रपिंड, मेंदू यावरचे दुष्परिणाम फार-फार तर १५ टक्क्यांनी कमी होतात, असं वैद्यकीय चाचण्या दाखवतात. मात्र, तंदुरुस्तीच्या वैद्यकीय चाचण्यांनी यांचं प्रमाण ४० ते ८० टक्क्यांनी कमी करून दाखवलं आहे. व्यायामाचा आरोग्यावर परिणाम लठ्ठपणा किंवा रक्तातील साखर कमी करण्याच्या माध्यमातून होत नसतो, तर शारीरक्रिया प्रत्यक्ष सुधारण्यामुळे होतो.

योग्य प्रकारच्या वर्तनसमृद्ध व्यायामाचा थेट परिणाम रक्तवाहिन्या, चेतापेशी, डोपामाईन, सिरोटोनीन, कार्ट, ऑस्टीओकॅल्सिन, टेस्टोस्टेरोन, प्रतिरॉस, पेशीसुधा यांच्यावर होत असतो. त्यात रक्तातील साखर कुठंही मध्ये येत नाही. लठ्ठपणावर आणि साखरेवर परिणाम दिसो न दिसो, व्यायामानं आरोग्य सुधारतंच सुधारतं.

त्यामुळे वारंवार रक्तातील साखर मोजण्याची गरजच नाही. फिटनेस मोजावा आणि त्यात कणाकणानं का होईना, प्रगती होईल हे पाहावं. रक्तातील साखरेची काळजी तंदुरुस्त शरीर आपली आपणच घेईल.

ज्या क्षणी आपल्याला शरीराच्या गुंतागुंतीच्या उत्क्रांतीच्या कल्पनेचा साक्षात्कार होईल तेव्हा कुठल्यातरी एकाच घटकावर आधारित आरोग्य कल्पना व मधुमेह आणि कंपनीवरील एखाद्याच औषधावर आधारित उपचार पद्धतीतील फोलपणा आपल्यासमोर स्पष्ट होईल. पण, विज्ञानाच्या तत्त्वांच्या पूर्तीसाठी योग्य प्रकारे वैद्यकीय चाचण्या व अभ्यास करणं आवश्यकच आहे. केव्हातरी वैद्यकक्षेत्राला ते तत्त्व गंभीरपणे घ्यावंस वाटेल; आणि तेव्हाच त्यासाठी पैसा उभा राहू शकेल. ही गोष्ट होईल तेव्हा होईल. खेळ हेच आपले उपचार असल्यामुळे आपण खेळ खेळून एकीकडे मनोरंजनही करू शकतो आणि दुसरीकडे मधुमेह, रक्तदाब, हृदयरोग दूरही करू शकतो, मानसिक आरोग्यही सुधारू शकतो. बरं, दुष्परिणामांचीही चिंता नाही.

वर्तनसत्त्वं आणि वर्तनसमृद्ध व्यायाम

भविष्यकालीन वैद्यकशास्त्रात 'वर्तनसत्त्वं आणि वर्तनसमृद्ध व्यायाम' ही एक नवी आणि सातवी विचारधरा नक्कीच मूळ धरेल. त्यावरचं संशोधनही बरीच प्रगती करेल. आणि जसे स्कर्वी, पेलाग्रा समाजातून जवळपास संपले तसे मधुमेह, हृदयरोग निश्चितपणे संपू शकतील. ही गोष्ट इतक्या सहजासहजी होणार नाही. कारण कूनच्या म्हणण्याप्रमाणे विज्ञानातील मूलभूत क्रांती नेहमीच अवघड असते. आणि आज मधुमेह-हृदयरोगासारख्या क्षेत्रात कोट्यवधी रुपयांची गुंतवणूक आहे. नवीन थिअरी स्वीकारली गेली तर अब्जावधी रुपयांचे व्यवसाय कोलमडतील. त्यामुळे नवीन थिअरीला, नव्या वैचारिक क्रांतीला कडाडून विरोध होईल, हेही अपेक्षितच आहे.

मुख्य जमेची बाजू ही की, आपले उपाय सर्वसामान्य माणसाच्या आवाक्यातले असल्यामुळे जी क्रांती त्या क्षेत्रातील अध्वर्यूंनी समोर पुरावे दिसत असूनही नाकारली, ती क्रांती सर्वसामान्य माणसाच्या माध्यमातूनच होऊ शकेल. अडीचशे वर्षांपूर्वी एका द्रष्ट्या आणि त्याच्या क्षेत्रात दुर्लक्षित राहिलेल्या डॉक्टरचे साधे, सोपे; पण क्रांतिकारी सिद्धान्त आणि सर्वसामान्य खलाश्यांनी शास्त्रज्ञांच्या पुढे जाऊन घडवून आणलेल्या प्रत्यक्ष क्रांतीच्या इतिहासाची तशीच पुनरावृत्ती होते का, याचं उत्तर आता काळच देईल.

■■■

सोपा पेपर, अवघड निकाल

वर्षभर केलेल्या जाडजूड पाठ्यपुस्तकाच्या अभ्यासाची सांगता शेवटी एक पानी प्रश्नपत्रिका आणि सोळा पानी उत्तरपत्रिकेत होते. प्रश्न सोपे असले तरी उत्तरं सोपी असतीलच असं नाही. याउलट, कधीकधी अवघड प्रश्नांना सोपी उत्तरेही असतात. पण, आपल्या या पंधरा प्रश्नांच्या परीक्षेत प्रश्नही सोपे आणि उत्तरंही सोपी; निकाल मात्र अवघड असणार आहे.

संपूर्ण पुस्तकात आपण पुरावे, प्रयोग, संख्याशास्त्र, गणित आणि उत्क्रांतिशास्त्र यांच्या आधारे मधुमेहाचं जुनं चित्र खोडून काढून नवं चित्र मांडण्याचा प्रयत्न केला. या सगळ्या अभ्यासाची थोडक्यात उत्तरपत्रिका लिहिण्याची ही वेळ. मुख्य संभाव्य प्रश्न आणि त्यांची संक्षिप्त उत्तरं पुढीलप्रमाणे, पुरावे आणि प्रयोगांसहित अधिक सविस्तर उत्तरांसाठी संपूर्ण पुस्तकच वाचायला हवे.

याखेरीज वेगळे प्रश्न अनेक उठतील. उठायलाच हवेत. मधुमेहाची आधीची थिअरी पुरेशा चिकित्सेशिवाय स्वीकारल्यामुळे दोन पिढ्यांचं अपार नुकसान झालं. नव्या थिअरीमध्ये परत तीच चूक करणं अर्थातच योग्य नाही. प्रतिप्रश्न केलेच पाहिजेत, शोध घेत आणि आपण चुकत असलो तर चूक स्वीकारून ती सुधारत पुढे जात राहिलंच पाहिजे.

मधुमेहाचे टाईप-१ आणि टाईप-२ असे प्रकार पडतात. त्यांपैकी टाईप-२ चं प्रमाण सुमारे ९० टक्के आहे आणि फक्त त्याचाच आपण इथं विचार करत आहोत.

१. **साखर वाढणं म्हणजेच मधुमेह ना?**

याचं साफ उत्तर 'नाही' असंच आहे. साखर वाढणं हे मधुमेहाचं फक्त एक लक्षण आहे. हे लक्षण रोगनिदान करण्यासाठी उपयुक्त आहे. पण तेवढंच त्याचं महत्त्व. फक्त साखर वाढणं म्हणजे मधुमेह नाही; आणि अर्थातच फक्त साखर परत खाली आणणं हा मधुमेहावरचा उपायही नाही. केवळ लक्षणं नियंत्रणात ठेवून आजार समूळ नष्ट होत नाही; तर फक्त झाकला जातो. साखर नियंत्रित ठेवल्यामुळे मधुमेहाचे दुष्परिणाम टाळता येतात, या समजुतीला आधार देणारा बळकट, सुसंगत आणि विज्ञानाच्या कसोट्यांवर उतरणारा पुरावा कुणीच देऊ शकलेलं नाही.

२. **मधुमेह लठ्ठपणामुळेच होतो का?**

याचंही पुराव्यानिशी उत्तर द्यायचं तर 'नाही' असंच द्यावं लागतं. लठ्ठपणाचा आणि मधुमेहाचा संख्याशास्त्रीय सहसंबंध आहे, पण तोही फार काटेकोर नाही. बारीक असूनही मधुमेही असलेली आणि लठ्ठ असूनही नसलेली माणसं दिसण्याचं प्रमाण खूप आहे. बारीक माणसाला मधुमेह का होतो, याचं समाधानकारक उत्तर जुन्या थिअरीत नाही.

३. **मधुमेहाचे मूळ चुकीच्या आहारातच आहे का?**

अशी समजूत बराच काळ आहे. पण त्याला बळकट पुरावा नाही. पारंपरिकरीत्या जगातील निरनिराळे समाज खूप वेगवेगळ्या प्रकारचा आहार घेत आले आहेत. पण त्याचा मधुमेहादी विकारांशी सहसंबंध लागत नाही. कुठला आहार चांगला, कुठला वाईट यासंबंधी अगदी परस्पर विरुद्ध दावे केले गेले आहेत आणि त्यासाठी दिलेले आधारही तकलादू आहेत.

४. **मधुमेहाची थिअरी बदलण्याची आवश्यकता आहे का?**

आहे त्या थिअरीमध्ये खूपच विसंगती आहेत. प्रयोगांचा आधार नाही. उलट, अनेक प्रयोगांनी ती चुकीची असल्याचं स्पष्ट दाखवलं आहे. मधुमेह आटोक्यात आणण्यात, त्याचे दुष्परिणाम टाळता येण्यात आणि उपचारांनी बरा करण्यात संपूर्ण अपयश आलेलं आहे. अशा पार्श्वभूमीवर नव्या थिअरीचा ध्यास घेणे अपरिहार्य आहे.

५. नवी थिअरी कशी येते ?

इतर कुठल्याही क्षेत्राप्रमाणेच विज्ञानाच्या क्षेत्रातही बदल नेहमीच अवघड असतो. केवळ तर्कशास्त्र, प्रयोग, पुरावे, गणित यांचा आधार असल्याने नवीन थिअरी स्वीकारली जातेच असं नाही. मनुष्य स्वभावाप्रमाणे नव्याला कमी-अधिक प्रमाणात विरोध होतोच. पण विज्ञानाच्या क्षेत्रात 'देर है अंधेर नहीं!' नवीन थिअरी नेहमीच वैज्ञानिकांकडून सामान्य माणसापर्यंत पोहोचते असे नाही. विज्ञानाच्या इतिहासात बऱ्याचदा नवीन थिअरीचा स्वीकार आधी सामान्य जनतेने केला आहे. मगच वैज्ञानिकांना जाग आली आहे.

६. मधुमेहाची नवी थिअरी काय आहे ?

माणसाच्या शारीरक्रिया पाषाणयुगीन जीवनशैलीसाठी बनलेल्या आहेत. त्यात शिकार, अवघड वाटा, कडेकपारीवरचा वावर, अनेक नैसर्गिक धोक्यांपासून कायम सावध राहणे, प्रसंगी धोका पत्करून स्वतःचे आणि आपल्या कुटुंबाचे रक्षण करणे, ऊन-पाऊस-थंडी झेलणे, चपळ हालचाली करणे, अशा गोष्टींचा नित्य समावेश होता. अशा प्रकारच्या वर्तनांनी अनेक प्रकारच्या शारीरक्रियांना चालना मिळत असते. आजच्या शहरी बैठ्या जीवनात या गोष्टींची मोठीच कमतरता आहे. या वर्तनसत्त्वांच्या कमतरतांमुळे आपल्या शरीराची आणि मेंदूची केमिस्ट्री सूक्ष्म रूपात बदलत असते. या बदलांचा आविष्कार मधुमेह, उच्च रक्तदाब, रक्तवाहिन्यांचे दोष, हाडांचा ठिसूळपणा, लठ्ठपणा अशा विविध रूपांमध्ये दिसू लागला आहे.

७. वर्तनसत्त्वे म्हणजे नक्की काय आणि ती कशी मिळवायची ?

अन्नातील काही घटक जसे आपल्या शारीरक्रियांसाठी आवश्यक असतात तसेच माणसाच्या नैसर्गिक वर्तनातले अनेक घटक माणसाच्या निरोगी वाढीसाठी आणि आरोग्यासाठी आवश्यक असतात. जीवनसत्त्वांसारखीच ही वर्तनसत्त्वे. त्यात शारीरिक आक्रमकता, स्पर्धा, संघभावना, साहस, चपळाई, लवचीकपणा, अवघड जागी तोल सांभाळण्याची सवय, त्वचेला गरम-गार सहन करण्याची, टोच-बोच-ओरखडले जाण्याची सवय यांसारख्या गोष्टींचा समावेश आहे. वर्षानुवर्ष या गोष्टींची त्रुटी राहत असेल तर शरीरातील चयापचय, मेंदूतील समन्वय प्रक्रिया, पेशीसुधा, संप्रेरकांची अभिव्यक्ती,

रक्ताभिसरण, रक्तवाहिन्यांचा मेंटेनन्स, जखम भरण्याची यंत्रणा यांमध्ये विघटनात्मक बदल होतात.

आज आपण परत जंगलातल्या जीवनशैलीकडे जाऊ शकत नाही. पण, एरवी मिळत नसलेली वर्तनसत्त्वे खेळ आणि व्यायाम यामधून उपयुक्त प्रमाणात परत मिळवू शकतो. कुठलाही मर्दानी खेळ हे शिकार आणि युद्धाची रंगीत तालीम असल्यासारखा असतो. खेळात तुम्ही कुणावर तरी आक्रमण करता, कशाचा तरी पाठलाग करता, कशाचा तरी बचाव करता, चपळ हालचाली करता, धोका पत्करता, बारीकसारीक दुखापती सहन करता. या गोष्टींनी आपल्याला आवश्यक ती वर्तनसत्त्वे बऱ्याच प्रमाणात परत मिळतात.

८. शरीरात आणि शारीरक्रियांमध्ये होणारे बदल कोणते ?

वर्तनसत्त्वांच्या अभावामुळे भूक नियंत्रित करणाऱ्या नैसर्गिक यंत्रणा काम करेनाशा होतात. मेंदूतील चेतापेशींची मंडले बदलतात. सिम्पथेटिक-पॅरासिम्पथेटिक संतुलन बदलते. रक्तवाहिन्या बनवण्याची आणि तिचा मेंटेनन्स पाहण्याची यंत्रणा कमकुवत होते. अनेक प्रकारच्या पेशीसुधांची पातळी बदलते. स्नायू आणि इतर पेशींमधले मायटोकॉंड्रीया कमी क्षमतेने काम करू लागतात. मूळ पेशींचे चलनवलन बिघडते. याच गोष्टींमुळे मधुमेहाचे दुष्परिणाम दिसू लागतात. साखर वाढल्यामुळेच ते दिसतात आणि साखर कमी केली तर दिसायचे बंद होतात, असा पुरावा नाही.

९. नव्या थिअरीप्रमाणे साखर का वाढते ? ती कमी करणे योग्य आहे की अयोग्य ?

साखर वाढण्यामागे दोन प्रकारची कारणे असू शकतात : एक म्हणजे साखर नियंत्रित करण्याची यंत्रणा बिघडणं. हे मधुमेहाच्या टाईप-१मध्ये घडतं. दुसरं कारण शरीराच्या काही भागात, विशेषतः मेंदूमध्ये ग्लुकोजची गरज वाढणं किंवा पुरवठा कमी पडणं.

टाईप-२मध्ये बहुतेक वेळा वर्तनसत्त्वांच्या अभावी मेंदूतल्या रक्तवाहिन्या विरळ होतात आणि रक्तातून मेंदूकडे होणारा ग्लुकोजचा पुरवठा कमी पडू लागतो. तो पुन्हा पूर्ववत करण्यासाठी मेंदूच्याच आदेशावरून यकृत जास्त प्रमाणात ग्लुकोज रक्तात सोडते. त्यानं भागलं नाही तर मेंदूच्याच आदेशावरून स्वादुपिंड हात राखून इन्सुलिन सोडू लागते. कधीकधी मेंदू अथवा इतरत्रही

काही इजा झाल्यानंतर मोठ्या प्रमाणावर पेशींची-अवयवाची दुरुस्ती सुरू असेल तर त्यासाठी अधिक ग्लुकोजची गरज असते. अशा वेळीही रक्तातील ग्लुकोज वाढते.

रक्तातील वाढलेली साखर कमी करण्याचा फायदा होतो की तोटा, हे ती कुठल्या कारणामुळे वाढली आहे त्यावर अवलंबून आहे. नियंत्रणातील बिघाडामुळे साखर वाढली असेल तर ती कमी करण्याचा फायदा आहे. जर मागणी वाढल्यामुळे किंवा कमतरता भरून काढण्यासाठी साखर वाढवावी लागली असेल, तर ती कमी केल्याचा फायद्याऐवजी तोटाच होणार आहे. प्रत्यक्षात वाढीव साखरेची गरज असताना रक्तातील साखर बळजबरीने कमी केली, तर मृत्युदर वाढत असल्याचेही दिसून आले आहे.

१०. नवीन थिअरीप्रमाणे मधुमेह बरा होतो का ?

मधुमेहात शरीरात होणाऱ्या अनेकविध बदलांपैकी बहुतेक बदल पूर्ववत करता येणे तत्त्वतः शक्य आहे. मात्र, चेतापेशींची हानी झाली असेल तर ती भरून येणे अवघड असते. वर्तनसमृद्ध खेळ आणि व्यायाम यांनी मधुमेह पूर्ण बरा होऊ शकतो, असा सुश्रुतसंहितेत सुश्रुताने दावा केला आहे. तो तपासून पाहण्यासाठी योग्य प्रकारे केलेल्या वैद्यकीय चाचण्यांची गरज आहे. मधुमेह पूर्णपणे बरा होतो, असा दावा अशा प्रकारच्या संशोधनानंतरच करता येईल. पण अशी शक्यता निश्चितच आहे.

११. मधुमेह होऊ नये म्हणून काय करावे ?

आपल्या शरीराच्या सर्व प्रकारच्या क्षमता म्हणजे ताकद, लवचीकपणा, तोल, चपळता, दमसास आणि प्रमाणबद्धता, योग्य प्रकारचे वर्तनसमृद्ध व्यायाम आणि खेळ यांनी उत्तम राखल्यास मधुमेह टाईप-२ची संभाव्यता जवळजवळ शून्यावर येऊ शकते. योग्य आहाराची पूरक भूमिका आहे. पण, फक्त अमुक प्रकारच्या आहाराने मधुमेह खात्रीशीर टाळता येतो, अशा दाव्यांना पुरेसा आणि सुसंगत पुरावा नाही.

१२. मधुमेहाचे दुष्परिणाम रोखण्यासाठी काय करावे ?

केवळ साखरेवर नियंत्रण आणणे हा मधुमेहाचे दुष्परिणाम टाळण्याचा खात्रीशीर मार्ग नाही. शरीराचा संतुलित फिटनेस राखणे आणि वाढवणे हा कित्येक पटींनी अधिक विश्वसनीय उपाय आहे. वर्तनसमृद्ध व्यायामांनी

शरीरातील चेतापेशी, पेशीसुधा, रक्तवाहिन्यांचे आरोग्य, स्नायूंची ताकद, त्वचेची प्रतिकारशक्ती हे सर्व उत्तम राखले तर ग्लुकोज, कोलेस्टेरॉल, चरबी, रक्तदाब यांची काळजी करणे सोडून दिले तरी चालेल.

१३. उपचारांचा फायदा कसा ओळखायचा?

योग्य प्रकारच्या व्यायामाचा फायदा प्रत्यक्षच होत असतो. तो लठ्ठपणा, साखर नियंत्रण, कोलेस्टेरॉल नियंत्रण यांच्या माध्यमातूनच होतो, असे नाही. त्यामुळे व्यायामाने साखर कमी झाली नाही म्हणजे व्यायामाचा फायदा झाला नाही असे मुळीच नाही. मधुमेहाच्या दुष्परिणामांमध्ये साखरेपेक्षा जास्त महत्त्वाची भूमिका असलेली जी जीवरसायने आहेत त्यांच्या चाचण्या दुर्दैवाने अजून उपलब्ध नाहीत. त्या जोवर उपलब्ध होत नाहीत तोवर फिटनेसची चाचणी घेणे, आपल्या वयाला योग्य तितका फिटनेस जपणे हीच सर्वोत्तम भूमिका आहे. फिटनेस अंशतः जरी वाढला तरी दुष्परिणामांचा धोका कमी होतो, असे आज उपलब्ध अभ्यासांवरून दिसते.

साखर नियंत्रणात आणल्याने दुष्परिणामांचा धोका जेवढा कमी होतो, त्याच्या कित्येक पटींनी अधिक प्रमाणात फिटनेस वाढवल्याने कमी होतो. फिटनेस वाढवणे आणि राखणे हे साखर नियंत्रणात आणण्यापेक्षा अधिक महत्त्वाचे आहे.

१४. वर्तनसमृद्ध व्यायाम करताना कोणती काळजी घ्यावी?

ज्या शरीराने अनेक वर्षं बैठ्या जीवनशैलीमध्येच काढून शरीराच्या अनेक क्षमता घालवल्या आहेत, त्या शरीराला एकदम मोठा, अवघड, कसदार व्यायाम झेपणे अवघड असते. त्यामुळे आपल्याला कुठल्या प्रकारचा व्यायाम आवश्यक आहे, याचबरोबर कुठला व्यायाम झेपणार आहे, याचाही विचार आवश्यक आहे. परंतु शरीराची घालवलेली क्षमता कुठल्याही वयात योग्य व्यायामांनी बऱ्याच प्रमाणात परत मिळवणे शक्य असते. यासाठीच योग्य मार्गदर्शनाखाली सातत्याने प्रयत्न करणे आवश्यक आहे.

दुर्दैवाने यासाठी पुरेसे प्रशिक्षण आणि अनुभवी मार्गदर्शक कमी आहेत. पण समाजात हा विचार रुजला आणि गरज भासू लागली की त्यासाठी प्रशिक्षण उपलब्ध करणे शक्य होईल. तोवर सामान्य माणसाने आपल्याच विवेकाने सावकाश, दुखापती टाळून; पण सातत्याने आपल्या शरीराच्या क्षमता

वाढवत वर्तनसमृद्ध व्यायाम केल्यास आरोग्याच्या मार्गावर आपली प्रगती होत राहू शकते.

१५. मधुमेह बरा करण्यासाठी कोणते प्रयत्न केले पाहिजेत ?

साखर नियंत्रण ही मधुमेहातून बरे होण्याची व्याख्या निरुपयोगी ठरत असल्यामुळे नव्या व्याख्येचा, नव्या ध्येयाचा शोध घेणे आवश्यक आहे. हे काम नव्या पिढीच्या संशोधकांचे आहे. सामान्य माणसाच्या पातळीवर मधुमेहाचे सर्व प्रकारचे दुष्परिणाम नगण्य पातळीवर आणणे, ही व्याख्या पुरेशी आहे. आपल्या वयाला योग्य तेवढा फिटनेस राखणे आणि वर्तनसत्त्वांची कमतरता भरून काढणारे व्यायाम व खेळ खेळणे हा त्याचा विश्वसनीय मार्ग आहे.

मधुमेह पूर्णपणे बरा होण्याचा सुश्रुताचा दावा खरा ठरतो का, ते योग्य प्रकारे केलेल्या वैद्यकीय चाचण्यांनीच ठरणार आहे. पण तोवर तंदुरुस्ती आणि वर्तनसमृद्ध व्यायामामुळे प्रत्येकाचा फायदा निश्चित आहे, हे विधान तर वादातीत आहे.

औषध विरुद्ध जीवनाधार

जैसे रसौषध खरे। आपुले काज करोनी पुरे। आपणही नुरे तैसे होतसे।।

- ज्ञानेश्वर

जे रोगाला बरं करून स्वतःचीही आवश्यकता नाहीशी करतं त्याला 'औषध' म्हणतात. एखादं औषध जन्मभर घ्यावं लागत असेल तर तो औषध अथवा उपचार या संकल्पनेचाच पराभव आहे. आयुष्यभर करावा लागणं हा तो उपचार निरुपयोगी असल्याचा स्वतःच पुरावा आहे. याउलट, योग्य आहारविहार हे उपचार नसून जीवनाधार आहेत. ते आयुष्यभर करणे योग्यच. जशी आहारातून आवश्यक ती जीवनसत्त्वे, क्षार हे आयुष्यभर घेतलेच पाहिजेत, तसा वर्तनसमृद्ध व्यायाम आयुष्यभर केलाच पाहिजे. वयाप्रमाणे त्याचं स्वरूप बदलू शकतं; पण व्यायामाची आवश्यकता संपत नाही.

प्रश्नपत्रिका सोडवून झाली. पण निकाल अजुनी अवघड असणार आहे. याचं मुख्य कारण म्हणजे नव्या संकल्पनांचा स्वीकार करण्याला वेळ लागतो. हा काही कुणाचा दोष अथवा अपराध नाही, मनुष्यस्वभाव आहे. नव्याचा स्वीकार होण्याच्या वाटेवर अनेक वादविवाद होणे अपरिहार्यच नाही; तर स्वागताहंहही आहे. फक्त सर्व वाद विज्ञानाच्या पायावरच व्हावेत. विज्ञानाला सोडून होऊ नयेत एवढीच अपेक्षा.

योग्य प्रकारच्या व्यायामाची मार्गदर्शनकेंद्रे उपलब्ध होऊन समाजापर्यंत हा विचार आणि आचार पोहोचणे लोकांच्या आधारावरच शक्य होणार आहे. लोकांच्या आधारावर विज्ञान उभं करण्याचे इतरही अनेक प्रयोग आज होत आहेत; विशेषतः पर्यावरण आणि निसर्गविज्ञान क्षेत्रात! आरोग्यक्षेत्रातही लोकांच्या पायावर विज्ञान जोपासण्याचं उपयुक्त मॉडेल यातून उभं राहू शकेल. समाजाला याचा फायदा दिसू लागला की वैद्यकशास्त्र आणि मूलभूत विज्ञानाच्या प्रांतातला विरोध हळूहळू मावळून नव्याचा स्वीकार करण्याजोगी, इतकंच नव्हे; तर त्यावर अधिक संशोधन करून त्यातले बारकावे उजेडात आणण्याची प्रक्रिया सुरू होईल. ही गोष्ट लवकरात लवकर होवो अशी आपण आशा करू या!

∎∎∎

संदर्भ सूची

Chapter 1

1. Tröhler, U. (2005). Lind and scurvy: 1747 to 1795. *Journal of the Royal Society of Medicine*, *98*(11), 519-522.

2. Edwards, T. K. (1994). Childbed Fever: A Scientific Biography of Ignaz Semmelweis, *JAMA, 272*(23), 1871-1872.

3. Zwart, H. (2008). Pea Stories. Why was Mendel's Research Ignored in 1866 and Rediscovered in 1900?. *Understanding Nature: Case Studies in Comparative Epistemology*, 197-231.

    Gasking, E. (1959). Why was Mendel's Work Ignored? *Journal of the History of Ideas, 20*(1), 60-84. doi:10.2307/2707967 https://www.nature.com/scitable/topicpage/gregor-mendel-a-private-scientist-6618227/

4. Azoulay, Pierre, Christian Fons-Rosen, and Joshua S. Graff Zivin. 2019. "Does Science Advance One Funeral at a Time?" *American Economic Review*, 109 (8): 2889-2920.

5. Segre, J. A. (2013). What does it take to satisfy koch's postulates two centuries later?: Microbial genomics and propionibacteria acnes. *Journal of Investigative Dermatology, 133*(9), 2141-2142.

6. Carter, K. C. (1977). The germ theory, beriberi, and the deficiency theory of disease. *Medical History, 21*(2), 119-136.

7. Morabia A (2006). Joseph Goldberger's research on the prevention of pellagra. JLL Bulletin: Commentaries on the history of treatment evaluation. (https://www.jameslindlibrary.org/articles/joseph-goldbergers-research-on-the-prevention-of-pellagra/)

Chapter 2

1. Neel JV (1962) Diabetes mellitus: a "thrifty" genotype rendered detrimental by "progress"? Am J Hum Genet 14:353–362

2. Bernard, C. (1879). Leçons de physiologie opératoire. *Librairie J.-B. Baillie et Fils*, 650.

3. Aronis, K. N., & Mantzoros, C. S. (2012). A brief history of insulin resistance: from the first insulin radioimmunoassay to selectively targeting protein kinase C pathways. *Metabolism-Clinical and Experimental, 61*(4), 445-449.

4. Yngve, A. (2009). A historical perspective of the understanding of the link between diet and coronary heart disease. *American journal of lifestyle medicine, 3*(1_suppl), 35S-38S

   James, H. (2017). Ancel Keys and the Seven Countries Study.

   https://www.scientificamerican.com/article/records-found-in-dusty-basement-undermine-decades-of-dietary-advice/

   Teicholz, N. (2014). *The big fat surprise: why butter, meat and cheese belong in a healthy diet.* Simon and Schuster.

5. Bray, G. A. (2008). Good calories, bad calories by gary taubes; new york: Aa knopf. *obesity reviews, 9*(3), 251-263.

6. Erickson, J., & Slavin, J. (2015). Are restrictive guidelines for added sugars science based?, Nutrition journal, 14(1), 1-6.

7. Johns, D. M., & Oppenheimer, G. M. (2018). Was there ever really a "sugar conspiracy"?. Science, 359(6377), 747-750.

   Archer, E. (2018). In defense of sugar: a critique of diet-centrism. Progress in cardiovascular diseases, 61(1), 10-19.

   Speakman, John R. and Hall, Kevin D., 2021 Carbohydrates, insulin, and obesity, Science 372,6542,577—578. 10.1126/science.aav0448

8. Venn-Watson, S. (2014). Dolphins and diabetes: Applying one health for breakthrough discoveries. Frontiers in endocrinology, 5, 227.

9. Watve M. (2013) Doves, Diplomats and Diabetes. Springer, pg 40.

10. Westerterp, K. R., & Speakman, J. R. (2008). Physical activity energy expenditure has not declined since the 1980s and matches energy expenditures of wild mammals. *International journal of obesity, 32*(8), 1256-1263.

11. Freemantle, N., Holmes, J. A., Hockey, A., & Kumar, S. (2008). How strong is the association between abdominal obesity and the incidence of

type 2 diabetes? *International journal of clinical practice, 62*(9), 1391-1396.

Qiao, Q., & Nyamdorj, R. (2010). Is the association of type II diabetes with waist circumference or waist-to-hip ratio stronger than that with body mass index?. *European journal of clinical nutrition, 64*(1), 30-34.

12.   Nesto RW (2005) Obesity. Tex Heart Inst J 32:387–389

Matsuzawa, Y., Shimomura, I., Nakamura, T., Keno, Y., Kotani, K., & Tokunaga, K. (1995). Pathophysiology and pathogenesis of visceral fat obesity. *Obesity research, 3*(S2), 187s-194s.

Kelley, D. E., Thaete, F. L., Troost, F., Huwe, T., & Goodpaster, B. H. (2000). Subdivisions of subcutaneous abdominal adipose tissue and insulin resistance. *American Journal of Physiology-Endocrinology And Metabolism, 278*(5), E941-E948.

13.   Müller, M.J., Geisler, C., Blundell, J. *et al.* The case of GWAS of obesity: does body weight control play by the rules?. *Int J Obes* 42, 1395–1405 (2018).

14.   HarshadaVidwans and Milind Watve (2017) How much variance in insulin resistance is explained by obesity? *Journal of Insulin Resistance*; 2(1), a22. https://doi. org/10.4102/jir.v2i1.22

15.   Bindlish, S., Presswala, L. S., & Schwartz, F. (2015). Lipodystrophy: syndrome of severe insulin resistance. *Postgraduate medicine, 127*(5), 511-516.

16.   Turner, N., Bruce, C. R., Beale, S. M., Hoehn, K. L., So, T., Rolph, M. S., & Cooney, G. J. (2007). Excess lipid availability increases mitochondrial fatty acid oxidative capacity in muscle: evidence against a role for reduced fatty acid oxidation in lipid-induced insulin resistance in rodents. *Diabetes, 56*(8), 2085-2092.

17.   Gandhi, H., Upaganlawar, A., & Balaraman, R. (2010). Adipocytokines: The pied pipers. *Journal of pharmacology & pharmacotherapeutics, 1*(1), 9.

Ouchi, N., Parker, J. L., Lugus, J. J., & Walsh, K. (2011). Adipokines in inflammation and metabolic disease. *Nature reviews immunology, 11*(2), 85-97.

18.   Stannard, S. R., & Johnson, N. A. (2004). Insulin resistance and elevated triglyceride in muscle: more important for survival than 'thrifty'genes? *The Journal of physiology, 554*(3), 595-607.

Pan, D. A., Lillioja, S., Kriketos, A. D., Milner, M. R., Baur, L. A., Bogardus, C., ... & Storlien, L. H. (1997). Skeletal muscle triglyceride levels are inversely related to insulin action. *Diabetes, 46*(6), 983-988.

Carlson, L. A., GöranEkelund, L., & Fröberg, S. O. (1971). Concentration of triglycerides, phospholipids and glycogen in skeletal muscle and of free fatty acids and β-hydroxybutyric acid in blood in man in response to exercise. *European journal of clinical investigation, 1*(4), 248-254.

19. Elshaer, A. M., Almerie, M. Q., Pellen, M., & Jain, P. (2020). Relapse of Diabetes After Roux-en-Y Gastric Bypass for Patients With Obesity: 12 Years Follow-up Study. *Obesity Surgery, 30*(12), 4834-4839.

20. Rigano, K. S., Gehring, J. L., Hutzenbiler, B. E., Chen, A. V., Nelson, O. L., Vella, C. A., ... & Jansen, H. T. (2017). Life in the fat lane: seasonal regulation of insulin sensitivity, food intake, and adipose biology in brown bears. *Journal of Comparative Physiology B, 187*(4), 649-676.

Watve Milind and Ojha Akanksha (2018) Blind fish: an eye opener. *Evol Med Pub Health*, 2018, 186-189.

21. Mozaffarian, D., & Ludwig, D. S. (2015). The 2015 US dietary guidelines: lifting the ban on total dietary fat. *Jama, 313*(24), 2421-2422.

22. Trinquart, L., Johns, D. M., & Galea, S. (2016). Why do we think we know what we know? A metaknowledge analysis of the salt controversy. *International journal of epidemiology, 45*(1), 251-260.

Chapter 3

1. Neel :Neel, J. V. (1962). Diabetes mellitus: a "thrifty" genotype rendered detrimental by "progress"? *American journal of human genetics, 14*(4), 353.

2. Geoffrey Gill, in: Pickup, J. C., & Williams, G. (Eds.). (1991). *Textbook of diabetes* (Vol. 1). Wiley-Blackwell. Chapter 3, Pg 269.

3. Kilo, C., Miller, J. P., & Williamson, J. R. (1980). The crux of the UGDP. *Diabetologia, 18*(3), 179-185.

Schwartz, T. B., & Meinert, C. L. (2004). The UGDP controversy: thirty-four years of contentious ambiguity laid to rest. *Perspectives in biology and medicine, 47*(4), 564-574.

Goldner, M. G., Knatterud, G. L., & Prout, T. E. (1971). Effects of hypoglycemic agents on vascular complications in patients with adult-onset diabetes: III. Clinical implications of UGDP results. *Jama, 218*(9), 1400-1410.

4. UK Prospective Diabetes Study (UKPDS) Group. (1998). Intensive

blood-glucose control with sulphonylureas or insulin compared with conventional treatment and risk of complications in patients with type 2 diabetes (UKPDS 33). *The lancet, 352*(9131), 837-853.

Widjaja A et al (1997) UKPDS 20: plasma leptin, obesity, and plasma insulin in type 2 diabetic subjects. *J Clin Endocrinol Metab* 82:654–657

Ewart R. M. (2001) The case against aggressive treatment of type 2 diabetes. Critique of the UK prospective diabetes study. *BMJ*, 323(7317): 854–858.

5. ADVANCE Collaborative Group. (2008). Intensive blood glucose control and vascular outcomes in patients with type 2 diabetes. *New England journal of medicine, 358*(24), 2560-2572.

6. Dluhy, R. G., & McMahon, G. T. (2008). Intensive glycemic control in the ACCORD and ADVANCE trials. *N Engl J Med, 358*(24), 2630-2633.

Cefalu, W. T., & Watson, K. (2008). Intensive glycemic control and cardiovascular disease observations from the ACCORD study: now what can a clinician possibly think?

7. Finfer, S., Chittock, D., Li, Y., Foster, D., Dhingra, V., Bellomo, R., ... & Henderson, W. (2015). NICE-SUGAR Study Investigators for the Australian and New Zealand Intensive Care Society Clinical Trials Group and the Canadian Critical Care Trials Group. Intensive versus conventional glucose control in critically ill patients with traumatic brain injury: long-term follow-up of a subgroup of patients from the NICE-SUGAR study. *Intensive Care Med, 41*(6), 1037-1047.

8. Lee et al (2021) Effect of Metformin and Lifestyle Interventions on Mortality in the Diabetes Prevention Program and Diabetes Prevention Program Outcomes Study, Diabetes care, https://doi.org/10.2337/dc21-1046.

9. Diwekar-Joshi M, Watve M (2020) Driver versus navigator causation in biology: the case of insulin and fasting glucose. *PeerJ* 8:e10396 https://doi.org/10.7717/peerj.10396

10. Amelia K. Linnemann, Mieke Baan, Dawn Belt Davis, Pancreatic β-Cell Proliferation in Obesity, *Advances in Nutrition*, Volume 5, Issue 3, May 2014, Pages 278–288, https://doi.org/10.3945/an.113.005488

11. Bouwens, L. (2006) Beta cell regeneration. *Curr Diabetes Rev* 2:3–9

Suarez-Pinzon, W. L., Lakey, J. R., Brand, S. J., & Rabinovitch, A. (2005). Combination therapy with epidermal growth factor and gastrin induces neogenesis of human islet β-cells from pancreatic duct cells and an increase in functional β-cell mass. *The Journal of Clinical Endocrinology & Metabolism, 90*(6), 3401-3409.

Tuch BE, Kannangara K (2008) [b] cell regeneration. Drug Discov Today TherStrateg 5:215–221;

Bonnet-Weir, S., & Weir, G. C. (2005). New sources of pancreatic beta-cells. *Nat Biotechnol, 23*(7), 857-861.

Baeyens, L., De Breuck, S., Lardon, J., Mfopou, J. K., Rooman, I., & Bouwens, L. (2005). In vitro generation of insulin-producing beta cells from adult exocrine pancreatic cells. *Diabetologia, 48*(1), 49-57.

Meier, J. J., Bhushan, A., Butler, A. E., Rizza, R. A., & Butler, P. C. (2005). Sustained beta cell apoptosis in patients with long-standing type 1 diabetes: indirect evidence for islet regeneration?. *Diabetologia, 48*(11), 2221-2228.

12. Kulkarni, S., Sharda, S., & Watve, M. (2017). Bi-stability in type 2 diabetes mellitus multi-organ signalling network. *PloS one, 12*(8), e0181536. https://doi.org/10.1371/journal.pone.0181536

13. Shu Jin Chan, Donald F. Steiner, Insulin Through the Ages: Phylogeny of a Growth Promoting and Metabolic Regulatory Hormone, *American Zoologist*, Volume 40, Issue 2, April 2000, Pages 213–222, https://doi.org/10.1093/icb/40.2.213

Amin Ibrahim (2019) Molecular physiology of insulin function. J. Endocrinol. Diab 6(3): 109.

Chapter 4

1. Lee, R. B., Lee, R. B., & DeVore, I. (Eds.). (1976). *Kalahari hunter-gatherers: Studies of the! Kung San and their neighbors.* Harvard University Press.

2. Popper, K. (2005). *The logic of scientific discovery.* Routledge.

3. Gutch, M., Kumar, S., Razi, S. M., Gupta, K. K., & Gupta, A. (2015). Assessment of insulin sensitivity/resistance. *Indian journal of endocrinology and metabolism, 19*(1), 160–164. https://doi.org/10.4103/2230-8210.146874

4. Zick Y (2005) Ser/Thr phosphorylation of IRS proteins: a molecular basis for insulin resistance. Sci STKE 2005:pe4

Venn-Watson SK, Ridgway SH (2007) Big brains and blood glucose: common ground for diabetes mellitus in humans and healthy dolphins.

Comp Med 57:390–395

5.   Diwekar-Joshi M, Watve M (2020) Driver versus navigator causation in biology: the case of insulin and fasting glucose. *PeerJ* 8:e10396 https://doi.org/10.7717/peerj.10396

6.   Shanik MH, Xu Y, Skrha J, Dankner R, Zick Y, Roth J. Insulin resistance and hyperinsulinemia: is hyperinsulinemia the cart or the horse? Diabetes Care. 2008 Feb;31 Suppl 2:S262-8. doi: 10.2337/dc08-s264. PMID: 18227495.

Pories, W. J., & Dohm, G. L. (2012). Diabetes: have we got it all wrong?: hyperinsulinism as the culprit: Surgery provides the evidence. *Diabetes care, 35*(12), 2438-2442.

Corkey BE. Diabetes: have we got it all wrong? Insulin hypersecretion and food additives: cause of obesity and diabetes? Diabetes Care. 2012 Dec;35(12):2432-7. doi: 10.2337/dc12-0825. PMID: 23173132; PMCID: PMC3507569.

7.   Bernard, C., Thibault, C., Berthault, M. F., Magnan, C., Saulnier, C., Portha, B., ... & Ktorza, A. (1998). Pancreatic beta-cell regeneration after 48-h glucose infusion in mildly diabetic rats is not correlated with functional improvement. *Diabetes, 47*(7), 1058-1065.

Suarez-Pinzon, W. L., Lakey, J. R., Brand, S. J., & Rabinovitch, A. (2005). Combination therapy with epidermal growth factor and gastrin induces neogenesis of human islet β-cells from pancreatic duct cells and an increase in functional β-cell mass. *The Journal of Clinical Endocrinology & Metabolism, 90*(6), 3401-3409.

Tuch, B. E., & Kannangara, K. (2008). β cell regeneration. *Drug Discovery Today: Therapeutic Strategies, 5*(4), 215-221.

Bonnet-Weir, S., & Weir, G. C. (2005). New sources of pancreatic beta-cells. *Nat Biotechnol, 23*(7), 857-861.

Baeyens, L., De Breuck, S., Lardon, J., Mfopou, J. K., Rooman, I., & Bouwens, L. (2005). In vitro generation of insulin-producing beta cells from adult exocrine pancreatic cells. *Diabetologia, 48*(1), 49-57.

8.   Robertson, R. P., Harmon, J., Tanaka, Y., Tran, P. O., & Poitout, V. (2004). Glucose toxicity of the beta-cell. *Diabetes Mellitus. Philadelphia, PA: Lippincott Williams & Wilkins*, 129-139.

Gleason, C. E., Gonzalez, M., Harmon, J. S., & Robertson, R. P. (2000). Determinants of glucose toxicity and its reversibility in the pancreatic islet β-cell line, HIT-T15. *American Journal of Physiology-Endocrinology And Metabolism, 279*(5), E997-E1002.

Moran, A., Zhang, H. J., Olson, L. K., Harmon, J. S., Poitout, V., & Robertson, R. P. (1997). Differentiation of glucose toxicity from beta cell exhaustion during the evolution of defective insulin gene expression in the pancreatic islet cell line, HIT-T15. *The Journal of clinical investigation, 99*(3), 534-539.

Robertson, R. P. (2004). Chronic oxidative stress as a central mechanism for glucose toxicity in pancreatic islet beta cells in diabetes. *Journal of Biological Chemistry, 279*(41), 42351-42354.

9. Kim, H. W., Lee, J. E., Cha, J. J., Hyun, Y. Y., Kim, J. E., Lee, M. H., ... & Cha, D. R. (2013). Fibroblast growth factor 21 improves insulin resistance and ameliorates renal injury in db/db mice. *Endocrinology, 154*(9), 3366-3376.

Black, P. R. (1982). Brooks DC, Bessey PQ, Wolfe RR, Wilmore DW. *Mechanisms of insulin resistance following injury. Ann Surg, 196*, 420-435.

Yki-Järvinen, H. A. N. N. E. L. E., SAMMALKORPI, K., KOIVISTO, V. A., & NIKKILÄ, E. A. (1989). Severity, duration, and mechanisms of insulin resistance during acute infections. *The Journal of Clinical Endocrinology & Metabolism, 69*(2), 317-323.

Watve, M. G., & Yajnik, C. S. (2007). Evolutionary origins of insulin resistance: a behavioral switch hypothesis. *BMC evolutionary biology, 7*(1), 1-13.

10. Yin, D., Tao, J., Lee, D. D., Shen, J., Hara, M., Lopez, J., ... & Chong, A. S. (2006). Recovery of islet β-cell function in streptozotocin-induced diabetic mice: an indirect role for the spleen. *Diabetes, 55*(12), 3256-3263.

Wang, R. N., Bouwens, L., & Klöppel, G. (1996). Beta-cell growth in adolescent and adult rats treated with streptozotocin during the neonatal period. *Diabetologia, 39*(5), 548-557.

Cano, D. A., Rulifson, I. C., Heiser, P. W., Swigart, L. B., Pelengaris, S., German, M., ... & Hebrok, M. (2008). Regulated β-cell regeneration in the adult mouse pancreas. *Diabetes, 57*(4), 958-966.

11. Watve, M. (2012). Time to Give Up Stress. In *Doves, Diplomats, and Diabetes* (pp. 203-218). Springer, New York, NY.

12. Butler AE, Janson J, Bonner-Weir S, Ritzel R, Rizza RA, Butler PC. b-Cell

deficit and increased b-cell apoptosis in humans with type 2 diabetes. Diabetes 2003;52(1):102–110.

Porte, D., & Kahn, S. E. (2001). beta-cell dysfunction and failure in type 2 diabetes: potential mechanisms. *Diabetes, 50*(suppl 1), S160.

Clark, A., Saad, M. F., Nezzer, T., Uren, C., Knowler, W. C., Bennett, P. H., & Turner, R. C. (1990). Islet amyloid polypeptide in diabetic and non-diabetic Pima Indians. *Diabetologia, 33*(5), 285-289.

Milind Watve, Arushi Bodas and Manawa Diwekar. (2014) Altered autonomic inputs as a cause of pancreatic beta cell amyloid. *Med Hypo,* 82, 49,53.

13. Kuhn, T. S. (2012). *The structure of scientific revolutions.* University of Chicago press.

14. Milind Watve (2017) Social Behavioural epistemology and scientific publishing, *J genet.* 96: 525–533

Watve, M. (2019). The Evolutionary Psychology of Scientific Publishing: Cost-Benefit Optimization of Players in the Game. https://ecoevorxiv.org/nvpe2/

15. Arkes, H. R., & Ayton, P. (1999). The sunk cost and Concorde effects: Are humans less rational than lower animals?. *Psychological bulletin, 125*(5), 591.

Chapter 5

1. Westlund, K. (1966). Incidence of Diabetes Mellitus in Oslo, Norway 1925 to 1954: Report No. 11 of the Life Insurance Companies' Institute for Medical Statistics at the Oslo City Hospitals. *British Journal of Preventive & Social Medicine, 20*(3), 105.

Hermanides, J., Belqhazi, L., Michels, R. P., & Hoekstra, J. B. (2008). Lower incidence of type 2 diabetes mellitus with changes in lifestyle: clues from World War II. *Nederlandstijdschriftvoorgeneeskunde, 152*(44), 2415-2417.

2. KULENOVIC, I., ROBERTSON, A., GRUJIC, M., SULJEVIC, E., & SMAJKIC, A. (1996). The impact of war on Sarajevans with non-insulin-dependent diabetes mellitus. *The European Journal of Public Health, 6*(4), 252-256.

3. Oquendo, M. A., Echavarria, G., Galfalvy, H. C., Grunebaum, M. F., Burke, A., Barrera, A., ... & Mann, J. J. (2003). Lower cortisol

levels in depressed patients with comorbid post-traumatic stress disorder. *Neuropsychopharmacology*, *28*(3), 591-598.

4. Tung, S., Mishra, A., Gogna, N., Aamir Sadiq, M., Shreenidhi, P. M., Shree Sruti, V. R., ... & Dey, S. (2018). Evolution of dispersal syndrome and its corresponding metabolomic changes. *Evolution*, *72*(9), 1890-1903.

5. Norton, W. H., Stumpenhorst, K., Faus-Kessler, T., Folchert, A., Rohner, N., Harris, M. P., ... & Bally-Cuif, L. (2011). Modulation of Fgfr1a signaling in zebrafish reveals a genetic basis for the aggression–boldness syndrome. *Journal of Neuroscience*, *31*(39), 13796-13807.

6. Watve M. (2013) Doves, Diplomats and Diabete. Chapter 7: The physiology of aggression. Springer. New York.

7. Aloe, L., Bracci-Laudiero, L., Alleva, E., Lambiase, A., Micera, A., & Tirassa, P. (1994). Emotional stress induced by parachute jumping enhances blood nerve growth factor levels and the distribution of nerve growth factor receptors in lymphocytes. *Proceedings of the National Academy of Sciences*, *91*(22), 10440-10444.

8. Hanson, R. W., & Hakimi, P. (2008). Born to run; the story of the PEPCK-Cmus mouse. *Biochimie*, *90*(6), 838-842.

9. Ulfat Baig, Lavanya Lokhande, Poortata Lalwani, Suraj Chawla, Milind Watve (2019) Foraging theory and the propensity to be obese: an alternative to thrift. *HOMO J.Comp Human Biol*, 70(3), 193-216.

10. Kristensen, P., Judge, M. E., Thim, L., Ribel, U., Christjansen, K. N., Wulff, B. S., ... & Larsen, P. J. (1998). Hypothalamic CART is a new anorectic peptide regulated by leptin. *Nature*, *393*(6680), 72-76.

11. Waterson, M. J., & Horvath, T. L. (2015). Neuronal regulation of energy homeostasis: beyond the hypothalamus and feeding. *Cell metabolism*, *22*(6), 962-970.

Morton, G. J., Meek, T. H., & Schwartz, M. W. (2014). Neurobiology of food intake in health and disease. *Nature Reviews Neuroscience*, *15*(6), 367-378.

Hopkins, M., Blundell, J., Halford, J., King, N., & Finlayson, G. (2016). The regulation of food intake in humans. In *Endotext [Internet]*. MDText. com, Inc..

12. Nijhof, S. L., Vinkers, C. H., van Geelen, S. M., Duijff, S. N., Achterberg, E. M., Van Der Net, J., ... & van der Brug, A. W. (2018). Healthy play, better coping: The importance of play for the development of children in health and disease. *Neuroscience & Biobehavioral Reviews*, *95*, 421-429.

13. Watve M (2013) Doves, diplomats and Diabetes. Springer, New York. Appendix I: genes/molecules that are associated with aggression and also associated with some component of the metabolic syndrome. Pp 341-348.

14. Trumble, B. C., Cummings, D. K., O'Connor, K. A., Holman, D. J., Smith, E. A., Kaplan, H. S., & Gurven, M. D. (2013). Age-independent increases in male salivary testosterone during horticultural activity among Tsimane forager-farmers. *Evolution and Human Behavior*, *34*(5), 350-357.

15. Mrin, P., & Arver, S. (1998). Androgens and abdominal obesity. *Baillière's clinical endocrinology and metabolism*, *12*(3), 441-451.

16. Geerling, J. J., Boon, M. R., Kooijman, S., Parlevliet, E. T., Havekes, L. M., Romijn, J. A., ... & Rensen, P. C. (2014). Sympathetic nervous system control of triglyceride metabolism: novel concepts derived from recent studies. *Journal of lipid research*, *55*(2), 180-189.

Saxton, S. N., Withers, S. B., & Heagerty, A. M. (2019). Emerging roles of sympathetic nerves and inflammation in perivascular adipose tissue. *Cardiovascular Drugs and Therapy*, *33*(2), 245-259.

Mahú, I., Barateiro, A., Rial-Pensado, E., Martinéz-Sánchez, N., Vaz, S. H., Cal, P. M., ... & Mendes, R. (2020). Brain-sparing sympathofacilitators mitigate obesity without adverse cardiovascular effects. *Cell Metabolism*.

17. Nesto RW (2005) Obesity. Tex Heart Inst J 32: 387-389.

Matsuzawa, Y., Shimomura, I., Nakamura, T., Keno, Y., Kotani, K., & Tokunaga, K. (1995). Pathophysiology and pathogenesis of visceral fat obesity. *Obesity research*, *3*(S2), 187s-194s.

18. Gammie, S. C., Auger, A. P., Jessen, H. M., Vanzo, R. J., Awad, T. A., & Stevenson, S. A. (2007). Altered gene expression in mice selected for high maternal aggression. *Genes, Brain and Behavior*, *6*(5), 432-443.

Alleva, E., Aloe, L., Cirulli, F., Della Seta, D., & Tirassa, P. (1996). Serum NGF levels increase during lactation and following maternal aggression in mice. *Physiology & behavior*, *59*(3), 461-466.

19. Ferrari, P. F., Van Erp, A. M. M., Tornatzky, W., & Miczek, K. A. (2003). Accumbal dopamine and serotonin in anticipation of the next aggressive episode in rats. *European Journal of Neuroscience*, *17*(2), 371-378.

Seo, D., Patrick, C. J., & Kennealy, P. J. (2008). Role of serotonin and dopamine system interactions in the neurobiology of impulsive aggression and its comorbidity with other clinical disorders. *Aggression and violent behavior*, *13*(5), 383-395.

Narvaes, R., & Martins de Almeida, R. M. (2014). Aggressive behavior and three neurotransmitters: dopamine, GABA, and serotonin—A review of the last 10 years. *Psychology & Neuroscience*, *7*(4), 601.

20. Lamos, E. M., Levitt, D. L., & Munir, K. M. (2016). A review of dopamine agonist therapy in type 2 diabetes and effects on cardio-metabolic parameters. *Primary care diabetes*, *10*(1), 60-65.

Handa, K., Kiyohara, S., Yamakawa, T., Ishikawa, K., Hosonuma, M., Sakai, N., ... & Kiuchi, Y. (2019). Bone loss caused by dopaminergic degeneration and levodopa treatment in Parkinson's disease model mice. *Scientific reports*, *9*(1), 1-16.

Murzi, E., Contreras, Q., Teneus, L., Valecillos, B., Parada, M. A., De Parada, M. P., & Hernandez, L. (1996). Diabetes decreases limbic extracellular dopamine in rats. *Neuroscience letters*, *202*(3), 141-144.

Cincotta, A. H., Tozzo, E., & Scislowski, P. W. (1997). Bromocriptine/SKF38393 treatment ameliorates obesity and associated metabolic dysfunctions in obese (ob/ob) mice. *Life sciences*, *61*(10), 951-956.

21. NEXØ, E., HOLLENBERG, M. D., & BING, J. (1981). Aggressive behaviour in mice provokes a marked increase in both plasma epidermal growth factor and renin. *Acta Physiologica Scandinavica*, *111*(3), 367-371.

Lakshmanan, J. (1986). Aggressive behavior in adult male mice elevates serum nerve growth factor levels. *American Journal of Physiology-Endocrinology and Metabolism*, *250*(4), E386-E392.

22. Oury, F., Sumara, G., Sumara, O., Ferron, M., Chang, H., Smith, C. E., ... & Karsenty, G. (2011). Endocrine regulation of male fertility by the skeleton. *Cell*, *144*(5), 796-809.

Karsenty, G., & Ferron, M. (2012). The contribution of bone to whole-organism physiology. *Nature*, *481*(7381), 314-320.

Saleem, U., Mosley Jr, T. H., & Kullo, I. J. (2010). Serum osteocalcin is associated with measures of insulin resistance, adipokine levels, and the presence of metabolic syndrome. *Arteriosclerosis, thrombosis, and vascular biology*, *30*(7), 1474-1478.

Falahati-Nini, A., Riggs, B. L., Atkinson, E. J., O'Fallon, W. M., Eastell, R., & Khosla, S. (2000). Relative contributions of testosterone and estrogen in regulating bone resorption and formation in normal elderly men. *The Journal of clinical investigation*, *106*(12), 1553-1560.

Ferron, M., Hinoi, E., Karsenty, G., & Ducy, P. (2008). Osteocalcin differentially regulates β cell and adipocyte gene expression and affects the development of metabolic diseases in wild-type mice. *Proceedings of the National Academy of Sciences*, *105*(13), 5266-5270.

Pittas, A. G., Harris, S. S., Eliades, M., Stark, P., & Dawson-Hughes, B. (2009). Association between serum osteocalcin and markers of metabolic phenotype. *The Journal of Clinical Endocrinology & Metabolism*, *94*(3), 827-832.

Rached, M. T., Kode, A., Silva, B. C., Jung, D. Y., Gray, S., Ong, H., ... & Kousteni, S. (2010). FoxO1 expression in osteoblasts regulates glucose homeostasis through regulation of osteocalcin in mice. *The Journal of clinical investigation*, *120*(1), 357-368.

Kanazawa, I., Yamaguchi, T., Yamamoto, M., Yamauchi, M., Kurioka, S., Yano, S., & Sugimoto, T. (2009). Serum osteocalcin level is associated with glucose metabolism and atherosclerosis parameters in type 2 diabetes mellitus. *The Journal of Clinical Endocrinology & Metabolism*, *94*(1), 45-49.

23. Kovacheva, E. L., Sinha Hikim, A. P., Shen, R., Sinha, I., & Sinha-Hikim, I. (2010). Testosterone supplementation reverses sarcopenia in aging through regulation of myostatin, c-Jun NH2-terminal kinase, Notch, and Akt signaling pathways. *Endocrinology*, *151*(2), 628-638.

Hunter, G. R., Singh, H., Carter, S. J., Bryan, D. R., & Fisher, G. (2019). Sarcopenia and its implications for metabolic health. *Journal of obesity*, *2019*.

24. Franck-Lissbrant, I., Häggström, S., Damber, J. E., & Bergh, A. (1998). Testosterone stimulates angiogenesis and vascular regrowth in the ventral prostate in castrated adult rats. *Endocrinology*, *139*(2), 451-456.

Chen, Y., Fu, L., Han, Y., Teng, Y., Sun, J., Xie, R., & Cao, J. (2012). Testosterone replacement therapy promotes angiogenesis after acute myocardial infarction by enhancing expression of cytokines HIF-1a, SDF-1a and VEGF. *European journal of pharmacology*, *684*(1-3), 116-124.

Malgor, L. A., & Fisher, J. W. (1970). Effects of testosteone on erythropoietin production in isolated perfused kidneys. *American Journal of Physiology-Legacy Content*, *218*(6), 1732-1736.

Kimáková, P., Solár, P., Solárová, Z., Komel, R., & Debeljak, N. (2017). Erythropoietin and its angiogenic activity. *International journal of molecular sciences*, *18*(7), 1519.

Galeano, M., Altavilla, D., Cucinotta, D., Russo, G. T., Calò, M., Bitto, A., ... & Minutoli, L. (2004). Recombinant human erythropoietin stimulates angiogenesis and wound healing in the genetically diabetic mouse. *Diabetes, 53*(9), 2509-2517.

Bosman, D. R., Winkler, A. S., Marsden, J. T., Macdougall, I. C., & Watkins, P. J. (2001). Anemia with erythropoietin deficiency occurs early in diabetic nephropathy. *Diabetes care, 24*(3), 495-499.

Sayan, H., Ozacmak, V. H., Guven, A., Aktas, R. G., & Ozacmak, I. D. (2006). Erythropoietin stimulates wound healing and angiogenesis in mice. *Journal of Investigative Surgery, 19*(3), 163-173.

25. Mergenthaler, P., Lindauer, U., Dienel, G. A., & Meisel, A. (2013). Sugar for the brain: the role of glucose in physiological and pathological brain function. *Trends in neurosciences, 36*(10), 587-597.

26. Wilcox, G. (2005). Insulin and insulin resistance. *Clinical biochemist reviews, 26*(2), 19.

27. Kern, W., Peters, A., Fruehwald-Schultes, B., Deininger, E., Born, J., & Fehm, H. L. (2001). Improving influence of insulin on cognitive functions in humans. *Neuroendocrinology, 74*(4), 270-280.

Strachan, M. W. J. (2005). Insulin and cognitive function in humans: experimental data and therapeutic considerations. *Biochemical Society Transactions, 33*(5), 1037-1040.

28. Moullé, V. S., Tremblay, C., Castell, A. L., Vivot, K., Ethier, M., Fergusson, G., ... & Poitout, V. (2019). The autonomic nervous system regulates pancreatic β-cell proliferation in adult male rats. *American Journal of Physiology-Endocrinology and Metabolism, 317*(2), E234-E243.

Lausier, J., Diaz, W. C., Roskens, V., LaRock, K., Herzer, K., Fong, C. G., ... & Jetton, T. L. (2010). Vagal control of pancreatic β-cell proliferation. *American Journal of Physiology-Endocrinology and Metabolism, 299*(5), E786-E793.

Yesil, P., & Lammert, E. (2008). Islet dynamics, a glimpse at beta cell proliferation. *Histology and histopathology*.

29. Thompson, M. E., Muller, M. N., Wrangham, R. W., Lwanga, J. S., & Potts, K. B. (2009). Urinary C-peptide tracks seasonal and individual variation in energy balance in wild chimpanzees. *Hormones and Behavior, 55*(2), 299-305.

30. Golomb, B. A. (1998). Cholesterol and violence: is there a connection?. *Annals of internal medicine, 128*(6), 478-487.

Hillbrand, M., Waite, B. M., Rosenstein, M., Harackiewicz, D., Lingswiler, V. M., & Stehney, M. (2005). Serum cholesterol concentrations and non-physical aggression in healthy adults. *Journal of behavioral medicine, 28*(3), 295-299.

Buydens-Branchey, L., Branchey, M., Hudson, J., & Fergeson, P. (2000). Low HDL cholesterol, aggression and altered central serotonergic activity. *Psychiatry Research, 93*(2), 93-102.

31. Berglund, E. D., Kang, L., Lee-Young, R. S., Hasenour, C. M., Lustig, D. G., Lynes, S. E., ... & Wasserman, D. H. (2010). Glucagon and lipid interactions in the regulation of hepatic AMPK signaling and expression of PPARα and FGF21 transcripts in vivo. American Journal of Physiology-Endocrinology and Metabolism, 299(4), E607-E614.

Kim, K. H., Kim, S. H., Min, Y. K., Yang, H. M., Lee, J. B., & Lee, M. S. (2013). Acute exercise induces FGF21 expression in mice and in healthy humans. PloS one, 8(5), e63517.

32. Watve M. G. and Mandani S. (2008) Why serum chemokine levels are raised in insulin resistance syndrome: an immune reversal hypothesis. *Curr Sci* 95, 171-174.

33. Maruyama, K., Asai, J., Ii, M., Thorne, T., Losordo, D. W., & D'Amore, P. A. (2007). Decreased macrophage number and activation lead to reduced lymphatic vessel formation and contribute to impaired diabetic wound healing. *The American journal of pathology, 170*(4), 1178-1191.

Diaz, B. L., Serra, M. F., Alves, A. C., Pires, A. L. A., Corrêa, F. M. A., Cordeiro, R. S. B., ... & e Silva, P. M. R. (1996). Alloxan diabetes reduces pleural mast cell numbers and the subsequent eosinophil influx induced by allergen in sensitized rats. *International archives of allergy and immunology, 111*(1), 36-43.

34. Coolbaugh, C. L., Damon, B. M., Bush, E. C., Welch, E. B., & Towse, T. F. (2019). Cold exposure induces dynamic, heterogeneous alterations in human brown adipose tissue lipid content. *Scientific reports, 9*(1), 1-13.

Peres Valgas da Silva, C., Hernández-Saavedra, D., White, J. D., & Stanford, K. I. (2019). Cold and exercise: Therapeutic tools to activate brown adipose tissue and combat obesity. *Biology, 8*(1), 9.

35. Uvnäs-Moberg, K., Handlin, L., & Petersson, M. (2015). Self-soothing behaviors with particular reference to oxytocin release induced by non-noxious sensory stimulation. *Frontiers in psychology, 5*, 1529.

Okabe, S., Yoshida, M., Takayanagi, Y., & Onaka, T. (2015). Activation of hypothalamic oxytocin neurons following tactile stimuli in rats. *Neuroscience letters, 600*, 22-27.

36. Elabd, S., & Sabry, I. (2015). Two birds with one stone: possible dual-role of oxytocin in the treatment of diabetes and osteoporosis. *Frontiers in endocrinology, 6*, 121.

McConn, B. R., Koskinen, A., Denbow, D. M., Gilbert, E. R., Siegel, P. B., & Cline, M. A. (2019). Central injection of oxytocin reduces food intake and affects hypothalamic and adipose tissue gene expression in chickens. *Domestic animal endocrinology, 67*, 11-20

37. Adler, A., Tager, I., & Quintero, D. R. (2005). Decreased prevalence of asthma among farm-reared children compared with those who are rural but not farm-reared. *Journal of allergy and clinical immunology, 115*(1), 67-73.

38. Rinninella, E., Raoul, P., Cintoni, M., Franceschi, F., Miggiano, G. A. D., Gasbarrini, A., & Mele, M. C. (2019). What is the healthy gut microbiota composition? A changing ecosystem across age, environment, diet, and diseases. *Microorganisms, 7*(1), 14.

Blaut, M., & Clavel, T. (2007). Metabolic diversity of the intestinal microbiota: implications for health and disease. *The Journal of nutrition, 137*(3), 751S-755S.

39. Jasnow, A. M., Huhman, K. L., Bartness, T. J., & Demas, G. E. (2002). Short days and exogenous melatonin increase aggression of male Syrian hamsters (Mesocricetus auratus). *Hormones and behavior, 42*(1), 13-20.

Nishida, S., Segawa, T., Murai, I., & Nakagawa, S. (2002). Long-term melatonin administration reduces hyperinsulinemia and improves the altered fatty-acid compositions in type 2 diabetic rats via the restoration of Δ-5 desaturase activity. *Journal of pineal research, 32*(1), 26-33.

Prunet-Marcassus, B., Desbazeille, M., Bros, A., Louche, K., Delagrange, P., Renard, P., ... & Pénicaud, L. (2003). Melatonin reduces body weight gain in Sprague Dawley rats with diet-induced obesity. *Endocrinology, 144*(12), 5347-5352.

Ivanov, D. O., Evsyukova, I. I., Mazzoccoli, G., Anderson, G., Polyakova, V. O., Kvetnoy, I. M., ... & Nasyrov, R. A. (2020). The Role of Prenatal Melatonin in the Regulation of Childhood Obesity. *Biology, 9*(4), 72.

Chapter 6

1.   Parry, G. D. (1981). The meanings of r-and K-selection. *Oecologia*, *48*(2), 260-264.

      Pianka, E. R. (1970). On r-and K-selection. *The american naturalist*, *104*(940), 592-597.

2.   Nestler, J. E., Jakubowicz, D. J., Falcon de Vargas, A., Brik, C., Quintero, N., & Medina, F. (1998). Insulin stimulates testosterone biosynthesis by human thecal cells from women with polycystic ovary syndrome by activating its own receptor and using inositolglycan mediators as the signal transduction system. *The Journal of Clinical Endocrinology & Metabolism*, *83*(6), 2001-2005.

3.   Nanda, S., Akolekar, R., Sarquis, R., Mosconi, A. P., & Nicolaides, K. H. (2011). Maternal serum adiponectin at 11 to 13 weeks of gestation in the prediction of macrosomia. *Prenataldiagnosis*, *31*(5), 479-483.

      Kamana, K. C., Shakya, S., & Zhang, H. (2015). Gestational diabetes mellitus and macrosomia: a literature review. *Annals of Nutrition and Metabolism*, *66*(Suppl. 2), 14-20.

4.   Lao, T. T., Ho, L. F., Chan, B. C., & Leung, W. C. (2006). Maternal age and prevalence of gestational diabetes mellitus. *Diabetes care*, *29*(4), 948-949.

5.   Maternal growth factors and fetal growth (folder) Forbes, K., & Westwood, M. (2010). Maternal growth factor regulation of human placental development and fetal growth. *The Journal of endocrinology*, *207*(1), 1-16.

6.   Gibson MA, Mace R. (2006) An energy-saving development initiative increases birth rate and childhood malnutrition in rural Ethiopia. *PLoS Med* 2006; **3**(4): e87.

7.   Blanchard, D. C., Sakai, R. R., McEwen, B., Weiss, S. M., & Blanchard, R. J. (1993). Subordination stress: behavioral, brain, and neuroendocrine correlates. *Behavioural brain research*, *58*(1-2), 113-121.

      Abbott DH, Hodges JK, George LM. Social status controls LH secretion and ovulation in female marmoset monkeys (Callithrix jacchus). J Endocrinol. 1988 Jun;117(3):329-39. doi: 10.1677/joe.0.1170329. PMID: 3134506.

      Beehner JC and Lu A. (2013) Reproductive suppression in female primates: a review. *Evol Anthropol*, 22, 226-238.

8.   Kazemi, M., Jarrett, B. Y., Parry, S. A., Thalacker-Mercer, A. E., Hoeger, K. M., Spandorfer, S. D., & Lujan, M. E. (2020). Osteosarcopenia

in reproductive-aged women with polycystic ovary syndrome: a multicenter case-control study. *The Journal of Clinical Endocrinology & Metabolism, 105*(9), e3400-e3414

9. Paschou SA, Anagnostis P, Pavlou DI, Vryonidou A, Goulis DG, Lambrinoudaki I. (2019) Diabetes in Menopause: Risks and Management. Curr Vasc Pharmacol.;17(6):556-563. doi: 10.2174/1570161116666618062 5124405. PMID: 29938620.

10. Maiorino MI, Bellastella G, Esposito K. Diabetes and sexual dysfunction: current perspectives. *Diabetes Metab Syndr Obes.* 2014;7:95-105. Published 2014 Mar 6. doi:10.2147/DMSO.S36455.

11. Ramirez, C. E., Nian, H., Yu, C., Gamboa, J. L., Luther, J. M., Brown, N. J., & Shibao, C. A. (2015). Treatment with sildenafil improves insulin sensitivity in prediabetes: a randomized, controlled trial. *The Journal of Clinical Endocrinology & Metabolism, 100*(12), 4533-4540.

12. Zhao B, Hong Z, Wei Y, Yu D, Xu J, Zhang W. Erectile Dysfunction Predicts Cardiovascular Events as an Independent Risk Factor: A Systematic Review and Meta-Analysis. J Sex Med. 2019 Jul;16(7):1005-1017. doi: 10.1016/j.jsxm.2019.04.004. Epub 2019 May 16. PMID: 31104857.

13. Jakiel G, Makara-Studzińska M, Ciebiera M, Słabuszewska-Jóźwiak A. Andropause - state of the art 2015 and review of selected aspects. *Prz Menopauzalny.* 2015;14(1):1-6. doi:10.5114/pm.2015.49998

14. Butovskaya, M., Sorokowska, A., Karwowski, M., Sabiniewicz, A., Fedenok, J., Dronova, D., ... & Sorokowski, P. (2017). Waist-to-hip ratio, body-mass index, age and number of children in seven traditional societies. *Scientific Reports*, 7.

15. Physiology of mating, copulation

https://en.wikipedia.org/wiki/Dopamine

https://en.wikipedia.org/wiki/Serotonin

Chapter 7

1. Michael Brownlee; The Pathobiology of Diabetic Complications: A Unifying Mechanism. *Diabetes* 1 June 2005; 54 (6): 1615–1625. https://doi.org/10.2337/diabetes.54.6.1615

2. Tsalamandris S, Antonopoulos AS, Oikonomou E, et al. The Role of Inflammation in Diabetes: Current Concepts and Future Perspectives. *Eur Cardiol.* 2019;14(1):50-59. doi:10.15420/ecr.2018.33.1

3. Watve M. G. and Mandani S. (2008) Why serum chemokine levels are

raised in insulin resistance syndrome: an immune reversal hypothesis. *CurrSci* 95, 171-174

4. Forman HJ, Torres M (2002) Reactive oxygen species and cell signaling: respiratory burst in macrophage signaling. Am J RespirCrit Care Med 166:S4–S8

    Slauch JM. How does the oxidative burst of macrophages kill bacteria? Still an open question. *Mol Microbiol.* 2011;80(3):580-583. doi:10.1111/j.1365-2958.2011.07612.x

5. Giacco F and Brownlee M. (2010) Oxidative stress and diabetic complications. Circ Res. 2010 October 29; 107(9): 1058–1070. doi:10.1161/CIRCRESAHA.110.223545.

6. Ježek J, Cooper KF, Strich R. Reactive Oxygen Species and Mitochondrial Dynamics: The Yin and Yang of Mitochondrial Dysfunction and Cancer Progression. *Antioxidants (Basel).* 2018;7(1):13. Published 2018 Jan 16. doi:10.3390/antiox7010013

    Hung CH, Cheng SS, Cheung YT, et al. A reciprocal relationship between reactive oxygen species and mitochondrial dynamics in neurodegeneration. *Redox Biol.* 2018;14:7-19. doi:10.1016/j.redox.2017.08.010

    Tianzheng Yu, James   L. Robotham, Yisang Yoon   (2006) Increased production of reactive oxygen species in hyperglycemic conditions requires dynamic change of mitochondrial morphology. Proc Natl Acad Sci, 103 (8) 2653-58. DOI: 10.1073/pnas.0511154103

7. Song, M., Katsuyoshi Mihara, Yun Chen, Luca Scorrano, and Gerald W. Dorn II (2015)

    Mitochondrial Fission and Fusion Factors Reciprocally Orchestrate Mitophagic Culling in Mouse Hearts and Cultured Fibroblasts. Cell Metabolism 21, 273–285.

    Yoon Y, Galloway CA, Jhun BS, Yu T. Mitochondrial dynamics in diabetes. Antioxid Redox Signal. 2011 Feb 1;14(3):439-57. doi: 10.1089/ars.2010.3286. Epub 2010 Aug 26. PMID: 20518704; PMCID: PMC3025181.

    Rovira-Llopis S, Bañuls C, Diaz-Morales N, Hernandez-Mijares A, Rocha M, Victor VM. Mitochondrial dynamics in type 2 diabetes: Pathophysiological implications. Redox Biol. 2017 Apr;11:637-645. doi: 10.1016/j.redox.2017.01.013. Epub 2017 Jan 16. PMID: 28131082; PMCID: PMC5284490.

8. Salabei JK, Hill BG. Mitochondrial fission induced by platelet-derived growth factor regulates vascular smooth muscle cell bioenergetics and cell proliferation. *Redox Biol*. 2013;1(1):542-551. Published 2013 Nov 7. doi:10.1016/j.redox.2013.10.011

Liu YJ, McIntyre RL, Janssens GE, Houtkooper RH. Mitochondrial fission and fusion: A dynamic role in aging and potential target for age-related disease. Mech Ageing Dev. 2020 Mar;186:111212. doi: 10.1016/j.mad.2020.111212. Epub 2020 Feb 1. PMID: 32017944.

Trewin AJ, Berry BJ, Wojtovich AP. Exercise and Mitochondrial Dynamics: Keeping in Shape with ROS and AMPK. Antioxidants (Basel). 2018 Jan 6;7(1):7. doi: 10.3390/antiox7010007. PMID: 29316654; PMCID: PMC5789317

9. Golbidi S, Ebadi SA, Laher I. Antioxidants in the treatment of diabetes. Curr Diabetes Rev. 2011 Mar;7(2):106-25. doi: 10.2174/157339911794940729. PMID: 21294707.

Johansen, J.S., Harris, A.K., Rychly, D.J. *et al.* Oxidative stress and the use of antioxidants in diabetes: Linking basic science to clinical practice. *Cardiovasc Diabetol* **4**, 5 (2005). https://doi.org/10.1186/1475-2840-4-5

10. Salmaso N, Stevens HE, McNeill J, ElSayed M, Ren Q, Maragnoli ME, Schwartz ML, Tomasi S, Sapolsky RM, Duman R, Vaccarino FM. Fibroblast Growth Factor 2 Modulates Hypothalamic Pituitary Axis Activity and Anxiety Behavior Through Glucocorticoid Receptors. Biol Psychiatry. 2016 Sep 15;80(6):479-489. doi: 10.1016/j.biopsych.2016.02.026. Epub 2016 Mar 2. PMID: 27133954; PMCID: PMC8009045.

Aloe, L., Bracci-Laudiero, L., Alleva, E., Lambiase, A., Micera, A., & Tirassa, P. (1994). Emotional stress induced by parachute jumping enhances blood nerve growth factor levels and the distribution of nerve growth factor receptors in lymphocytes. *Proc Natl Acad Sci, 91*(22), 10440-10444.

Nexo E, Hollenberg M, Bing J (1981) Aggressive behavior in mice provokes a marked increase in both plasma epidermal growth factor and renin. Acta Physiol Scand 111:367–71

11. Kasayama S, Ohba Y, Oka T. Epidermal growth factor deficiency associated with diabetes mellitus. Proc Natl Acad Sci U S A. 1989 Oct;86(19):7644-8. doi: 10.1073/pnas.86.19.7644. PMID: 2477846; PMCID: PMC298123.

Gregory E Oxford, Lili Tayari, Melissa D Barfoot, Ammon B Peck, Yoko

Tanaka, Michael G Humphreys-Beher, (2000) Salivary EGF levels reduced in diabetic patients. J Diab Complicat, Volume 14, Issue 3, 140-145, ISSN 1056-8727, https://doi.org/10.1016/S1056-8727(00)00073-8.

Shi GJ, Shi GR, Zhou JY, Zhang WJ, Gao CY, Jiang YP, Zi ZG, Zhao HH, Yang Y, Yu JQ. Involvement of growth factors in diabetes mellitus and its complications: A general review. Biomed Pharmacother. 2018 May;101:510-527. doi: 10.1016/j.biopha.2018.02.105. Epub 2018 Mar 22. PMID: 29505922.

Guang-Jiang Shi, Guang-Rui Shi, Jia-yin Zhou, Wen-jin Zhang, Chen-ying Gao, Ya-ping Jiang, Zhen-Guo Zi, Hai-hong Zhao, Yong Yang, Jian-Qiang Yu, (2018)

Involvement of growth factors in diabetes mellitus and its complications: A general review, Biomedicine & Pharmacotherapy, Volume 101: 510-527, ISSN 0753-3322, https://doi.org/10.1016/j.biopha.2018.02.105.

12. Scarlett JM, Rojas JM, Matsen ME, Kaiyala KJ, Stefanovski D, Bergman RN, Nguyen HT, Dorfman MD, Lantier L, Wasserman DH, Mirzadeh Z, Unterman TG, Morton GJ, Schwartz MW. Central injection of fibroblast growth factor 1 induces sustained remission of diabetic hyperglycemia in rodents. Nat Med. 2016 Jul;22(7):800-6. doi: 10.1038/nm.4101. Epub 2016 May 23. PMID: 27213816; PMCID: PMC4938755.

13. Watve MG (2013) Doves, diplomats and diabetes. Springer New York, pp 295-296.

14. Lee HY, Yea K, Kim J, et al. Epidermal growth factor increases insulin secretion and lowers blood glucose in diabetic mice. *J Cell Mol Med.* 2008;12(5A):1593-1604. doi:10.1111/j.1582-4934.2007.00169.x

Yasuhide Fukatsu, Tetsuya Noguchi, Tetsuya Hosooka, Takeshi Ogura, Ko Kotani, Takaya Abe, Tetsuro Shibakusa, Kazuo Inoue, Mashito Sakai, Kazutoshi Tobimatsu, Kenjiro Inagaki, Toyo Yoshioka, Masahiro Matsuo, Jun Nakae, Yasushi Matsuki, Ryuji Hiramatsu, Kohei Kaku, Hitoshi Okamura, Tohru Fushiki, Masato Kasuga, Muscle-Specific Overexpression of Heparin-Binding Epidermal Growth Factor-Like Growth Factor Increases Peripheral Glucose Disposal and Insulin Sensitivity, *Endocrinology*, Volume 150, Issue 6, 1 June 2009, Pages 2683–2691, https://doi.org/10.1210/en.2008-1647

15. Mysona BA, Shanab AY, Elshaer SL, El-Remessy AB. Nerve growth factor in diabetic retinopathy: beyond neurons. *Expert Rev Ophthalmol.* 2014;9(2):99-107. doi:10.1586/17469899.2014.903157

Mohamed R, El-Remessy AB. Imbalance of the Nerve Growth Factor and Its Precursor: Implication in Diabetic Retinopathy. *J Clin Exp Ophthalmol.* 2015;6(5):483. doi:10.4172/2155-9570.1000483

Ola MS, Nawaz MI, Khan HA, Alhomida AS. Neurodegeneration and neuroprotection in diabetic retinopathy. Int J Mol Sci. 2013 Jan 28;14(2):2559-72. doi: 10.3390/ijms14022559. PMID: 23358247; PMCID: PMC3588002.

16. Nguyen TT, Wang JJ, Wong TY. Retinal vascular changes in pre-diabetes and prehypertension: new findings and their research and clinical implications. Diabetes Care. 2007 Oct;30(10):2708-15. doi: 10.2337/ dc07-0732. Epub 2007 Jun 26. PMID: 17595350.

Zaleska-Żmijewska A, Piątkiewicz P, Śmigielska B, Sokołowska-Oracz A, Wawrzyniak ZM, Romaniuk D, Szaflik J, Szaflik JP. Retinal Photoreceptors and Microvascular Changes in Prediabetes Measured with Adaptive Optics (rtx1™): A Case-Control Study. J Diabetes Res. 2017;2017:4174292. doi: 10.1155/2017/4174292. Epub 2017 Nov 7. PMID: 29238728; PMCID: PMC5697118.

17. Ucuzian AA, Gassman AA, East AT, Greisler HP. Molecular mediators of angiogenesis. *J Burn Care Res.* 2010;31(1):158-175. doi:10.1097/ BCR.0b013e3181c7ed82

18. Rahat MA, Hemmerlein B, Iragavarapu-Charyulu V. The regulation of angiogenesis by tissue cell-macrophage interactions. *Front Physiol.* 2014;5:262. Published 2014 Jul 9. doi:10.3389/fphys.2014.00262.

19. Shimizu I, Aprahamian T, Kikuchi R, et al. Vascular rarefaction mediates whitening of brown fat in obesity. *J Clin Invest.* 2014;124(5):2099-2112. doi:10.1172/JCI71643

Lee JH, Park A, Oh KJ, Lee SC, Kim WK, Bae KH. The Role of Adipose Tissue Mitochondria: Regulation of Mitochondrial Function for the Treatment of Metabolic Diseases. Int J Mol Sci. 2019 Oct 4;20(19):4924. doi: 10.3390/ijms20194924. PMID: 31590292; PMCID: PMC6801758.

20. Kikai M, Yamada H, Wakana N, et al. Adrenergic receptor-mediated activation of FGF-21-adiponectin axis exerts atheroprotective effects in brown adipose tissue-transplanted apoE[-/-] mice. *BiochemBiophys Res Commun.* 2018;497(4):1097-1103. doi:10.1016/j.bbrc.2018.02.185

21. Guo Q, Jin S, Hu H, Zhou Y, Yan Y, Zong H, Wang Y, He H, Oh Y, Liu C, Gu N. Hypoxia in 3T3-L1 adipocytes suppresses adiponectin expression via the PERK and IRE1 unfolded protein response. Biochem Biophys Res Commun. 2017 Nov 4;493(1):346-351. doi: 10.1016/j.bbrc.2017.09.020.

Epub 2017 Sep 6. PMID: 28888981.

Magalang UJ, Cruff JP, Rajappan R, Hunter MG, Patel T, Marsh CB, Raman SV, Parinandi NL. Intermittent hypoxia suppresses adiponectin secretion by adipocytes. Exp Clin Endocrinol Diabetes. 2009 Mar;117(3):129-34. doi: 10.1055/s-2008-1078738. Epub 2008 Jun 19. PMID: 18563681.

22. Hardarson SH, Stefánsson E. Retinal oxygen saturation is altered in diabetic retinopathy. Br J Ophthalmol. 2012 Apr;96(4):560-3. doi: 10.1136/bjophthalmol-2011-300640. Epub 2011 Nov 11. PMID: 22080478.

Feenstra DJ (2018) Imaging of Hypoxia in Retinal Vascular Disease. IntechOpen.

Aiello LP et al (1994) Vascular endothelial growth factor in ocular fluid of patients with diabetic retinopathy and other retinal disorders. N Engl J Med331:1480–1487

Suzuma K et al (2005) Vitreous levels of angiopoietin and vascular endothelial growth factor in patients with proliferative diabetic retinopathy. AmJ Ophthalmol 139:476–481

23. Nakagawa T, Kosugi T, Haneda M, Rivard CJ, Long DA. Abnormal angiogenesis in diabetic nephropathy. *Diabetes*. 2009;58(7):1471-1478. doi:10.2337/db09-0119

24. Efem SEE (1988) Clinical observations on the wound healing properties of honey. Brit J Surg 75: 679–681

Bergman A, Yanai J, Weiss J, Bell D, David MP (1983) Acceleration of wound healing by topical application of honey: an animal model. Am J Surg 145:374–376

25. Bosman DR, Winkler AS, Marsden JT, Macdougall IC, Watkins PJ (2001) Anemia with erythropoietin deficiency occurs early in diabetic nephropathy. Diabetes Care 24:495–499

26. Fernández-Real JM, López-Bermejo A, Ricart W (2002) Cross-talk between iron metabolism and diabetes.Diabetes 51:2348–2354.

Jiang R et al (2004) Body iron stores in relation to risk of type 2 diabetes in apparently healthy women. J Am Med Assoc 291:711–717

27. Bahlmann FH et al (2003) Endothelial progenitor cell proliferation and differentiation is regulated by erythropoietin rapid communication. Kidney Int64:1648–1652

Heeschen C et al (2003) Erythropoietin is a potent physiologic stimulus for endothelial progenitor cell mobilization. Blood 102:1340–1346.

Bahlmann FH et al (2004) Erythropoietin regulates endothelial progenitor cells. Blood 103:921–926

Westenbrink BD et al (2007) Erythropoietin improves cardiac function through endothelial progenitor cell and vascular endothelial growth factor mediated neovascularization. Eur Heart J 28:2018–2027

George J et al (2005) Erythropoietin promote sendothelial progenitor cell proliferative and adhesive properties in a PI 3-kinase-dependent manner. Cardiovasc Res 68:299–306

Satoh K et al (2006) Important role of endogenous erythropoietin system in recruitment of endothelial progenitor cells in hypoxia-induced pulmonary hypertension in mice. Circulation 113:1442–1450

28. Guedes JAC, Esteves JV, Morais MR, Zorn TM, Furuya DT. Osteocalcin improves insulin resistance and inflammation in obese mice: Participation of white adipose tissue and bone. Bone. 2018 Oct;115:68-82. doi: 10.1016/j.bone.2017.11.020. Epub 2017 Nov 26. PMID: 29183784.

29. Cantatore FP, Crivellato E, Nico B, Ribatti D. Osteocalcin is angiogenic in vivo. Cell Biol Int. 2005 Jul;29(7):583-5. doi: 10.1016/j.cellbi.2005.03.011. PMID: 15979904.

30. Johnsen SH et al (2005) Monocyte count is a predictor of novel plaque formation: a 7-year follow-up study of 2610 persons without carotid plaque at baseline the Tromso study. Stroke 36:715–719

Stary HC et al (1994) A definition of initial, fatty streak, and intermediate lesions of atherosclerosis. A report from the Committee on Vascular Lesions of the Council on Arteriosclerosis, American Heart Association. Arterioscler Thromb 14:840–856

31. Waltenberger J, Lange J, Kranz A (2000) Vascular endothelial growth factor-A-induced chemotaxis of monocytes is attenuated in patients with diabetes mellitus:a potential predictor for the individual capacity to develop collaterals. Circulation 102: 185–190.

32. Novak V, Last D, Alsop DC, et al. Cerebral blood flow velocity and periventricular white matter hyperintensities in type 2 diabetes. *Diabetes Care*. 2006;29(7):1529-1534. doi:10.2337/dc06-0261

Shah K, Desilva S, Abbruscato T. The role of glucose transporters in brain disease: diabetes and Alzheimer's Disease. *Int J Mol Sci*. 2012;13(10):12629-12655. Published 2012 Oct 3. doi:10.3390/ijms131012629

Huang Y, Lei L, Liu D, Jovin I, Russell R, Johnson RS, Di Lorenzo A, Giordano FJ. Normal glucose uptake in the brain and heart requires an endothelial cell-specific HIF-1α-dependent function. Proc Natl Acad Sci U S A. 2012 Oct 23;109(43):17478-83. doi: 10.1073/pnas.1209281109. Epub 2012 Oct 9. PMID: 23047702; PMCID: PMC3491491.

Hwang, J. J., Jiang, L., Hamza, M., Sanchez Rangel, E., Dai, F., Belfort-DeAguiar, R., Parikh, L., Koo, B. B., Rothman, D. L., Mason, G., & Sherwin, R. S. (2017). Blunted rise in brain glucose levels during hyperglycemia in adults with obesity and T2DM. *JCI Insight*, *2*(20). https://doi.org/10.1172/jci.insight.95913

33. Tamura Y, Araki A. (2015) Diabetes mellitus and white matter hyperintensity. Geriatr Gerontol Int. Dec;15 Suppl 1:34-42. doi: 10.1111/ggi.12666. PMID: 26671155.

34. Lankhorst S, Saleh L, Danser AJ, van den Meiracker AH. Etiology of angiogenesis inhibition-related hypertension. Curr Opin Pharmacol. 2015 Apr;21:7-13. doi: 10.1016/j.coph.2014.11.010. Epub 2014 Dec 12. PMID: 25500206.

35. Ebeling P, Koistinen HA, Koivisto VA. Insulin-independent glucose transport regulates insulin sensitivity. FEBS Lett. 1998 Oct 9;436(3):301-3. doi: 10.1016/s0014-5793(98)01149-1. PMID: 9801136.

36. Ge X, Chen C, Hui X, Wang Y, Lam KS, Xu A. Fibroblast growth factor 21 induces glucose transporter-1 expression through activation of the serum response factor/Ets-like protein-1 in adipocytes. J Biol Chem. 2011 Oct 7;286(40):34533-41. doi: 10.1074/jbc.M111.248591. Epub 2011 Aug 16. PMID: 21846717; PMCID: PMC3186365.

Cuevas-Ramos D, Almeda-Valdes P, Aguilar-Salinas CA, Cuevas-Ramos G, Cuevas-Sosa AA, Gomez-Perez FJ. The role of fibroblast growth factor 21 (FGF21) on energy balance, glucose and lipid metabolism. Curr Diabetes Rev. 2009 Nov;5(4):216-20. doi: 10.2174/157339909789804396. PMID: 19531026.

Inoki K, Haneda M, Maeda S, Koya D, Kikkawa R. TGF-beta 1 stimulates glucose uptake by enhancing GLUT1 expression in mesangial cells. Kidney Int. 1999 May;55(5):1704-12. doi: 10.1046/j.1523-1755.1999.00438.x. PMID: 10231432.

37. Huang Y, Lei L, Liu D, Jovin I, Russell R, Johnson RS, Di Lorenzo A, Giordano FJ. Normal glucose uptake in the brain and heart requires an endothelial cell-specific HIF-1α-dependent function. Proc Natl Acad Sci U S A. 2012 Oct 23;109(43):17478-83. doi: 10.1073/pnas.1209281109.

Epub 2012 Oct 9. PMID: 23047702; PMCID: PMC3491491.

Scarlett JM, Rojas JM, Matsen ME, Kaiyala KJ, Stefanovski D, Bergman RN, Nguyen HT, Dorfman MD, Lantier L, Wasserman DH, Mirzadeh Z, Unterman TG, Morton GJ, Schwartz MW. Central injection of fibroblast growth factor 1 induces sustained remission of diabetic hyperglycemia in rodents. Nat Med. 2016 Jul; 22(7):800-6. doi: 10.1038/nm.4101. Epub 2016 May 23. PMID: 27213816; PMCID: PMC4938755.

38. Moran C, Phan TG, Chen J, et al. Brain atrophy in type 2 diabetes: regional distribution and influence on cognition. *Diabetes Care*. 2013;36(12):4036-4042. doi:10.2337/dc13-0143

39. Roberts RO, Knopman DS, Przybelski SA, et al. Association of type 2 diabetes with brain atrophy and cognitive impairment. *Neurology*. 2014; 82(13):1132-1141. doi:10.1212/WNL.0000000000000269

Li X, Song D, Leng SX. Link between type 2 diabetes and Alzheimer's disease: from epidemiology to mechanism and treatment. *Clin Interv Aging*. 2015;10:549-560. Published 2015 Mar 10. doi:10.2147/CIA. S74042

Luchsinger JA. Adiposity, hyperinsulinemia, diabetes and Alzheimer's disease: an epidemiological perspective. *Eur J Pharmacol*. 2008; 585(1):119-129. doi:10.1016/j.ejphar.2008.02.048

40. Rhee SY. Hypoglycemia and Dementia. *Endocrinol Metab (Seoul)*. 2017;32(2):195-199. doi:10.3803/EnM.2017.32.2.195

Lipska KJ, Montori VM. Glucose control in older adults with diabetes mellitus--more harm than good? JAMA Intern Med. 2013 Jul 22; 173(14):1306-7. doi: 10.1001/jamainternmed.2013.6189. PMID: 23753259.

Yaffe K, Falvey CM, Hamilton N, Harris TB, Simonsick EM, Strotmeyer ES, Shorr RI, Metti A, Schwartz AV; Health ABC Study. Association between hypoglycemia and dementia in a biracial cohort of older adults with diabetes mellitus. JAMA Intern Med. 2013 Jul 22;173(14):1300-6. doi: 10.1001/jamainternmed.2013.6176. PMID: 23753199; PMCID: PMC4041621.

Meneilly GS, Tessier DM. Diabetes, Dementia and Hypoglycemia. Can J Diabetes. 2016 Feb;40(1):73-6. doi: 10.1016/j.jcjd.2015.09.006. Epub 2016 Jan 6. PMID: 26778684.

41. Imfeld P, Bodmer M, Jick SS, Meier CR. Metformin, other antidiabetic drugs, and risk of Alzheimer's disease: a population-based case-control

study. J Am Geriatr Soc. 2012 May;60(5):916-21. doi: 10.1111/j.1532-5415.2012.03916.x. Epub 2012 Mar 28. PMID: 22458300.

42. Campbell IW. The Somogyi Phenomenon. A short review. Acta Diabetol Lat. 1976 Jan-Apr;13(1-2):68-73. doi: 10.1007/BF02591583. PMID: 970071.

43. Yue XD, Wang JY, Zhang XR, et al. Characteristics and Impact Factors of Renal Threshold for Glucose Excretion in Patients with Type 2 Diabetes Mellitus. *J Korean Med Sci.* 2017;32(4):621-627.

44. Fralick, M., Schneeweiss, S., & Patorno, E. (2017). Risk of diabetic ketoacidosis after initiation of an SGLT2 inhibitor. *New England Journal of Medicine, 376*(23), 2300-2302.

Chapter 8

1. Armitage, P., & Doll, R. (1954). The age distribution of cancer and a multi-stage theory of carcinogenesis. *British journal of cancer, 8*(1), 1.

   McFarland, C. D., Korolev, K. S., Kryukov, G. V., Sunyaev, S. R., & Mirny, L. A. (2013). Impact of deleterious passenger mutations on cancer progression. *Proc Natl Acad Sci, 110*(8), 2910-2915.

   Blokzijl, F., De Ligt, J., Jager, M., Sasselli, V., Roerink, S., Sasaki, N., ... & Nijman, I. J. (2016). Tissue-specific mutation accumulation in human adult stem cells during life. *Nature, 538*(7624), 260-264.

2. Nowell, P. C. (1976). The clonal evolution of tumor cell populations. *Science, 194*(4260), 23-28.

3. Tomasetti, C., Li, L., & Vogelstein, B. (2017). Stem cell divisions, somatic mutations, cancer etiology, and cancer prevention. *Science, 355*(6331), 1330-1334.

4. Vibishan B. and Milind Watve. (2020) Context-dependent selection as the keystone in somatic evolution of cancer. *Nature Sci Rep,* 10, 4223.

   Wu, S., Powers, S., Zhu, W., & Hannun, Y. A. (2016). Substantial contribution of extrinsic risk factors to cancer development. *Nature, 529*(7584), 43-47.

5. Park JW, Hwang SR, Yoon IS. Advanced Growth Factor Delivery Systems in Wound Management and Skin Regeneration. *Molecules.* 2017;22(8):1259. Published 2017 Jul 27. doi:10.3390/molecules22081259

   Tahergorabi, Z., & Khazaei, M. (2012). A review on angiogenesis and its assays. *Iranian journal of basic medical sciences, 15*(6), 1110.

   Nguyen, P. D., Tutela, J. P., Thanik, V. D., Knobel, D., Allen, Jr, R. J.,

Chang, C. C., ... & Saadeh, P. B. (2010). Improved diabetic wound healing through topical silencing of p53 is associated with augmented vasculogenic mediators. *Wound Repair and Regeneration, 18*(6), 553-559.

6.   Aktipis A. (2020) *The Cheating Cell: How Evolution Helps Us Understand and Treat Cancer* Princeton University Press, Princeton, NJ, 2020.

Nagy, J. D., Victor, E. M., & Cropper, J. H. (2007). Why don't all whales have cancer? A novel hypothesis resolving Peto's paradox. *Integrative and comparative biology, 47*(2), 317-328.

7.   Cao, L., Liu, X., Lin, E. J. D., Wang, C., Choi, E. Y., Riban, V., ... & During, M. J. (2010). Environmental and genetic activation of a brain-adipocyte BDNF/leptin axis causes cancer remission and inhibition. *Cell, 142*(1), 52-64.

8.   Hemkens LG, Grouven U, Bender R, et al. Risk of malignancies in patients with diabetes treated with human insulin or insulin analogues: a cohort study. *Diabetologia* 2009; 52:1732–1744.

Jonasson JM, Ljung R, Talbäck M, Haglund B, Gudbjörnsdòttir S, Steineck G. Insulin glargine use and short-term incidence of malignancies-a population-based follow-up study in Sweden. *Diabetologia* 2009; 52:1745–1754.

Mori, Y., Ko, E., Furrer, R., Qu, L. C., Wiber, S. C., Fantus, I. G., ... & Giacca, A. (2018). Effects of insulin and analogues on carcinogen-induced mammary tumours in high-fat-fed rats. *Endocrine connections, 7*(5), 739-748.

Call, R., Grimsley, M., Cadwallader, L., Cialone, L., Hill, M., Hreish, V., ... & Riche, D. M. (2010). Insulin—carcinogen or mitogen? Preclinical and clinical evidence from prostate, breast, pancreatic, and colorectal cancer research. *Postgraduate medicine, 122*(3), 158-165.

9.   Zeng, Q., Li, S., Chepeha, D. B., Giordano, T. J., Li, J., Zhang, H., ... & Wang, C. Y. (2005). Crosstalk between tumor and endothelial cells promotes tumor angiogenesis by MAPK activation of Notch signaling. *Cancer cell, 8*(1), 13-23.

Salimi Sartakhti J, Manshaei MH, Basanta D, Sadeghi M. Evolutionary emergence of angiogenesis in avascular tumors using a spatial public goods game. *PLoS One.* 2017;12(4):e0175063. Published 2017 Apr 11. doi:10.1371/journal.pone.0175063

10.   Bonnefond A, Skrobek B, Lobbens S, Eury E, Thuillier D, Cauchi S, Lantieri O, Balkau B, Riboli E, Marre M, Charpentier G, Yengo L, Froguel

P. Association between large detectable clonal mosaicism and type 2 diabetes with vascular complications. Nat Genet. 2013 Sep;45(9):1040-3. doi: 10.1038/ng.2700. Epub 2013 Jul 14. PMID: 23852171.

Fuster JJ, Walsh K. Somatic Mutations and Clonal Hematopoiesis: Unexpected Potential New Drivers of Age-Related Cardiovascular Disease. Circ Res. 2018 Feb 2;122(3):523-532. doi: 10.1161/ CIRCRESAHA.117.312115. PMID: 29420212; PMCID: PMC5826570.

Weakley SM, Jiang J, Kougias P, et al. Role of somatic mutations in vascular disease formation. *Expert Rev Mol Diagn.* 2010;10(2):173-185. doi:10.1586/erm.10.1

Chapter 9

1. Fang, P., An, J., Tan, X., Zeng, L. L., Shen, H., Qiu, S., & Hu, D. (2017). Changes in the cerebellar and cerebro-cerebellar circuit in type 2 diabetes. *Brain research bulletin, 130,* 95-100..

2. Antony, S., Kumar, P., Mathew, J., Anju, T. R., & Paulose, C. S. (2010). Hypoglycemia induced changes in cholinergic receptor expression in the cerebellum of diabetic rats. *Journal of biomedical science, 17*(1), 7.

3. Patil P, Lalwani P, Vidwans H, Kulkarni S, Bais D, Diwekar-Joshi M, et al. (2021) A multidimensional functional fitness score has a stronger association with type 2 diabetes than obesity parameters in cross sectional data. *PLoS ONE* 16(2): e0245093. https://doi.org/10.1371/ journal. pone.0245093.

4. Watve Milind (2013) Chapter 7: The physiology of aggression. Doves, Diplomats and Diabetes, Springer New York.

5. Thaker, M., Lima, S. L., & Hews, D. K. (2009). Acute corticosterone elevation enhances antipredator behaviors in male tree lizard morphs. *Hormones and Behavior, 56*(1), 51-57.

6. Coutinho, A. E., & Chapman, K. E. (2011). The anti-inflammatory and immunosuppressive effects of glucocorticoids, recent developments and mechanistic insights. *Molecular and cellular endocrinology, 335*(1), 2-13.

7. Wobber, V., Hare, B., Maboto, J., Lipson, S., Wrangham, R., & Ellison, P. T. (2010). Differential changes in steroid hormones before competition in bonobos and chimpanzees. *Proceedings of the National Academy of Sciences, 107*(28), 12457-12462.

8. Kopf SR, Baratti CM 1996. Memory modulation by post-training glucose or insulin remains evident at long retention intervals. *Neurobiol Learn*

Mem **65**: 189–191.

Kern, W., Peters, A., Fruehwald-Schultes, B., Deininger, E., Born, J., & Fehm, H. L. (2001). Improving influence of insulin on cognitive functions in humans. *Neuroendocrinology*, *74*(4), 270-280.

Dhingra *D*, Parle M, Kulkarni SK (2003) *Effect of combination of insulin with dextrose, D(−) fructose and diet on learning and memory in mice.* Indian Journal of Pharmacology 2003; 35: 151-156

9.   Motofei, I. G., & Rowland, D. L. (2005). The physiological basis of human sexual arousal: neuroendocrine sexual asymmetry. *International journal of andrology*, *28*(2), 78-87.

10. Khan, M. M., Lustrino, D., Silveira, W. A., Wild, F., Straka, T., Issop, Y., ... & Labeit, D. (2016). Sympathetic innervation controls homeostasis of neuromuscular junctions in health and disease. *Proceedings of the National Academy of Sciences*, *113*(3), 746-750.

Mahú, I., Barateiro, A., Rial-Pensado, E., Martinéz-Sánchez, N., Vaz, S. H., Cal, P. M., ... & Mendes, R. (2020). Brain-sparing sympatho-facilitators mitigate obesity without adverse cardiovascular effects. *Cell Metabolism*.

Zeng, W., Pirzgalska, R. M., Pereira, M. M., Kubasova, N., Barateiro, A., Seixas, E., ... & Friedman, J. M. (2015). Sympathetic neuro-adipose connections mediate leptin-driven lipolysis. *Cell*, *163*(1), 84-94.

Navegantes, L. C. C., Resano, N. M., Baviera, A. M., Migliorini, R. H., & Kettelhut, I. C. (2004). Effect of sympathetic denervation on the rate of protein synthesis in rat skeletal muscle. *American Journal of Physiology-Endocrinology And Metabolism*, *286*(4), E642-E647.

BYYNY, R. L., ORTH, D. N., COHEN, S., & DOYNE, E. S. (1974). Epidermal growth factor: effects of androgens and adrenergic agents. *Endocrinology*, *95*(3), 776-782.

Pan, L., Tang, J., Liu, H., & Cheng, B. (2016). Sympathetic nerves: How do they affect angiogenesis, particularly during wound healing of soft tissues?. *Clinical hemorheology and microcirculation*, *62*(2), 181-191.

11. Youngstrom, T. G., & Bartness, T. J. (1998). White adipose tissue sympathetic nervous system denervation increases fat pad mass and fat cell number. *American Journal of Physiology-Regulatory, Integrative and Comparative Physiology*, *275*(5), R1488-R1493.

Bartness, T. J., Shrestha, Y. B., Vaughan, C. H., Schwartz, G. J., & Song, C. K. (2010). Sensory and sympathetic nervous system control of white adipose tissue lipolysis. *Molecular and cellular endocrinology, 318*(1-2), 34-43.

Bartness, T. J., & Song, C. K. (2007). Thematic review series: adipocyte biology. Sympathetic and sensory innervation of white adipose tissue. *Journal of lipid research, 48*(8), 1655-1672.

Kreier, F., Fliers, E., Voshol, P. J., Van Eden, C. G., Havekes, L. M., Kalsbeek, A., ... & Sauerwein, H. P. (2002). Selective parasympathetic innervation of subcutaneous and intra-abdominal fat—functional implications. *The Journal of clinical investigation, 110*(9), 1243-1250.

12. Moullé, V. S., Tremblay, C., Castell, A. L., Vivot, K., Ethier, M., Fergusson, G., ... & Poitout, V. (2019). The autonomic nervous system regulates pancreatic β-cell proliferation in adult male rats. *American Journal of Physiology-Endocrinology and Metabolism, 317*(2), E234-E243.

Strubbe, J. H. (1992). Parasympathetic involvement in rapid meal-associated conditioned insulin secretion in the rat. *American Journal of Physiology-Regulatory, Integrative and Comparative Physiology, 263*(3), R615-R618.

D'Alessio, D. A., Kieffer, T. J., Taborsky Jr, G. J., & Havel, P. J. (2001). Activation of the parasympathetic nervous system is necessary for normal meal-induced insulin secretion in rhesus macaques. *The Journal of Clinical Endocrinology & Metabolism, 86*(3), 1253-1259.

13. Bruce, D. G., Chisholm, D. J., Storlien, L. H., Kraegen, E. W., & Smythe, G. A. (1992). The effects of sympathetic nervous system activation and psychological stress on glucose metabolism and blood pressure in subjects with type 2 (non-insulin-dependent) diabetes mellitus. *Diabetologia, 35*(9), 835-843.

14. Thorens (2011) Brain glucose sensing and neural regulation of insulin and glucagon secretion. *Diabetes, Obesity and Metabolism* 13 82–88.

15. Watve, et al (2014) Altered autonomic inputs as a cause of pancreatic beta cell amyloid. *Med Hypotheses,* 82, 49-53.

16. Dennett, D. (1991). Consciousness explained little. *Brown, Boston.*

17. Cushman, F. (2020). Rationalization is rational. *Behavioral and Brain Sciences, 43.*

18. Padnekar, J. R., & Mulgaonker, V. K. (1995). Role of testosterone on pain threshold in rats. *Indian journal of physiology and pharmacology, 39*, 423-424.

Wood, P. B. (2008). Role of central dopamine in pain and analgesia. *Expert review of neurotherapeutics*, *8*(5), 781-797.

Li, C., Liu, S., Lu, X., & Tao, F. (2019). Role of Descending Dopaminergic Pathways in Pain Modulation. *Current neuropharmacology*, *17*(12), 1176-1182.

19. Eakins J. (2009). Blood glucose control in the trauma patient. *Journal of diabetes science and technology*, *3*(6), 1373–1376.

Olsen TS. Blood glucose in acute stroke. *Expert Rev Neurother*. 2009;9(3):409-419.

20. Taylor, C. L. (2017). Creativity and mood disorder: A systematic review and meta-analysis. *Perspectives on Psychological Science*, *12*(6), 1040-1076.

21 Panayotov VS. Studying a Possible Placebo Effect of an Imaginary Low-Calorie Diet. *Front Psychiatry*. 2019;10:550. Published 2019 Jul 30. doi:10.3389/fpsyt.2019.00550

22. Trumble, B. C., Cummings, D. K., O'Connor, K. A., Holman, D. J., Smith, E. A., Kaplan, H. S., & Gurven, M. D. (2013). Age-independent increases in male salivary testosterone during horticultural activity among Tsimane forager-farmers. *Evolution and Human Behavior*, *34*(5), 350-357.

23. McDougle, M., Quinn, D., Diepenbroek, C., Singh, A., de la Serre, C., & de Lartigue, G. (2020). Intact vagal gut-brain signalling prevents hyperphagia and excessive weight gain in response to high-fat high-sugar diet. *Acta Physiologica*, e13530.

Chapter 10

1. Panayotov VS. Studying a Possible Placebo Effect of an Imaginary Low-Calorie Diet. *Front Psychiatry*. 2019;10:550. Published 2019 Jul 30. doi:10.3389/fpsyt.2019.00550

2. Patil P, Lalwani P, Vidwans H, Kulkarni S, Bais D, Diwekar-Joshi M, et al. (2021) A multidimensional functional fitness score has a stronger association with type 2 diabetes than obesity parameters in cross sectional data. *PLoS ONE* 16(2): e0245093. https://doi.org/10.1371/ journal.pone.0245093.

3. Blair SN, Kohl HW 3rd, Barlow CE, Paffenbarger RS Jr, Gibbons LW, Macera CA. Changes in physical fitness and all-cause mortality. A prospective study of healthy and unhealthy men. JAMA. 1995 Apr 12;273(14):1093-8. PMID: 7707596.

Church TS, Cheng YJ, Earnest CP, Barlow CE, Gibbons LW, Priest EL, Blair SN. Exercise capacity and body composition as predictors of mortality among men with diabetes. Diabetes Care. 2004 Jan;27(1):83-8. doi: 10.2337/diacare.27.1.83. PMID: 14693971.

Katzmarzyk PT, Church TS, Janssen I, Ross R, Blair SN. Metabolic syndrome, obesity, and mortality: impact of cardiorespiratory fitness. Diabetes Care. 2005 Feb;28(2):391-7. doi: 10.2337/diacare.28.2.391. PMID: 15677798.

Barry VW, Baruth M, Beets MW, Durstine JL, Liu J, Blair SN. Fitness vs. fatness on all-cause mortality: a meta-analysis. Prog Cardiovasc Dis. 2014 Jan-Feb;56(4):382-90. doi: 10.1016/j.pcad.2013.09.002. Epub 2013 Oct 11. PMID: 24438729.

Sawada SS, Lee IM, Muto T, Matuszaki K, Blair SN. Cardiorespiratory fitness and the incidence of type 2 diabetes: prospective study of Japanese men. Diabetes Care. 2003 Oct;26(10):2918-22. doi: 10.2337/ diacare.26.10.2918. PMID: 14514602.

Yang J, Christophi CA, Farioli A, Baur DM, Moffatt S, Zollinger TW, Kales SN. Association between Push-up Exercise Capacity and Future Cardiovascular Events Among Active Adult Men. JAMA Netw Open. 2019 Feb 1;2(2):e188341. doi: 10.1001/jamanetworkopen.2018.8341. PMID: 30768197; PMCID: PMC6484614.

García-Hermoso A, Cavero-Redondo I, Ramírez-Vélez R, Ruiz JR, Ortega FB, Lee DC, Martínez-Vizcaíno V. Muscular Strength as a Predictor of All-Cause Mortality in an Apparently Healthy Population: A Systematic Review and Meta-Analysis of Data From Approximately 2 Million Men and Women. Arch Phys Med Rehabil. 2018 Oct;99(10):2100-2113.e5. doi: 10.1016/j.apmr.2018.01.008. Epub 2018 Feb 7. PMID: 29425700.

4. Sigal RJ, Kenny GP, Wasserman DH, Castaneda-Sceppa C, White RD. Physical activity/exercise and type 2 diabetes: a consensus statement from the American Diabetes Association. Diabetes Care. 2006 Jun;29(6):1433-8. doi: 10.2337/dc06-9910. PMID: 16732040.

■ ■ ■